呼吸危重病诊疗

主 编 马珍荣 郭长城 刘永娟 周香玲 祖翡翠 贾士强

HUXI WEIZHONGBING
ZHENLIAO

黑龙江科学技术出版社

图书在版编目（CIP）数据

呼吸危重病诊疗 / 马珍荣等主编. -- 哈尔滨：黑
龙江科学技术出版社, 2018.2
ISBN 978-7-5388-9732-6

Ⅰ. ①呼… Ⅱ. ①马… Ⅲ. ①呼吸系统疾病—险症—
诊疗 Ⅳ. ①R56

中国版本图书馆CIP数据核字(2018)第114621号

呼吸危重病诊疗
HUXI WEIZHONGBING ZHENLIAO

主　　编	马珍荣　郭长城　刘永娟　周香玲　祖翡翠　贾士强
副 主 编	李俊岭　宋甲富　刘继民　张云飞　臧会玲　袁成波
责任编辑	李欣育
装帧设计	雅卓图书
出　　版	黑龙江科学技术出版社
	地址：哈尔滨市南岗区公安街70-2号　邮编：150001
	电话：（0451）53642106　传真：（0451）53642143
	网址：www.lkcbs.cn　www.lkpub.cn
发　　行	全国新华书店
印　　刷	济南大地图文快印有限公司
开　　本	880 mm × 1 230 mm　1/16
印　　张	12
字　　数	370 千字
版　　次	2018年2月第1版
印　　次	2018年2月第1次印刷
书　　号	ISBN 978-7-5388-9732-6
定　　价	88.00元

前　言

随着医学科学的进步和高新技术的开发，呼吸系统疾病的发病机制、诊断和治疗等已经发生了巨大的变化，除了许多用于诊断的新器械和新仪器不断更新及研制，新的治疗技术陆续开展外，许多新一代治疗药物的研发更是日新月异，层出不穷，解决了很多临床上难以处理的问题。

本书是编者们在查阅大量国内外有关文献的基础上，结合自己的临床实践经验编写而成的呼吸系统疾病的诊断和治疗技术；它既系统地反映了呼吸系统疾病传统和经典的诊治内容，又全面地介绍了先进的诊疗理论和技能。

在编写过程中，我们参阅了大量的文献，在此向文献作者表示衷心的感谢！但由于时间和篇幅有限，加上医学科学的不断发展，本书的编写难免存在不妥之处，望广大读者给予批评指正，以便再版时修正。

编　者
2018 年 2 月

目　录

第一章

呼吸系统疾病的病史采集和体格检查

第一节　病史采集

病史采集（history taking）是医师与患者或相关人员经过系统交流讨论，获取疾病相关信息的过程。通过问诊（inquiry）这一主要手段，医生可以了解患者疾病的发生发展和曾经的干预经过，以及既往健康状况等重要信息，对形成初步诊断、指引进一步的重点查体和安排对应的辅助检查都有重要意义。在一次成功的问诊过程中，医生可以主动与患者形成良好互动，达到以下问诊目的：①收集信息完成病历文档。②建立和谐医患关系。③回应患者患病忧虑。④对患者进行医疗教育。

一、问诊内容

根据住院病历书写要求，问诊通常包括以下内容：一般项目、主诉和现病史、既往病史、系统回顾，以及个人史和家族史。呼吸系统疾病的病史采集又有自身的特点。

1. 一般项目　患者的个人信息如姓名、性别、民族等，以及入院日期、病史陈述者。如非患者本人，还需要明确其与患者的关系，并标明病史可靠程度。

2. 主诉（chief complaint）　是病史采集的核心内容。主诉定义为促使患者就诊最主要的原因［症状和（或）体征］及其持续时间。确切的主诉可初步反映病情轻重缓急，并提供对病变系统的诊断线索。呼吸科最为常见的主诉包括咳嗽、咯血、胸痛和呼吸困难，临床上，也常有患者自身并没有不适，仅仅因为胸部影像学异常或者其他实验室检查异常前来就诊。

3. 现病史（history of present illness）　是病史的主体，记述了患者患病的全过程。

（1）病因和起病情况：在明确主诉的情况下，应尽量明确患者起病最早时间、起病情况、发病原因和诱因。有的疾病起病急骤，如自发性气胸、急性肺栓塞；有的起病隐匿，进展缓慢，如肺部肿瘤、肺间质性疾病。有的病程迁延，反复加重发作，如慢性阻塞性肺病、哮喘。要尽可能了解与本次发病有关的病因（如外、伤、中毒、感染等）和诱因（如气候变化、环境改变、情绪、起居饮食失调等），有助于明确诊断与拟定治疗措施。当病因比较复杂或病程较长时，患者往往表述不清，也可能提出似是而非或自以为是的说法，此时医生应进行科学的归纳和分析，切不可盲目记录。

（2）主要症状及伴随、阴性症状：主要症状特点对判断疾病的部位、范围、性质和严重程度很有帮助，症状的持续性、阵发性，以及每次发作及缓解的时间和因素也具有重要的诊断价值。伴随症状的出现及其演变是鉴别诊断的依据，或者提示出现了并发症。若出现患病过程中主要症状变化或出现新症状，则应对疾病的演变按照时间顺序逐一核实。如按一般规律在某一疾病应该出现的重要伴随症状而患者没有提到时，医生也应主动和患者进行核实其有无，并记录于现病史中。阴性症状的询问和记录体现了医生的临床思维，对疾病的诊断、明确诊断后的疾病分期或者危险分层具有重要的临床价值。如肺结核合并肺气肿的患者，在衰弱、乏力、轻度呼吸困难的基础上，突然感到剧烈的胸痛和严重的呼吸困难，应考虑自发性气胸的可能。慢性阻塞性肺病患者近期是否有明显的气促加重、痰的量和性状的变化，以及是否出现发热，对患者是否处在急性加重期有诊断价值。

（3）诊治经过：应常规询问患者在本次就诊前是否有其他的寻医就诊的经历。如确实存在，则应明确其就诊的时间、医疗场所，以及有无已经完成的检查结果，尤其是胸部影像学的检查结果，即使是阴性的，也对目前的诊断可能有参考或者比对价值。此外，既往的卡介苗接种历史、既往的结核菌素皮肤试验结果等都是有意义的线索。如经过治疗，则应尽量明确用过的药物名称、剂量、持续时间和用药后效果。对于药物不良反应明显的，也需要记录。

（4）病情演变：指患者患病过程中主要症状的变化、伴随症状的出现或者缓解，以及新症状的出现等。

（5）患病后一般情况：包含精神、体重、食欲、大小便等情况，虽然是老生常谈，但对全面评估患者病情轻重、指导预后、评估采取辅助治疗措施十分有用，不宜忽略。

呼吸系统疾病中，关于患者的个人史、职业史、社会经历和外出居留情况，如果与疾病诊断密切相关，也可酌情纳入现病史。例如石棉沉着病患者的职业接触史；SARS 患者在疫区的居留情况和接触史等。值得注意的是，呼吸专科医师在采集病史时，除了要了解呼吸系统本身症状，也要注意到呼吸系统以外的表现。部分肺外表现对疾病的诊断密切相关，例如呼吸系统肿瘤的其他系统转移或者副肿瘤综合征等。

4. 既往史（past history）　患者既往的健康状况和过去曾经患过的疾病（包括各种传染病）、外伤手术、预防注射、过敏、输血史，特别是与目前所患疾病有密切关系的情况，都需要详尽了解和记录。在记述既往史时，应注意不要和现病史发生混淆，如目前所患肺炎，则不应把数年前也患过肺炎的情况写入现病史。如有药物、食物和其他接触物的过敏情况，应明确过敏源和过敏表现。记录顺序一般按年月的先后排列。儿童期的麻疹和百日咳病史可能是支气管扩张症的病因；对于哮喘患者，可能有幼年期哮喘发作，随青春期消失后，成年后再次出现，也可能有过敏体质。

5. 系统回顾（review of system）　由很长的一系列直接提问组成，用以作为最后一遍搜集病史资料，避免问诊过程中患者或医生所忽略或遗漏的内容。在系统回顾收集到的各种信息，应当分门别类，按其内容特点分别记录在现病史或既往史中。

6. 个人史（personal history）　包含患者的出生、生长等社会经历、职业经历和工作条件、个人嗜好、性生活习惯等众多的信息，对呼吸系统疾病的诊断有重要价值。婚姻、月经和生育史本质上也是个人史的部分内容，如早产儿和低体重儿是呼吸系统疾病发生的重要诱因。职业经历、环境污染、有毒有害物质的接触历史都和肺脏病变密切相关。例如患者的石棉接触史、矿山工作史、建筑工地职业经历、是否有职业防护以及护具性能。吸烟史是呼吸系统疾病的重要病史内容。吸烟者的烟草暴露时间、烟草种类、摄入量都应详细询问，并按照"包/年"进行记录。询问患者是否戒烟，如答案肯定，则明确戒烟年限，如患者未戒，则医生应主动建议患者戒烟，并提供戒烟相关的教育和咨询。

7. 家族史（family history）　是呼吸系统重点问诊的必要内容。医生应询问双亲、兄弟姐妹及子女的健康与疾病情况，必要时可绘出家系图显示详细情况。囊性纤维化及遗传性出血性毛细血管扩张症等具有明显的遗传特征；家族成员由于密切的生活接触可以有多数成员罹患同一疾病，如结核病、病毒性呼吸道感染等。

二、问诊技巧

在整个问诊的过程中，医生应当始终保持对患者病情的关心和认真听取的态度，整洁专业的仪表、友善的举止都有助于发展与患者的和谐关系。同时为保证熟练流畅重点突出地完成问诊，医生需要具备一定的沟通技巧，其中核心原则是倾听、客观和同情，使患者乐于表达和倾诉。

医生应主动创造一种宽松和谐的环境，注意保护患者隐私，最好不要当着陌生人开始问诊。尽可能让患者充分地陈述和强调他认为重要的情况和感受，避免生硬打断患者的叙述，甚至用医生自己主观的推测去取代患者的亲身感受。关注患者在问诊过程的表现和感受，出现话题转换或者问诊项目变化时，注意使用过渡语言进行说明。沟通过程应避免诱导性提问或暗示性提问，避免患者易于默认或附和医生的诱问。诘难性提问易于使患者产生防御心理，不利于和谐医患关系的建立；连续性提问可能造成患者对要回答的问题混淆不清，从而导致回答内容的遗漏，都是不恰当的提问方式。

在选择问诊的用语和判断患者的叙述时，应注意不同文化背景的患者对各种医学词汇的理解有较大的差异的问题。与患者交谈，必须用常人易懂的词语代替难懂的医学术语，或者对术语进行适当的解释，以确认患者理解后再加以使用。当患者在问诊中主动地提及医学术语时，应当请患者对他所用术语的含义加以明确，以免医患双方出现误解或者歧义；或者医生可以通过询问当时的症状或者检查来核实其提供信息的可靠程度。例如对自述罹患肺结核的患者，询问当时的胸片检查结果、使用抗结核治疗的药物名称和剂量等。医师应明白患者的期望，了解患者就诊的确切目的和要求。在某些情况下，咨询和教育患者是治疗成功的关键，甚至本身就是治疗的目标。

问诊结束时，应谢谢患者的合作、告知患者或体语暗示医患合作的重要性，说明下一步对患者的要求、接下来做什么、下次就诊时间或随访计划等。

（马珍荣）

第二节　体格检查

胸部体格检查是全身体格检查的重要构成部分，也是呼吸系统疾病患者的重点查体内容。传统的胸部检查包括视诊、触诊、叩诊和听诊四个部分。检查应在温暖安静、光线充足的环境中进行。尽可能暴露全部胸廓．患者视病情或检查需要采取坐位或卧位，全面系统地按视、触、叩、听顺序进行。一般先检查前胸及两侧胸部，然后检查背部。为提高检查的准确性，医师应熟悉胸部的解剖，熟练掌握胸部的体表标志，包括：①骨骼标志：如胸骨角、肩胛角、肋脊角等。②人工划线：如前后正中线、左右锁骨中线、左右腋前、腋中和腋后线，以及左右肩胛线等。③胸部自然陷窝和解剖区域：如胸骨上窝、锁骨上窝、肋间隙等。④肺和胸膜的界限及其体表投影。体格检查时应注意同一病变导致的体征异常可以通过视、触、叩、听多种手段查见，应综合地加以分析。此外胸廓和内在的肺脏是基本对称的解剖结构，结合患者的个体差异，时刻注意病变的双侧对称比较，更有利于发现阳性体征。

一、视诊

胸部视诊主要包含胸壁、胸廓和呼吸运动异常三方面内容。

1. 胸壁和胸廓　胸壁和胸廓视诊从患者暴露胸部开始，医生应结合患者全身情况，注意患者的营养状态、胸壁皮肤、淋巴结改变和发育情况。正常胸壁无明显静脉显露，当腔静脉血流受阻侧支循环建立时，可见胸壁静脉充盈或曲张。静脉血流方向和阻塞所在静脉有关，如上腔静脉阻塞时，静脉血流方向自上而下；下腔静脉阻塞时反之。

正常成人胸廓通常呈对称横椭圆形，前后径与左右径比例约为 1：1.5。右利手通常右侧胸大肌较发达。小儿和老年人胸廓的前后径略小于或等于左右径，近似圆柱形。常见的胸廓性状异常有以下几方面：①双侧胸廓异常：如扁平胸，表现为胸廓扁平前后径不及左右径一半，见于瘦长体型或者肺结核等消耗性疾病；如桶状胸，表现为胸廓前后径增加等于甚至超过左右径，常见于严重肺气肿患者或者矮胖体型；漏斗胸、鸡胸和肋骨串珠征常见于佝偻病患者。②一侧胸廓异常：胸廓一侧膨隆多见于大量胸腔积液、气胸或一侧严重代偿性肺气肿；胸廓一侧平坦或下陷常见于患侧肺不张、肺纤维化、广泛性胸膜增厚和粘连等。③胸廓局部改变：如局部隆起见于心脏明显肿大、心包大量积液、主动脉瘤及胸内或胸壁肿瘤等。此外还见于肋软骨炎和肋骨骨折，前者于肋软骨突起处常有压痛，后者于前后挤压胸廓时，局部常出现剧痛，还可于骨折断端处查到骨摩擦音。还应注意到呼吸时肋间隙的改变，吸气时肋间隙回缩提示呼吸道阻塞；肋间隙膨隆见于大量胸腔积液、张力性气胸或严重肺气肿患者用力呼气时。胡佛征（Hoover sign）是指肋弓下缘在吸气末或整个吸气相矛盾性的向内运动，见于慢性阻塞性肺疾病和哮喘发作。④脊柱畸形引起的胸廓改变：严重脊柱畸形所致的胸廓外形改变可引起呼吸功能障碍。脊柱结核是常见病因。

2. 呼吸运动　视诊呼吸运动应注意呼吸方式、呼吸的频率和节律。

正常男性和儿童的呼吸以腹式呼吸为主；女性呼吸以胸式呼吸即肋间肌的运动为主。肺或胸膜疾病如肺炎、重症肺结核和胸膜炎等，或胸壁疾病如肋间神经痛、肋骨骨折等，可使胸式呼吸减弱而腹式呼吸增强。腹部病变膈肌运动受限时如腹膜炎、腹腔内巨大肿瘤等，则腹式呼吸减弱。

正常成人静息状态下呼吸基本匀齐，频率为 12～20 次/min，呼吸与脉搏之比为 1：4。呼吸频率超过 24 次/min，称为呼吸过速（tachypnea），常见于发热、疼痛、贫血、甲状腺功能亢进及心力衰竭等；呼吸频率低于 12 次/min，称为呼吸过缓（bradypnea），见于麻醉剂或镇静剂过量和颅内压增高等。除了呼吸频率改变外，呼吸深度和节律的异常也有重要的临床意义。临床上常见的呼吸运动异常包括：①呼吸浅快：见于呼吸肌麻痹、严重鼓肠、腹腔积液和肥胖等，以及肺部疾病，如肺炎、胸膜炎、胸腔积液和气胸等。②深大呼吸［库什摩（Kussmaul）呼吸］：深长的呼吸，多偏慢，常见于严重代谢性酸中毒如糖尿病酮中毒和尿毒症酸中毒时。③潮式呼吸：也称陈-施（Cheyne-Stokes）呼吸，是由浅慢渐变为深快，再由深快转为浅慢，随之出现一段呼吸暂停后，周期出现。④间停呼吸：也称比奥（Biot's）呼吸，表现为有规律呼吸几次后，突然停止一段时间，又开始呼吸，即周而复始的间停呼吸，上述两种周期性呼吸节律变化是由于呼吸中枢的兴奋性降低，只有严重缺氧且二氧化碳潴留时，才能刺激呼吸中枢，促使呼吸恢复和加强；当积聚的二氧化碳呼出后，呼吸又再次减弱进而暂停。多发生于中枢神经系统疾病，如脑炎、脑膜炎、颅内压增高及某些中毒，如糖尿病酮中毒、巴比妥中毒等。间停呼吸较潮式呼吸更为严重。⑤抑制性呼吸：为胸部发生剧烈疼痛使吸气相突然中断，呼吸运动短暂地突然受到抑制，患者表情痛苦，呼吸较正常浅而快。常见于急性胸膜炎、胸膜恶性肿瘤、肋骨骨折及胸部严重外伤等。⑥叹气样呼吸：表现在一段正常呼吸节律中插入一次深大呼吸，并常伴有叹息声。此多为功能性改变，见于神经衰弱、精神紧张或抑郁症。

二、触诊

胸部触诊的内容包括胸壁和胸廓触诊、胸廓扩张度、语音震颤和胸膜摩擦感。

1. 胸壁和胸廓　此部分触诊有助于明确胸痛和压痛痛点。对于肋间神经炎、肋软骨炎、胸壁软组织炎及肋骨骨折的患者，胸壁受累的局部可有压痛。以手按压皮下气肿的皮肤，引起气体在皮下组织内移动，可出现捻发感或握雪感。多由于肺、气管或胸膜受损后，气体自病变部位逸出，积存于皮下所致；偶可见于局部产气杆菌感染。

2. 胸廓扩张度（chest expansion）　即呼吸时的胸廓动度，可分别在胸廓前后检查。检查时嘱患者做深呼吸运动，观察比较两手的动度是否一致。若一侧胸廓扩张明显受限，见于该侧大量胸腔积液、气胸、胸膜增厚和肺不张等。

3. 语音震颤（vocal fremitus）　为被检查者发出语音时，声波起源于喉部，沿气道向外周传到胸壁引起共鸣振动，并被检查者触及，故也称触觉震颤（tactile fremitus）。其强弱主要取决于气道的通畅程度和胸壁对振动的传导和共鸣。一般来说，发声强、音调低、胸壁薄及支气管至胸壁的距离近者语音震颤强，反之则弱。语颤减弱或消失主要见于肺泡内含气量过多或者气道阻塞性病变，若慢阻肺或者阻塞性肺不张。胸膜明显增厚或者胸壁皮下气肿也导致语颤减弱。语颤增强主要见于大片肺组织实变，接近胸膜的肺内巨大空腔。

4. 胸膜摩擦感（pleural friction fremitus）　指急性胸膜炎时，因纤维蛋白沉着于两层胸膜，呼吸时脏层和壁层胸膜相互摩擦，可由检查者的手感觉到，故称为胸膜摩擦感。有如皮革相互摩擦的感觉。该征象常于胸廓的下前侧部触及。

三、叩诊

用于胸廓或肺部的叩诊方法有直接和间接叩诊法。直接叩诊时，检查者用右手中间三指并拢，用其掌侧或指尖直接拍击或叩击胸壁，感受返回的声响和震动感来判断病情，多用于大量胸水或者气胸等。间接叩诊以检查者左手中指作为叩诊板，右手中指指端作为叩诊锤垂直叩击于板指上，感知叩诊部位下胸壁及内在结构叩诊音细微变化，目前应用更为普遍。

正常胸部叩诊通常按肺尖、前胸、侧胸和后背顺序进行，正常叩诊音为清音，其音响强弱高低与肺脏的含气量、胸壁厚薄以及邻近器官的影响有关。前胸上部较下部叩诊音相对稍浊；因右肺上叶较左肺上叶为小，且右利手右侧胸大肌较左侧为厚，故右肺上部叩诊音亦相对稍浊；背部肌肉、骨骼层次较多，故背部叩诊音较前胸部稍浊；右侧腋下部因受肝脏的影响叩诊音稍浊，而左侧腋前线下方有胃泡的存在，故叩诊呈鼓音。

肺尖的宽度为肺野上界，正常宽度为5cm左右，右侧通常较左侧稍窄。肺上界变狭或叩诊浊音，常见于肺结核所致的肺尖浸润、纤维性变及萎缩。肺上界变宽，叩诊稍呈过清音，则常见于肺气肿的患者。两侧肺下界大致相同，平静呼吸时位于锁骨中线第6肋间隙、腋中线第8肋间隙、肩胛线第10肋间隙水平。正常肺下界的位置可因体型、发育情况的不同而有所差异，如矮胖者的肺下界可上升一肋间隙，瘦长者可下降一肋间隙。病理情况下，肺下界降低见于肺气肿、腹腔内脏下垂，肺下界上升见于肺不张、腹内压升高使膈上升，如鼓肠、腹腔积液、气腹、肝脾肿大、腹腔内巨大肿瘤及膈肌麻痹等。肺下界的移动范围相当于呼吸时膈肌的移动范围，最高至最低两点间的距离即为肺下界的移动范围，正常移动范围为6~8cm。肺下界移动度减弱见于肺组织弹性消失（如肺气肿等）、肺组织萎缩（如肺不张和肺纤维化等）、肺组织炎症和水肿。当胸腔大量积液、积气及广泛胸膜增厚粘连时，肺下界及其移动度不能叩得。膈神经麻痹患者的肺下界移动度亦消失。

正常肺脏的清音区范围内，如出现浊音、实音、过清音或鼓音时则为异常叩诊音，提示肺、胸膜、膈或胸壁具有病理改变存在。异常叩诊音的类型取决于病变的性质、范围的大小及部位的深浅而定。一般距胸部表面5cm以上的深部病灶、直径<3cm的小范围病灶或少量胸腔积液时，常不能发现叩诊音的改变。肺部大面积含气量减少的病变，如肺炎、肺不张、肺结核、肺梗死、肺水肿及肺硬化等；和肺内不含气的占位病变，如肺肿瘤、肺包虫或囊虫病、未液化的肺脓肿等；以及胸腔积液、胸膜增厚等病变，叩诊均为浊音或实音。肺张力减弱而含气量增多时，如肺气肿等，叩诊呈过清音（hyperresonance）。肺内空腔性病变如其腔径>3~4cm，且靠近胸壁时，如空洞型肺结核、液化了的肺脓肿和肺囊肿等，叩诊可呈鼓音。胸膜腔积气，如气胸时，叩诊亦可为鼓音。若空洞巨大，位置表浅且腔壁光滑或张力性气胸的患者，叩诊时局部虽呈鼓音，但因具有金属性回响，故又称为空瓮音（amphorophony）。

四、听诊

肺部听诊时，被检查者取坐位或卧位。听诊的顺序一般由肺尖开始，自上而下分别检查前胸部、侧胸部和背部。呼吸音在不同个体差异很大，受年龄、性别、体位、胸壁传导性、气流流速以及听诊部位多因素的影响，在胸部听诊过程中，进行双侧对称部位的对比具有重要意义。必要时可叮嘱受检者深呼吸或咳嗽数声后立即听诊，这样更有利于察觉呼吸音及附加音的改变。

（一）呼吸音

1. 正常呼吸音（normal breath sound）　是将听诊器放在健康人胸部听到的呼吸气流产生的声音。根据声音的时长、强度和频率，正常呼吸音的具体分类和特征如表1-1所示。

表1-1　正常呼吸音种类和特征

特征	支气管呼吸音	支气管肺泡呼吸音	肺泡呼吸音
强度	响亮	中等	柔和
音调	高	中等	低
吸：呼	吸短呼长	吸呼相当	吸长呼短
性质	管样	吸气"fu-fu"，管样	柔和的"fu-fu"声
正常听诊区域	气管附近	胸骨角	大部分肺野

（1）支气管呼吸音（bronchial breath sound）：为呼吸气流经声门、气管或主支气管形成湍流产生的声音，呼气相较长，听起来类似抬舌后经口腔呼气时所发出"ha"声，声音粗糙响亮，音频较高，可达400~1 600Hz，于正常人喉部、胸骨上窝、背部第6和第7颈椎及第1和第2胸椎附近均可听及。

（2）肺泡呼吸音（vesicular breath sound）：是气流进出细支气管和肺泡引起肺泡壁弹性变化的结果，以吸气相较长，类似于上牙轻咬下唇吸气发出的"fu‒fu"声，声音柔和细致，音频较低，为100～600Hz，正常人大部分肺野听到的都是肺泡呼吸音。

呼吸音产生后会随着气道向四周传递，并随着距离、胸壁厚薄和气道通畅程度迅速衰减，越接近气管、中央大气道，呼吸音越强，以支气管呼吸音特点为主；在胸骨角附近，支气管呼吸音和肺泡呼吸音混合，形成支气管肺泡呼吸音（bronchovesicular breath sound），这是种混合性呼吸音，其吸气相类似肺泡呼吸音，但更为高调响亮。其呼气相则与支气管呼吸音相似，但强度稍弱，音调稍低，管样性质少些和呼气相短些。支气管肺泡呼吸音的吸呼相时长和强度大致相同，在正常人于胸骨两侧第1和第2肋间隙，肩胛间区第3和第4胸椎水平以及肺尖前后部可听到。

2. 异常呼吸音（abnormal breath sound）　在肺内出现各种影响气流流速或者改变声音传导性的病变时可以听到异常呼吸音。

异常的肺泡呼吸音包括呼吸音的增强、减弱以及呼气音的明显延长等。例如胸廓活动受限，呼吸肌疾病或者肺不张，可以导致肺泡内的空气流量减少或进入肺内的空气流速减慢，导致肺泡呼吸音明显减弱甚至消失。而运动发热可以导致双侧肺泡呼吸音增强。异常肺泡呼吸音改变可以是局部、单侧肺或者双侧肺的。

异常支气管呼吸音是指在正常支气管呼吸音听诊部位以外，主要是外周肺野听到的支气管呼吸音，又称管样呼吸音。管样呼吸音的存在提示病变部位肺组织声音传导性明显增强，可以把正常位于中央气道的支气管呼吸音很好地传递到胸壁，常见于肺组织实变、肺内大空腔，有时在压迫性肺不张的局部也可以听到较弱而遥远的管样呼吸音。

（二）呼吸附加音

呼吸附加音（adventitious sound）指胸部听诊时呼吸音之外出现的附加的声音，分为湿啰音（crackles）和干啰音（wheeze）两大类。

1. 湿啰音　湿啰音又称为水泡音（rales），断续而短暂，一次常连续多个出现，于吸气时或吸气终末较为明显。是由于吸气时气体通过呼吸道内的分泌物如渗出液、痰液、血液、黏液和脓液等，形成的水泡破裂所产生的声音；也有学者认为其形成机制是小支气管壁因分泌物黏着而陷闭，当吸气时突然张开重新充气所产生的爆裂音。

根据湿啰音声音的性质一般划分为粗湿啰音（coarse crackles）和细湿啰音（fine crackles）两类。粗大的湿啰音多发生在较为粗大的主支气管，多出现在吸气早期，见于支气管扩张、肺水肿及肺结核或肺脓肿空洞。昏迷或濒死的患者因无力排出呼吸道分泌物在喉部产生粗大湿啰音，有时不用听诊器亦可听到，谓之痰鸣。细湿啰音往往发生在小支气管，多在吸气后期出现，常见于细支气管炎、支气管肺炎、肺瘀血和肺梗死等。吸气后期出现的细湿啰音，其音调高，颇似撕开尼龙扣带时发出的声音，谓之Velcro音，常见于限制性通气障碍，如特发性肺间质纤维化、石棉沉着病等。

捻发音（crepitus）是一种极细而均匀一致的湿啰音，是由于细支气管和肺泡壁因分泌物存在而互相黏着陷闭，当吸气时被气流冲开重新充气，所发出的高音调、高频率的细小爆裂音。多在吸气的终末听及，颇似在耳边用手指捻搓一束头发时所发出的声音。对于正常老年人或长期卧床的患者，于肺底亦可听及捻发音，在数次深呼吸或咳嗽后可消失，一般无临床意义。

2. 干啰音　干啰音是一种持续时间较长（可>250ms），带乐音性质的高调连续（主频率>400Hz）呼吸附加音，吸气及呼气时均可听及，但以呼气时为明显。干啰音强度和性质易改变，部位易变换，在瞬间内数量可明显增减。发生于主支气管以上大气道的干音，有时不用听诊器亦可听及，谓之喘鸣。

干啰音的产生机制是进出气道的气流速度加快，引发气道壁和其内液体振动而产生。各种原因导致气道狭窄或者部分阻塞，导致进出气体气流加速，形成湍流都可能引起干啰音。如炎症引起的黏膜充血水肿和分泌物增加；支气管平滑肌痉挛；管腔内肿瘤或异物阻塞；以及管壁被管外肿大的淋巴结或纵隔肿瘤压迫引起的管腔狭窄等。产生的干啰音的音调取决于气道壁的弹性和气流流速，并据此把干啰音分为高调和低调两种。高调干啰音（high‒pitched wheezes）又称哨笛音，音调高，基音频率可达500Hz

以上，呈短促的"zhi‐zhi"声或带乐音性。用力呼气时其音质常呈上升性，多起源于较小的支气管或细支气管。低调干啰音（low‐pitched wheezes）也称鼾音（honchus）。音调低，其基音频率为100～200Hz，呈呻吟声或鼾声的性质，多发生于气管或主支气管。部分患者咳嗽或者吸痰后鼾音可以消失。局限性干啰音持续存在，咳嗽后仍存在，提示多为大气道器质性病变所致，如支气管肿瘤或者异物。

（三）语音共振

语音共振（vocal resonance）的检查方式和产生机制与语音震颤基本相同。嘱被检者用较轻的声音强度重复发"yi‐yi"长音，喉部发声产生的振动经气道传递到胸壁由听诊器听及。正常情况下，听到的语音共振言词并不响亮清晰，音节亦含糊难辨。语音共振的强弱改变及其临床意义和语音震颤相当，都与气道传递声音的通畅程度和胸壁的厚薄有关，需要左右对称比较。语音共振异常有胸语音、支气管语音、羊鸣音等不同的描述，上述听诊发现都是肺组织实变声学特点的结果，具有相似的诊断意义。

（四）胸膜摩擦音

胸膜摩擦音（pleural friction rub）的产生机制同胸膜摩擦感相同，当胸膜面由于炎症、纤维素渗出而变得粗糙时随着呼吸出现。其特征颇似用一手掩耳，以另一手指在其手背上摩擦时所听到的声音。胸膜摩擦音通常于呼吸两相均可听到，一般于吸气末或呼气初较为明显，屏气时即消失，在双侧前下侧胸壁较易听见，可随体位和积液量的变动而消失或复现。常发生于纤维素性胸膜炎、肺梗死、胸膜肿瘤及尿毒症等患者。

五、肺外体征

发绀是常见的胸部疾病肺外体征。见于血液中还原血红蛋白 >50g/L（5g/dl），使皮肤黏膜呈现青紫色。在各种呼吸系统疾病，如气道阻塞、肺实质与肺间质疾病、肺血管疾病等，患者出现通气或者换气功能障碍，肺氧合作用不足，使体循环中还原血红蛋白含量增加而出现发绀。

杵状指是另一个常见的肺外体征，是指（趾）末端鼓槌状膨大，指（趾）甲的纵脊及横脊弯曲隆起呈表面玻璃样改变。明显的杵状指（趾）诊断不难，对轻度或者早期病变的诊断则存在一定的主观性。较为常用的定量诊断标准包括：①甲下角（hyponychial angle）：又称为"Lovibond 角"（Lovibond angle）。其测量方法是侧面观察远端指间关节和甲床根部的连线，并与甲床根部和指间甲床下份的连线相交所形成的角度，正常应当 <160°，如 >180°提示手指杵状改变，>192°可诊断为杵状指。这一指标因特异性高而广为应用。②手指厚度比值（phalangeal depth ratio）：用被检者手指远端指节的厚度与第一指间关节的厚度比较，如果比值 >1.0，则可诊断为杵状指。③NB/DIP：采用手指甲床周径（nailbed circumference，NB）和第一指间关节的周径（Distal interphalangeal joint circumference，DIP）相比，如果比值 >1.0，也诊断为杵状指。④Schamroth 征（Schamroth's sign）：被检者双手拇指背部互相贴紧，可以观察到在甲床和指间关节间形成一菱形的空隙，而在杵状指患者这一空隙明显变小消失。文献报道Schamroth 征诊断杵状指的敏感性为 77%～87%，特异性为 90%。多种肺部疾患可以引发杵状指，如原发或者继发的肺部肿瘤、肺纤维化、肺囊性纤维化、肺结节病、石棉沉着病、过敏性肺炎、肝肺综合征、肺动静脉瘘、肺内慢性感染等。杵状指多为双侧对称改变。如因肺部疾患导致杵状指，并伴有肥大性骨关节病者（hypertrophic osteoarthropathy），也称为肥大性肺源性骨关节病，常见于原发性和继发性肺内肿瘤。

头部检查中，口鼻咽喉需要重点检查，以排除上呼吸道的异常；如过敏性哮喘患者常常合并过敏性鼻炎，支气管扩张症患者需要注意有无慢性鼻窦炎。患者有无口咽的感染，肿瘤等病变也会影响呼吸。结节病患者需注意有无唾液腺和泪腺受累。头颈部触诊时需注意有无淋巴结肿大。锁骨上窝淋巴结肿大可见于肺癌、胃癌，也可见于肺淋巴结结核和结节病。气管位置是否居中也有助于某些肺部疾病的诊断。

肺部疾病患者查体时也要注意检查颈静脉。慢性阻塞性肺病患者，肺心病患者需要关注有无颈静脉充盈怒张。如存在气道阻塞，吸气时胸腔内压较呼气相明显降低，患者可以出现奇脉，吸气时颈静脉塌陷，见于慢性阻塞性肺病、哮喘、张力性气胸等。

胸内肿瘤也可以引起体格检查时其他显著的胸外异常，包括贫血、Cushing 综合征、男性乳房发育和其他副肿瘤综合征。

六、呼吸系统常见疾病的特征

部分常见肺部疾病胸部体格检查的典型表现请参见表 1-2 所示。

表 1-2 呼吸系统常见疾病的体征

疾病	视诊		触诊		叩诊		听诊		
	胸廓	呼吸动度	气管位置	语音震颤	音响	呼吸音	附加音	语音共振	
大叶性肺炎（实变期）	对称	患侧减弱	正中	患侧增强	浊音	管样呼吸音	可有湿啰音	患侧增强	
慢性阻塞性肺疾病	桶状	双侧减弱	正中	双侧减弱	过清音	双侧减弱	多无	减弱	
哮喘（发作期）	对称	双侧减弱，辅助呼吸肌参与	正中	双侧减弱	过清音	双侧减弱	干啰音	减弱	
肺不张（肺叶阻塞）	患侧平坦	患侧减弱	移向患侧	减弱或消失	浊音或实音	患侧减弱或消失	无	患侧减弱或消失	
胸腔积液（大量）	患侧饱满	患侧减弱	移向健侧	减弱或消失	实音	患侧减弱或消失	无	患侧减弱	
气胸（大量）	患侧饱满	患侧减弱	移向健侧	减弱或消失	鼓音	患侧减弱或消失	无	患侧减弱或消失	

（马珍荣）

第二章

呼吸生理学诊断技术

第一节 肺功能

呼吸系统的主要功能是提供氧气，排出血液内过多的二氧化碳。呼吸功能测定不仅是理解呼吸系统疾病的病理生理所必需，而且能够对呼吸功能损害作出质和量的评估，为疾病诊断、治疗和疗效评估提供客观依据。本节从临床应用角度按通气功能、换气功能和最终反映通气与换气损害的动脉血气，分别就测定指标及临床相关问题进行叙述。

一、通气功能及其障碍

（一）肺容量及其组成

肺容量与患者的性别、年龄、身高和体重有关，与人种也有关。任何肺功能的报告需基于测定人所属正常人群的标准值，并根据自身的身高、性别、年龄和体重报告实测值占预计值的百分比。

1. 肺容积（lung volume）和肺容量（lung capacity） 肺容积是不能分割的最小单位，不仅具静态解剖意义，也反映肺和胸廓扩张的程度。而肺容量包括≥2个肺容积，如图2-1所示。它们各自具有不同的生理和临床意义。严格意义上只有功能残气量、肺活量、肺总量、深吸气量称为量，其他的如潮气量、补吸气量、补呼气量、残气量实为容积。

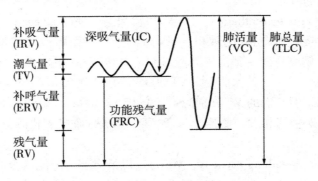

图2-1 肺容量与肺容积组成

潮气量（tidal volume，VT）：平静呼吸时，每次吸入或呼出的气体量为潮气量。成人静息状态的潮气量为500ml（男性7.8ml/kg，女性6.6ml/kg），运动时潮气量明显增加。正常情况下吸入和呼出的气体量非常接近，但在运动时，呼出气潮气量可大于吸入气潮气量（部分由于CO_2产生）。

深吸气量（inspiratory capacity，IC）、补呼气量（expiratory reserve volume，ERV）、肺活量（vital capacity，VC）和补吸气量（inspiratory reserve volume，IRV）：IC和ERV分别为平静呼气末作深吸气所能吸入或平静呼气末作深呼气所能呼出的最大气量。IC常作为慢性阻塞性肺疾病（慢阻肺）患者呼吸困难的指标之一，IC的改善往往伴随着呼吸困难的减轻。而VC为深吸气末再呼气的最大呼气量，即为

IC 与 ERV 之和。IRV 为潮气量吸气末所能吸入的最大气量，IRV 与 VT 相加即为 IC。IC、ERV、IRV 和 VC 的大小均与体表面积、性别、年龄、胸廓结构和肺的弹性，以及呼吸肌强度有关，亦受职业、体力锻炼等因素影响。评估肺活量以实测值占预计值百分数来表示，如低于预计值的 80% 以下，定为异常。

残气量（residual volume，RV）和功能残气量（function residual capacity，FRC）：RV 和 FRC 分别为深呼气末和平静呼气末肺内剩留的气量，后者为 ERV 和 RV 之和。为排除体表面积对残气的影响，将 RV 占 TLC 的百分比作为肺泡内气体滞留的指标。RV/TLC% 和 FRC/TLC% 均随年龄增长和肺弹性减退而递增。功能残气能使肺气体交换连续进行，对稳定肺泡气体浓度具缓冲作用，其多少取决于胸廓与肺组织的弹性平衡及气道阻力。严重阻塞性肺气肿因肺弹性下降，加上呼气末之陷闭气量（小气道萎陷），使 FRC/TLC% 增加，若超过胸廓的自然位置的 67%（图 2-2），则患者吸气时除需克服肺弹性回缩力外，还要克服胸廓的弹性回缩力，使呼吸功能增加，患者感气急和呼吸劳累。哮喘发作和阻塞性肺气肿，RV/TLC% 显著增加。但前者经支气管扩张剂治疗，支气管痉挛解除后，RV/TLC% 可恢复，为可逆性动态过度充气，而后者则不能，存在不完全可逆的气流受限。

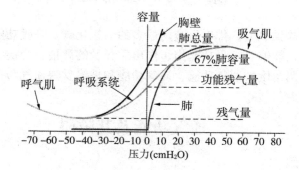

图 2-2 肺容量与压力曲线

肺总量（total lung capacity，TLC）：TLC 为深吸气后肺内所含的气量，即各部分肺容积的总和（VC + RV 或 IRV + FRV，或 IRV + TV + ERV + RV）。严重肺气肿患者，肺总量由于肺的容积增大而增加。慢阻肺患者 TLC 往往是增加的，而肺间质病变往往是减少的。

2. 常用通气功能测定指标 胸廓扩张和收缩改变肺容量而产生通气（ventilation），测定单位时间内吸入或呼出的气量称为通气量。

每分钟静息通气量（minute ventilation，MV）和肺泡通气量（alveolar ventilation）：基础代谢测的 MV 为潮气量（TV）与呼吸频率（f）的乘积（MV = VT × f）。而肺泡通气量（或称有效通气量，V_A）为潮气量减去生理死腔（解剖死腔 + 肺泡气死腔，VD）与呼吸频率乘积（f），即 $V_A = (VT - V_D) \times f$。在成年人生理死腔约为 150ml。虽深而慢（VT 500ml、f 12 次/min）与浅而快（VT 250ml、f 24 次/min）的 MV 均为 6 000ml，但它们的 V_A 分别为 4 200ml 和 2 400ml，说明深而慢的呼吸通气效率高。V_A 与肺泡二氧化碳（P_ACO_2）密切相关，临床上以 P_ACO_2 或动脉血二氧化碳分压（$PaCO_2$）作为衡量 V_A 的指标。

最大通气量（maximum breathing capacity，MBC）：以最大努力所能取得的每分钟通气量，称为最大通气量。它能反映机体的通气储备能力，其大小取决于胸廓的完整性和呼吸肌的力量、肺的弹性和呼吸道的阻力，其中以气道阻力影响最大。最大通气量随年龄、性别、体表面积而异，故通常先计算出最大通气量预计值，再计算实测值占预计值的百分数，若降低 20% 以上可认为不正常。

用力肺活量（forced vital capacity，FVC）：深吸气后，以最大的力量所呼出的气量。在 1，2，3s 内所呼出的气量称 1，2，3s 用力呼气容积。临床常用 1s 用力呼气容积占用力肺活量比值（$FEV_{1.0\%}$），又称 1 秒率来考核通气功能损害的程度和鉴别阻塞与限制性通气功能障碍，$FEV_{1.0\%}$ 参照值为 80%。目前 2011 版 GOLD 指南的临床分级标准 I 级是 $FEV_{1.0\%} < 80\%$。

最大呼气中段流量（maximal mid-expiratory flow rate，MMFR）是测定用力肺活量的 25% 和 75% 之间的流量。用力呼气开始 25% 呼出容积的流量与用力有关，且不易掌握，弃去不用；呼气容积在最后

25%流量因肺容积减小、肺组织弹性回缩力减低、支气管口径狭窄而减低，亦不予考虑。MMFR 的意义与最大通气量和用力肺活量相当，但其灵敏度较高。

用力肺活量的时间容量曲线在用力深吸气后到用力呼气的容量下降平滑曲线之间有一段钝形的曲线，因此确认 FEV_1 的 0 时刻显得非常重要。一般选择平滑曲线最陡段的切线与肺总量的平行线的交点为往外推的 0 时刻，从这一时刻后的 1s 为 FEV_1 的数值（图 2 - 3）。通常用 FEV_1 的绝对值，或 FEV_1/FVC% 来表示。

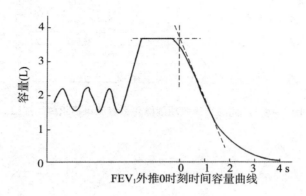

FEV$_1$外推0时刻时间容量曲线

图 2 - 3　FEV$_1$ 外推 0 时刻时间容量曲线

临床上常以 FEV_1 等占预计值的百分比的多少来对肺功能进行分级。常见分类方法见下表 2 - 1。

表 2 - 1　肺功能损伤分级（%）

程度	FVC	FEV$_1$	FEV$_1$/FVC	RV/TLC	DLco
正常	>80	>80		<35	>80
轻度	60~79	60~79	55~69	36~45	60~79
中度	40~59	40~59	35~54	46~55	45~59
重度	<40	<40	<335	>55	<45

需要注意与《GOLD 指南》的肺功能分级区分开来。《GOLD 指南》中用于肺功能分级时基于诊断慢阻肺（COPD）的基础上，按照 FEV_1 >80%（Ⅰ级），50%～80%（Ⅱ级），30%～50%（Ⅲ级），<30%（Ⅳ级）进行分级。

3. 间接反映通气功能的测定指标　最大呼气流量容积曲线（maximal expiratory flow - volume curves, MEFV）：作用力肺活量测定时，将呼出的流量为纵轴，与相对应的呼出容积为横轴，描记成流量容积曲线。在肺容量 >75%肺活量时最大呼气流量随呼气肌用力增加而增多；而在低肺容量即 <50%肺活量的最大呼气流量，因肺组织对小气道管腔牵引力减弱，加上胸膜腔内压对小气道管壁的挤压使管腔变细，气道阻力增加，呼气流量受限（动态气流受限，dynamic airflow limitation），很少用力依赖，重现性好。所以低容积的最大呼气流量如 50% 以及 25%肺活量的最大呼气流量（max$_{50}$，max$_{25}$），是反映小气道病变的较好指标。阻塞性与限制性通气功能障碍在 MEFV 描图上亦显示显著差别，见图 2 - 4。

最大呼气或吸气流量容积曲线测定对大气道阻塞有重要诊断价值。管腔狭窄固定在大气道（在胸腔内或外），吸气和呼气最大流量均减少，其高峰流量段呈平坦，表现为梯形的流量容积描图（图 2 - 5）；不固定的气管狭窄在胸外，呼气时气道不受胸膜腔内压影响，测流量容积环无明显改变，而吸气时，由于大气压大于气管内压，吸气最大流量受限，出现吸气平坦的流量容积环；不固定的气管狭窄位于胸腔内，因受胸腔内压改变的影响，吸气时，胸腔负压增加，扩张阻塞管腔的阻力减小，吸气流量容积环无明显异常；而呼气时，因胸膜腔内压增加，挤压阻塞管腔，出现平坦的呼气高峰段。

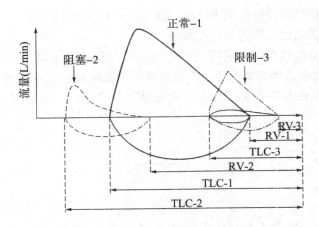

图2-4　不同类型通气功能障碍患者流量容积曲线描图

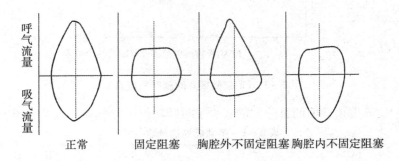

图2-5　大气道不同阻塞情况下的最大吸气和呼气流量容积曲线图

二、通气功能障碍的类型

根据肺容量和通气功能测定，通气功能障碍分为阻塞性和限制性以及两型障碍兼具的混合型。阻塞性通气由轻到重的过程中，先为FEV_1/FVC的降低，随之FEV_1呈线性减少。中度阻塞者因气道陷闭导致残气增加和FVC减少。肺气肿时，TLC明显增加伴弥散量减少；单纯性限制性通气功能障碍，则肺的所有容积均减少，FEV_1/FVC增加；混合性通气障碍者如肺气肿伴轻度充血性心力衰竭，或肥胖伴支气管哮喘，其肺活量减少的同时有阻塞性通气的改变，FEV_1/FVC降低。不同通气功能障碍类型的变化如表2-2所示。其中以$FEV_{1.0}\%$最具特异性，在用力肺活量描图上亦显示两种不同类型通气功能障碍的典型改变（图2-6）。用力肺活量测量阻塞性通气障碍时应同时作支气管扩张试验，即测定吸入支气管扩张剂后气道阻塞的可复性，其$FEV_1\%$改善率为用药后测FEV_1减去吸药前测FEV_1的数值除以吸药前的FVC的百分数。若$FEV_1\%$增加15%以上可判为阳性，支气管哮喘患者改善率一般>20%。相反，支气管激发试验（气道反应性测验）是吸入组胺或乙酰甲胆碱等支气管收缩剂，使FEV_1减少20%的最小浓度，称P_{c20}，它有助于非典型性或隐性哮喘的诊断，尤其是咳嗽变异型哮喘。

表2-2　阻塞性、限制性和混合性通气功能障碍的区别

	阻塞性	限制性	混合性
VC	减低或正常	减低	减低
RV	增加	减低	不一
TLC	正常或增加	减低	不一
RV/TLC	明显增加	正常或略增加	不一
$FEV_{1.0}\%$	减低	正常或增加	稍减低
MMFR	减低	正常或减低	稍减低
MEFV 环（降支）	马鞍形	接近直线	不一

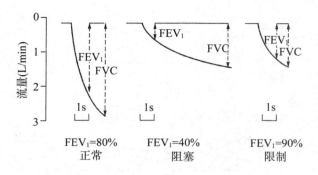

图 2 - 6 用力肺活量示意图

阻塞性通气功能障碍缘于气道不通畅和肺弹性减退。临床上见于慢性支气管炎、支气管哮喘和阻塞性肺气肿。呼吸形式趋于缓慢，尤其是呼气延长。限制性通气功能障碍是由于胸廓或肺扩张受限，见于胸廓畸形、胸腔积液、胸膜增厚、肥胖、腹腔肿瘤或腹腔积液，以及妊娠所致膈肌抬高、肺纤维化、肺水肿、肺炎等疾病或状态，因气道并无阻塞而呈浅速呼吸形式。

三、呼吸动力

呼吸活动是个做功的过程，呼吸肌收缩必须克服呼吸器官弹性和非弹性阻力。按物理性质不同可分为弹性阻力、黏性阻力和惯性阻力，它们之和为呼吸阻抗。平静呼吸时，克服弹性阻力和非弹性阻力做功分别为 80% 和 20%。正常肺组织由于属于空腔结构，质地柔软，质量较轻，惯性阻力可以忽略不计。

（一）顺应性（compliance）

呼吸器官系弹性物体，以顺应性来表示，在单位压力作用下，所能改变的肺容积（$C = \triangle V / \triangle P$，$L/cm \cdot H_2O$），包括肺顺应性（$C_L$）、胸壁顺应性（$C_{CW}$）和胸肺总顺应性（$C_{RS}$）。按照顺应性测定时有无气流流动，分为静态顺应性和动态顺应性。静态顺应性存在滞后现象，即充气相和排气相曲线并不重合。

肺顺应性（C_L）＝肺容积改变（$\triangle V$）/经肺压（$\triangle P$）

胸壁顺应性（C_{CW}）＝肺容积改变（$\triangle V$）/经胸壁压

总顺应性（C_{RS}）＝肺容积改变（$\triangle V$）/经呼吸系统压（经肺压＋经胸壁压）

肺顺应性是指肺扩张性，以 L/cmH_2O 为单位。肺弹性阻力为肺顺应性的倒数（$1/C$），又称肺硬度（lung stiffness），以扩大单位肺容积时所引起的经肺压变化来表示。肺顺应性与肺的弹性、表面张力，以及肺血容积等有关。肺顺应性的特点是"S"形，在较小和较大肺容量时较平坦，在中等肺容量时陡直，曲线斜率大，顺应性越大。平静呼吸时，肺容量处于曲线中段，此时顺应性最大，所以呼吸最省力。

从图 2 - 7 示各种疾病的肺压力容量曲线（P - V）特点，从中可见支气管哮喘发作时，由于功能残气明显增加，使整个静态 P - V 曲线平行移位至较高的肺容量水平，但肺顺应性尚接近健康者。而肺气肿由于肺泡壁破坏，弹力组织减少，静态顺应性显著增加，对支气管环牵引力减弱，致支气管易塌陷或闭合，出现动态顺应性减低。在肺水肿、肺纤维化和 ARDS 的肺顺应性均有不同程度的降低。肺水肿和 ARDS 因肺间质水肿和肺表面活性物质减少，所致肺泡陷闭，肺顺应性减低，出现 P - V 曲线明显低位平坦，而影响换气功能。在机械通气时，测定 P - V 曲线的低位拐点，能协助确定最佳呼气末正压（PEEP）水平，以利改善氧合功能。一般选取拐点以上水平用于 PEEP 的设置。

（二）气道阻力

通常呼吸阻力称黏性阻力，包括气道阻力、肺组织阻力和胸壁阻力，又称呼吸总阻力。但其主要反映的是气道阻力、以单位流量所需要的压力差。可用公式表示：

$$气道阻力（Raw）= \frac{气道口腔压（Pmo）cmH_2O - 肺泡压（Palv）cmH_2O}{流量（V）L/S}$$

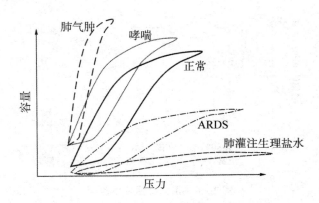

图 2 - 7　不同病理条件下的肺压力容量曲线环

气道阻力大小取决于气道管径大小、气流形态、流量、气体特性（密度、黏度）等。若管径大、管壁光滑、气流形态平直，则阻力小；反之，管径狭小、曲折、内壁粗糙，流量大，气流呈涡流或湍流，则阻力大。

流量可通过流量仪测定，但压力差测定较困难，现有阻断法、食管测压法、体描法和脉冲振荡法4种。近10多年来脉冲振荡技术（impulse oscillometry，IOS）应用日趋广泛。它基于强迫振荡原理，传统的气道阻力测定是根据被测者自主呼吸的压力和流量比值来决定的。而 IOS 是采用外置发生器，由电控扬声器产生无数次频率正弦波形成的脉冲式矩形波施加在被测者的平静自主呼吸上，通过口腔压力脉冲的变化计算呼吸阻抗（impedance，Zrs），即指整个呼吸系统的黏性阻力（resistance，R）、弹性阻力（capacitance，Ers）和惯性阻力（inertia resistance，Lz），后两者之和为电抗（reactance，X）。

当外加激励的频率低，波长长，能量大，振荡波能达到全肺各部分，所以低频率（5Hz）的 R_5 能反映总气道阻力。而高频率，波长短，能量少，振荡波不能达到细小的支气管，故 R_{20} 反映中心气道阻力。R_5 与 R_{20} 之差值（X）反映周围气道阻力。低频率时的惯性阻力甚小，电抗主要反映弹性阻力，故 X_5 为周边弹性阻力，弹性阻力 X 从负值到零，而惯性阻力 X 从零到正值，当弹性阻力等于惯性阻力，则电抗为零（X = 0），称为响应频率（resonant frequency，Fres）。

IOS 测定的 R_5 值与为体描仪测得的气道阻力（Raw）有很好的相关性（r = 0.79～0.86），所以 R_5 可替代 Raw。在慢性阻塞性肺疾病和哮喘患者中，所测得的 Fres、R_5 和 X_5 值与用力呼气流量容积曲线参数相关性密切，而 Fres 与 $FEV_{1.0}$ 和 Vmax 相关性最密切，故 Fres 是 IOS 参数中诊断慢性阻塞性肺疾病和哮喘最为敏感的指标。R_5 还可替代 $FEV_{1.0}$ 了解支气管扩张剂的反应，由于作用力呼气会增加支气管平滑肌紧张性，R_5 比 $FEV_{1.0}$ 更有其优越性，并提示 $1/R_5$ 总气道传导率是评价支气管激发试验的一个可靠的指标，其敏感性介于比气道阻力（SRaw）和 FEV_1 两者之间。上气道阻塞（喉癌、气管肿瘤、气管异物等）患者的 R_{20} 增加，而 $R_5 \sim R_{20}$ 无明显变化，表明阻塞部位在中心气道，X 曲线呈特征性弓背向上弧形。而在气道外肿块患者的 IOS 测定发现 R_5、X_5 无变化，$R_{20} \sim R_{35}$ 和 X_{20} 的增加。IOS 测定能判断气道阻塞部位、程度与治疗效果，为患者选择合适的治疗提供客观依据。ARDS 患者支气管有明显渗出、水肿和肺水肿，通过 IOS 测定其气道阻力和肺顺应性变化的动态随访，可了解 ARDS 患者的病情进展情况。

IOS 由于体积小，便于携带，不需患者用力呼吸，有较好的重复性，还可连接气道不同开口（如口、鼻气管插管等），进行床旁监测。因此 IOS 适用于儿童、老人、病情重或昏迷的人工气道患者的呼吸阻抗测定。

四、换气功能障碍

（一）常用换气功能测定指标

1. 通气与血流比例（V_A/Q_A）　进入肺泡的新鲜空气与肺泡毛细血管静脉血进行气体交换，为达到最有效交换要求 V_A/Q_A 保持0.8。其比例增高引起死腔增高，降低则导致静 - 动脉血混合或称静脉样分流（图2-8）。测定 V_A/Q_A 有惰性气体法、核素法，不便普及。目前测定吸入气体在肺内分布均匀性间接反映 V_A/Q_A。①一口气氮分析法：令受检者从残气位开始深吸气，吸入纯氧，然后在函数记录仪上连续记录呼出气体中氮（N_2）浓度，计算呼气750ml和1 250ml的 N_2 浓度差值。健康人 $\triangle N_2$/750-1 250<1.5%。吸气分布不均时，通气不畅肺泡氧气进入少，N_2 浓度高，呼气排出也相对困难，时间也滞后于通气畅、进氧多、N_2 浓度低的肺泡，故呼气中 N_2 浓度差增大。②7min开放通路氧冲洗法：原理同前。受检者静息呼吸纯氧7min后作最大深呼气，收集并测定其 N_2 浓度。若吸气分布均匀，吸氧7min后所有肺泡内 N_2 气都被冲洗干净，呼出气 N_2 浓度一般应<2.5%，其增高表明气体分布不均。

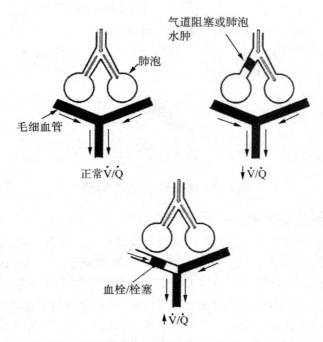

图2-8　正常和异常情况下的通气/血流比例

2. 肺弥散（DL）　弥散是 O_2 和 CO_2 气体分子通过肺泡毛细血管膜（肺泡膜）的过程。许多因素可以影响气体分子的弥散，其规律可用Dalton定律加以概括。

$$弥散能力 \propto \frac{\alpha \cdot A \cdot (P_1 - P_2)}{\sqrt{MW} \cdot d}$$

其中A是弥散面积、α 为弥散气体在肺泡间质液的溶解度、$P_1 - P_2$ 为肺泡膜二侧的气体分压差、d为气体分子的弥散距离、MW为弥散气体的分子量。弥散能力以弥散量为指标，即肺泡膜二侧弥散气体分压差为0.133kPa（1mmHg）时，每分钟能通过肺泡的气量。由于 CO_2 的溶解系数远高于氧，其弥散量为氧的20.7倍，所以临床上不存在 CO_2 弥散障碍，只有 O_2 的弥散降低。氧弥散量还与肺血容量、红细胞数量和血红蛋白浓度有关。临床上测定肺毛细血管氧分压存在困难，故改测定一氧化碳肺弥散量（DLco），因为CO比 O_2 与血红蛋白结合的能力大210倍，所以当CO通过肺泡膜后，几乎全部与血红蛋白相结合，血液中不存在一氧化碳分子。这样肺泡膜两侧的CO分压差就等于肺泡中的CO分压，简化了技术。常用方法有CO-氦氧混合气-口气法和稳定CO弥散法。我国健康人静息DLco为203ml/（kPa·min）。为排除肺容积对弥散量的影响，将DLco除以VA（DLco/VA），称弥散常数或比弥散量。

3. 肺内分流（Q_S/Q_T）　健康人心输出量中约有3%的血流不经过肺毛细血管而直接进入人体循环动脉端，称为解剖分流，如心最小静脉、心前静脉及支气管静脉引流的血液。少量的分流量不会引起低氧血症。病理性解剖分流增加除心内分流外，亦见于肺内分流、肺实变、肺水肿、肺不张和肺动静脉瘘的肺毛细血管混合静脉血，流经无通气肺泡不能获得气体交换而流入肺静脉，这种由于分流量增加引起的低氧血症氧疗大多不能纠正。Q_S/Q_T 目前系通过吸纯氧 15min 后肺泡 – 动脉氧分压差（$P_{A-a}O_2$）推导计算而来。

4. 生理死腔 VD/VT　生理死腔包括解剖死腔（鼻咽部、气管、支气管）和肺泡死腔（有通气但无血流）。正常值 0.25 ~ 0.3，VD/VT 比值增加，提示生理死腔增加，在 ARDS 的患者尤为明显，而且 VD/VT 比值与死亡率呈正相关。临床上通过测定动脉血和潮气末 CO_2 的数值就可以计算 VD/VT（图 2 – 9）。有些呼吸机携带了测定 VD/VT 的功能。

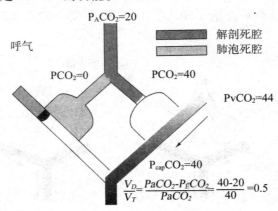

图 2 – 9　生理死腔的构成与计算

（二）换气功能障碍及临床相关问题

在解剖上换气过程主要涉及肺泡、肺泡毛细血管及肺循环、肺间质，其功能障碍亦相应地主要见于这些部位的疾病。换气功能障碍以 V_A/Q_A 比例失调最常见和最重要，Q_S/Q_T 仅是 V_A/Q_A 等于零的一种极端类型。弥散降低见于肺间质纤维化，被称为肺泡毛细血管膜阻滞综合征，但后来小气道功能和核素检查发现病变亦影响小气道，它的提前关闭而导致 V_A/Q_A 失调是其低氧血症的主要原因。阻塞性肺气肿因毛细血管床减少可以出现弥散量降低，其通气分布不均致 V_A/Q_A 失调是最突出的病理生理紊乱。

换气功能障碍主要影响氧的交换，而二氧化碳很少受到影响。这是因为动静脉血氧差值大，如两者氧分压差为 6.65kPa（50mmHg）左右，而二氧化碳分压差仅有 0.8kPa（6mmHg），当 V_A/Q_A 比例降低或分流出现时，静脉血未充分氧合或原静脉血与氧合动脉血混合，导致低氧血症；二氧化碳分压虽然也可以轻度升高，而只要呼吸中枢对二氧化碳刺激敏感，会引起通气增加而得以代偿。此外氧离曲线呈 "S" 形特殊形态，通气良好肺区氧分压在 10.6kPa（80mmHg）以上时血红蛋白几乎完全被氧饱和，而不能携带更多氧以代偿通气不足肺区；二氧化碳离解曲线则不同，在生理范围内呈线性关系，通气良好肺区增加通气可以代偿低通气肺区的二氧化碳排出不足。就弥散而言，二氧化碳弥散量为氧气的 20.7 倍，故临床上只见氧弥散障碍导致低氧血症，不存在二氧化碳弥散障碍。从理论上说，V_A/Q_A 失调和弥散障碍引起低氧血症应用氧疗便可纠正。但严重低 V_A/Q_A 肺区可因氧疗促进 "吸收性" 肺不张，而导致分流，加重低氧血症，故改善通气十分重要，非单纯氧疗所能奏效。

五、动脉血气及其临床意义

通气或换气功能损害严重至一定程度会出现动脉血气异常。而通过计算或设定条件推导出若干动脉血气派生指标有助于追溯和分析肺部气体交换的不同病理生理过程。因为二氧化碳直接参与酸碱代谢，现代的动脉血气分析仪测定的同时报告酸碱指标。故动脉血气分析可以了解患者有无血气异常及其程度、推导肺部气体交换的病理生理改变，以及评价机体的酸碱状态，对指导临床具有十分重要的意义，它与 X 线、心电图被作为临床处理重危患者所必备的 "三大常规" 检查。

（一）测定和计算指标

1. 动脉血氧分压（PaO_2）　指物理状态存在、溶解于动脉血中氧所产生的分压力。健康人动脉血氧分压随年龄的增长逐渐降低，且受体位等生理影响。坐位：$PaO_2 = 104.2 - 0.27 \times$ 年龄；仰卧位：$PaO_2 = 103.5 - 0.42 \times$ 年龄。卧位 PaO_2 低于坐位，主要是体位改变血流在肺内的分布而影响通气/血流比例和换气效率。随着年龄增长，闭合容积相应增加，老年人闭合容量大于功能残气量，特别在肺底部，潮气末呼气前部分小气道已陷闭，引起肺泡通气量减退，其后果是通气/血流比例减少，生理静动脉分流增加，弥散功能亦随年龄的增加而减少，使 PaO_2 随之下降。如 PaO_2 低于预计值的 1.3kPa（10mmHg），提示低氧血症；$PaO_2 < 8kPa$（60mmHg）反映急性呼吸衰竭。

2. 动脉血氧饱和度（SaO_2） 血液中与血红蛋白（Hb）结合的氧量占 Hb 最大结合氧量的百分数，亦即 $SaO_2 = HbO_2 / (HbO_2 + Hb) \times 100\%$。$SaO_2$ 随 PaO_2 而变化，它们之间的关系图为血红蛋白氧离解曲线，简称氧离曲线（O-D-C）。O-D-C 特殊的 S 形态十分有利于呼吸生理（图 2-10），当 PO_2 为 8kPa，Hb 即可达 90% 氧饱和度，$PO_2 < 8kPa$，氧离曲线处于陡直段，此时 PO_2 较小的变化即可引起 SaO_2 大幅度改变，使 HbO_2 释放许多氧供给组织。但以临床鉴别缺氧的敏感性而言，"S"形曲线形态使 SaO_2 不能作为轻度缺氧的指标，因为 PaO_2 从 13.3kPa 降至 8kPa（100mmHg 降至 60mmHg），下降 5.3kPa（40mmHg），SaO_2 仅有 5%～7% 差异，所以 PaO_2 比 SaO_2 能更敏感地反映轻度低氧血症。相反，在缺氧状态（$PaO_2 < 8kPa$）O-D-C 处于陡直部分，PaO_2 少许变化即引起 $SaO_2\%$ 较大幅度升降，SaO_2 反映缺氧程度更为敏感和有意义。健康人 $SaO_2 \geq 95\%$。需要注意 SaO_2 受多种因素干扰，如指甲的厚度、颜色，血红蛋白浓度，局部温度，是否存在组织水肿等。

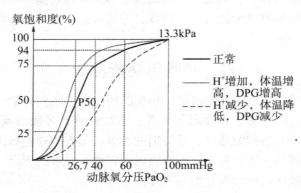

图 2-10 氧饱和度-氧分压曲线

3. 动脉血二氧化碳分压（$PaCO_2$） 血液中溶解 CO_2 分子运动产生的压力称 $PaCO_2$。如前所述，换气功能障碍很少或者不影响 CO_2 交换。肺泡 CO_2 分压（$PACO_2$ 与 $PaCO_2$ 基本一致）与 CO_2 产生量（VCO_2）呈正比，与肺泡通气量（VA）呈反比。用公式表示即：$PACO_2 = VCO_2 / VA \times 0.863$。因此，在通常 VCO_2 比较恒定的情况下，$PaCO_2$ 是衡量肺泡通气量最直接的指标。正常 $PaCO_2$ 为 4.6～6.0kPa（35～45mmHg），高于或低于此限分别表示通气不足和通气过度。

4. 派生指标 动脉血氧含量（CaO_2）：指 100ml 血液的含氧容积数。其中包括 Hb 结合氧和血浆中物理溶解氧的总和。动脉血氧含量 $CaO_2 = 0.003 \times PaO_2 + 1.34 \times SaO_2 \times Hb$。$CaO_2$ 与心输出量（Q）的乘积即单位时间的氧输送量（DO_2）。健康者 CaO_2 的参照值为 20ml%。混合静脉血氧饱和度为 75%，氧含量约 15ml%，说明在正常情况下，每 100ml 动脉血流经组织后有 5ml 氧供给组织利用。

肺泡-动脉氧分压差（$P_{A-a}O_2$）：PaO_2 除与肺泡氧分压（P_AO_2）有关外，还受肺泡与其毛细血管的肺泡膜气体交换的影响。动脉血氧分压较肺泡氧分压为低，其差称 $P_{A-a}O_2$。此差值即使在健康老年人亦 $\leq 2.66kPa$（20mmHg）。一般 $\leq 1.33kPa$。PaO_2 通过测定而来，PAO_2 则需通过计算。根据简化肺泡气方程式：$P_AO_2 = P_IO_2 - 1.25 \times PACO_2$，$P_IO_2$ 指吸入气氧分压，以大气压（P_B）减去气道水蒸气压力（PH_2O），通常为 6.3kPa（47mmHg）乘以吸入气浓度（$F_IO_2\%$），即 $P_IO_2 = (P_B - PH_2O) \times F_IO_2\%$。$P_ACO_2$ 与 $PaCO_2$ 相同，以后者实测值代替。如患者呼吸空气时测得 PaO_2 6.65kPa（50mmHg），$PaCO_2$ 8kPa（60mmHg），计算其 $P_{A-a}O_2 = P_IO_2 - 1.25 \times P_ACO_2 - PaO_2 = (P_B - PH_2O) \times F_IO_2 - 1.25 \times PaCO_2 - PaO_2 = (760 - 47) \times 0.21 - 1.25 \times 60 - 50 = 3.32kPa$（25mmHg）。说明此患者低氧血症除有通气不足

（$PaCO_2$ 增高）外，尚有换气功能障碍。$P_{A-a}O_2$ 是反映换气功能的一个粗略指标，不能区分 V_A/Q_A 失调、弥散减低或肺内分流。但由于它通过简单计算即可得出，对估计有无换气功能障碍仍很有用。

静脉血分流量（Q_S/Q_T）：在低氧血症患者吸入高浓度氧可克服 V_A/Q_A 失调和弥散障碍对氧交换的影响而对较高的肺内分流即使吸入纯氧亦不能纠正。据此令受试者吸 100% O_2 15min 以上，抽取动脉血测定 PaO_2。按下列公式计算分流量：$Q_S/Q_T = 0.003 \times P_{A-a}O_2 1.0 / (0.003 \times P_{A-a}O_2 1.0 + Ca - VO_2)$。式中 $P_{A-a}O_2 1.0$ 表示吸 100% O_2 时的 $P_{A-a}O_2$，$Ca - VO_2$ 表示动脉与混合静脉血氧含量差，在疾病状态以粗略的常数 3.5% 代入。Q_S/Q_T 亦可用 $P_{A-a}O_2 1.0$ 除以 16，作出大概估计。

血红蛋白氧亲和力（P_{50}）：O-D-C 位置反映血红蛋白与氧的亲和力，P_{50} 即指血氧饱和度 50% 时对应的 PaO_2 值。健康人当 37℃、pH7.40、$PaCO_2$5.3kPa（40mmHg）、碱过剩为 0 时，P_{50} 为 3.59kPa（26.7mmHg）。P_{50} 降低表示 O-D-C 左移，氧亲和力增高；其升高表示右移，亲和力下降。

（二）结果解释和临床应用

血气、酸碱、电解质和渗透压是机体内环境稳定的重要因素，因此在临床应用上应强调 3 点：①必须深入理解机体内环境稳定的病理生理和相关的基础理论，各种指标相互印证、对照，全面评价；②密切结合临床，不要陷入实验室数据和计算，而忽视患者临床状态和病史包括所用的治疗措施等；③本文主要阐述静息状态的肺功能和病理情况下的肺功能改变，严格意义上某些如 COPD、慢性肺动脉高压患者等，往往需要运动心肺功能的评价。动脉血气仅反映了肺的氧合功能和机体的代谢，而更重要的是组织器官的氧供，这必然与组织的血液灌流有关。所以，对患者的心肺功能包括运动心肺功能综合评价才能整体反应患者的组织供氧情况。

六、呼吸肌功能测定

呼吸的驱动和呼吸动作的完成离不开呼吸肌，包括肋间内肌、肋间外肌、胸锁乳突肌、膈肌。临床上常常遇见呼吸肌疲劳及无力的现象，如慢阻肺患者、急性和慢性呼吸衰竭患者，以及 ICU 中长期应用机械通气、激素和神经肌接头药物阻滞剂、镇静剂的患者。而有些神经肌肉病变的患者，如格林巴利综合征，即使充分休息后患者也不能产生正常的呼吸运动，称为呼吸肌无力。呼吸肌功能测定可用于评价呼吸肌功能及状态，以及临床疾病诊断及指导治疗。

（一）适应证和禁忌证

1. 适应证　用于临床判断能否撤机、慢阻肺患者呼吸肌功能评价、神经肌肉疾病诊断、呼吸肌功能评价等。

2. 禁忌证　包括近期颅内出血、恶性高血压、颅内压增高、眼底手术，及气胸患者。有食管梗阻、上消化出血者，不宜进行经食管的测压。安装起搏器者不宜进行磁波刺激膈神经测定膈肌功能。

（二）方法

1. 最大吸气压（maximal inspiratory pressure，MIP）　MIP 与胸廓位置、肋间肌的前负荷有关。若肺总量小于预计值 70% 或残气量占肺总量的百分比高于预计值 40%，都会导致 IIP 和最大呼气压（MEP）的降低。最大吸气压的定义是患者在静息状态、残气量位（FRC）或功能残气位（FRC）、阻断气流状态下，用最大努力吸气能产生的最大吸气口腔压。

检测步骤：受试者夹上鼻夹，口含咬口，平静呼吸 3~5 次后，在平静呼气过程中旋转三通阀至单向呼气活瓣，在用力呼气末（平静呼气末）让受试者做最大努力吸气，持续 1s，记录到的最大的吸气负压即为 MIP。MIP 测定值对用力的依赖性强，容易受到受试者努力程度及操作人员指导的影响。应反复多次检查。重复性好其结果较可靠。在平静吸气末关闭吸气管道在吸气 0.1s 时的压力称为 $P_{0.1}$，反应呼吸中枢驱动性。

临床意义：由于 MIP 变异较大，一般男性 ≥71cmH_2O，女性 ≥39cmH_2O，为正常范围。MIP 绝对值 >60cmH_2O，可排除呼吸肌无力。机械通气患者，如 MIP 绝对值 >30cmH_2O 预示脱机容易成功，而 MIP 绝对值 <20cmH_2O 时，多预示脱机失败。男性参照值 MIP = 143 - 0.55 × 年龄（cmH_2O），女性

MIP = 104 - 0.51 × 年龄（cmH_2O）。慢阻肺肺心病患者，其膈肌长期缺 O_2 变薄，以及肺容量增加，使膈肌低平，曲率半径增大，膈肌收缩力下降，呼吸肌收缩产生的压力不能克服气道阻力和胸肺弹性阻力来维持足够通气量。通过呼吸肌锻炼和营养治疗，MIP 可明显增加，故 MIP 亦可用作评价呼吸康复锻炼的疗效。测定 $P_{0.1}$ 时，由于气流阻断，吸气流量为零，且无容量变化，因此不受气道阻力和胸肺顺应性的影响，它是膈肌收缩时需要的神经兴奋强度，常用于撤机评价，参照值（1.53 ± 0.51）cmH_2O。呼吸中枢驱动和神经肌肉疾患可引起 $P_{0.1}$ 低下，导致通气不足；$P_{0.1}$ 增加，提示可能是呼吸肌负荷过重导致的呼吸中枢代偿性功能能增加，或呼吸功能未完全恢复，需要更大的驱动力产生呼吸肌收缩。$P_{0.1} >$ 6cmH_2O 往往提示不能撤机。

2. 最大呼气压（maximal expiratory pressure，MEP）　受试者吸气达肺总量（TLC），在呼气管路阻断条件下，用最大努力呼气能产生的最大口腔压，为最大呼气压。该数值综合反映全部呼气肌的力量，但不能完全反应膈肌收缩力。

检测步骤：操作与 MIP 测定类似。平静呼吸 3 ~ 5 次后，受试者深吸气达肺总量后阻断呼气管路，让受试者做最大努力呼气，持续 1s，所得到的最大口腔压为 MEP。

临床意义：目前无统一标准，通常在男性 MEP > 100cmH_2O，女性 MEP > 80cmH_2O 为正常范围。可用于神经肌肉疾病患者的呼气肌功能评价。在一般通气功能测定中不需要患者动员所有的呼吸机参与呼吸动作，因此常规肺功能检测不能有效发现呼吸肌疲劳或无力状态，需要行 MIP 或 MEP 以鉴别。

3. 最大跨膈肌压（maximal transdiaphragmatic pressure，Pdimax）　跨膈压（Pdi）是指横膈两侧胸膜腔内压和腹内压的差值，反应膈肌的收缩力。Pdimax 指在功能残气位且呼气管口阻断情况下，最大努力吸气时产生的 Pdi 最大值。临床上无法直接测定跨膈压，而是通过测量胃内压代替腹内压，食管压代替胸膜腔内压。

检测步骤：表面麻醉后，经鼻孔插入带气囊的导管，1 个置于胃内，1 个置于食管中下 1/3。先让受试者平静呼气至功能残气位时，转动三通阀门阻断呼吸，立即嘱受试者做最大努力吸气，记录的 Pdi 最大值为 Pdimax。

临床意义：Pdimax 能反映膈肌做最大收缩时所能产生的压力。当 Pdimax 明显下降时说明膈肌疲劳或无力。正常值国外的数据男性为（108 ± 30）cmH_2O，女性为（65 ± 31）cmH_2O。一般认为 Pdi 比正常平均值降低 40% 以上时考虑为异常。Pdi/Pdimax 的比值反应膈肌收缩功能，比值 < 40% 提示膈肌疲劳。

七、肺功能检查中的交叉污染防控

鉴于目前肺功能测定依然通过咬口进行吸气和呼气，而用力呼气可以产生飞沫。有些受试者如开放性结核、乙型肝炎及艾滋病患者可能存在口腔黏膜破损等，在闭合回路的肺功能仪管路内产生污染，对下一例有免疫缺陷的受试者可能存在感染的风险。如果患者处于传染病潜伏期，对于没有防护措施的医护工作人员也有风险。因此完善并严格按照操作规范进行肺功能检查，是对受试者及医护工作人员的尊重和保护。

（一）医务人员的防护

要做好肺功能检查感染预防和控制，首先就要普遍提高广大医务工作者尤其是肺功能操作人员对肺功能检查感染预防和控制的认识。其次，正确的防护措施也是必不可少的。手套和其他一些屏蔽装置可以减少那些处理咬嘴、管道或阀门的专业技术人员被感染的风险。而那些患有乙型肝炎、人免疫缺陷病毒（HIV）或获得性免疫缺陷综合征（AIDS）的个体感染的风险是很少的。为避免交叉感染和暴露，如果技术人员手上有任何开放的切口或破损，在处理那些可能污染的设备时都应该戴手套。任何时候发现咬嘴或管道上有血时也都应该特别注意。获得性感染例如感染卡氏肺孢子虫导致的肺炎或者结核的风险也是存在的。在给那些有活动性肺结核或者是那些可以通过咳嗽传播的其他疾病的患者进行肺功能检查时，技术人员应该戴口罩。当检测那些免疫系统受损伤的患者时，也需要戴口罩来"反向隔离"。最后，那些对污染仪器经常暴露的技术人员，还可以通过正确的洗手来预防感染的传播。此外，每次脱手套后，或是在检查 2 例患者之间都应该进行洗手。

（二）实验室的准备

实验室保持通风对感染预防和控制是非常必要的。给那些已知有呼吸道疾病例如肺结核患者作检查时，要保证在通风的房间内进行。尤其是有许多患者要进行检查时，通过过滤空气和增加实验室房间的空气交换率可以大大降低交叉污染和感染的风险，也可以安排在他们自己病房里检测或者在一天检查将要结束时再进行检查，这样更有利于仪器的养护和消毒。

仪器的清洗、消毒和维护：肺功能仪应该按照制造商推荐的方法进行清洗消毒。容积式肺量计，每检查 1 例患者之后都应该用它们实际的总容积冲刷至少 5 次。气冲刷有助于清除飞沫颗粒或是类似的空气传播颗粒。水封屏式肺量计应该至少每周进行 1 次灌洗，完全晾干后，要用蒸馏水再次灌注。对于流量型肺量计来说，目前管道、阀门和接口等配件广泛使用的清洗和消毒方法完全遵照卫生部 2009 年版的《消毒技术规范》。主要步骤包括：①水洗。严格按要求清洗干净，管路中如有痰痂或血渍等污物，需用多酶清洗液浸泡后，再彻底清洗干净。②充分接触和浸泡。常见消毒液的有效氯浓度要达到 1g/L，或者直接采用 2% 戊二醛溶液，后者更为常见。还需注意的是，消毒液要每周更换 1 次，条件允许还要进行消毒液浓度的监测。常规浸泡时间是 30min，如遇到呼吸道传染性疾病或特殊感染的患者时，可按规范要求来延长浸泡时间。③纯化水冲洗。④晾干备用，保存时间 ≤1 周。2005 年的 ATS 和 ERS 并没有推荐任何有关清洗消毒频率的确切数值，主要根据制造商推荐的方法来具体执行，但清洗的频率应该与完成肺功能检查的人次数成比例，强调任何仪器设备的组件上如果看到呼出气体冷凝的水珠都要马上进行消毒。

对于开放 - 环路系统，其中进行重复呼吸的环路部分需要在每例患者检查之后进行清洗消毒，消毒后密封储存以备下次使用。那些用于支气管舒张试验和支气管激发试验的小型雾化器，导致交叉感染的可能性非常大，有报道发现这些小型设备装置 9% ~25% 存在病原菌污染。这些装置如果重复使用就应该进行消毒以破坏有繁殖力的微生物、真菌孢子、结核菌和病毒。一次性使用的雾化器虽然好，但对于常规来说（例如吸入激发药物时）却不实用。也可以通过使用一次性的咬嘴或者"储物罐"以防止雾化装置感染。

肺功能检测应该使用一次性的咬嘴和鼻夹。传感器如果是一次性的，就不应该再次重复使用。那些反复使用的传感器的清洗尤为重要。这些传感器大多是即精密又昂贵的电子元件，大多数制造商建议用去离子纯化水或蒸馏水来清洗后自然晾干才能继续使用。如果发现传感器上有唾液、飞沫等污染物难以冲洗时，也有制造商建议使用稀释的多酶清洗液浸泡 3 ~5min 或多酶加超声的方法处理传感器后再冲洗晾干。需要注意的是，与管道和阀门有所不同，传感器的清洗要考虑预防感染，同时还要保证传感器的准确性。尽管一些肺量计可能较难拆卸，但也要在常规的基础上消毒清洗。应该强调的是，为了保证测量的准确性，在每次拆卸、清洗消毒和晾干组装后，仪器应该重新进行定标。

吸过滤器的使用：一些仪器环路上可以使用细菌过滤器来防止肺功能检测设备被污染。那些检测流速、肺容量和弥散容积的设备很容易被污染，经常使用细菌过滤器就可以防止这些设备被污染。过滤器可能会增加阻抗，与影响气道阻抗或顺应性一样，会影响最大流速的测量。在持续使用过滤器测量呼出气体后，一些类型的传感器会增加阻抗，在定标时应该是带有过滤器一起进行定标。

在一些检测项目例如测定肺容量时使用过滤器，它们的容积就应该被计算在死腔量内。遇到那些已明确患有呼吸道感染疾病但又必须进行肺功能检查的患者，使用细菌过滤器就会有效地防止肺功能设备被污染。使用一次性过滤器可能是一个有效防止设备污染的方法。尽管在测量 FVC、FEV_1 气道阻抗和特异性气道顺应性这些肺功能指标时，用和不用过滤器所测得的数据有明显差异，但几乎所有参数的变化都是在个体间短期可重复性的范围内，因此，性能理想的过滤器对测量数据的影响不认为具有临床意义，在辅助诊断上也没有发现有明显的误差。如果使用过滤器测量系统的精度，可重复性、所连接使用的过滤器的流速阻抗和后压都应该符合最小推荐标准。测定气道阻力时，必须考虑过滤器对结果的影响。根据文献的标准，当流速在 0 ~14L/s，总的气流阻抗必须 <0.15kPa/（L·s）。这里总的阻抗测量需要包括所有管道、阀门、前置过滤器等等，任何可以插入在受检者和肺量计之间的组件都要计算在

内。如果给患者测量时使用了过滤器，气流阻抗的测量一定也要在连接了过滤器的状态下测量。过滤器的制造商应该提供证据证明他们生产的过滤器并不会影响一些肺功能指标（VC、FVC、FEV$_1$、FEF 25%~75%、PEF、TLC 和 DLCO）的准确测量。目前关于是否使用呼吸过滤器并没有强制规定，还存在着争议。一些肺功能检查设备，尤其是那些整合在多功能检测系统上的肺功能仪器使用了管道阀门，都是位于呼吸用的管道附近。呼出的雾状颗粒可能会沉积在这些管道阀门的内表面上。由于这种仪器结构复杂，很难做到检测每例患者后都进行拆卸和消毒。呼吸过滤器可以滤掉呼出气中的微生物，这样就可以防止气雾颗粒沉积在肺功能仪器上，从这个角度上说是建议使用过滤器的。另外，肺功能检查时常常会气流速度很快，此时过滤器对微生物过滤效果就相对降低，即使使用了过滤器，肺功能仪器也可能被污染。已有报道高效的过滤器对细菌过滤率可以达到 >99% 的程度，但它们对较小的微生物例如病毒的滤除效果却还不太清楚。在预防 SARS 患者肺功能检查的交叉感染的实践中，也有人推荐应用相应的呼吸过滤器。值得注意的是，即使使用呼吸过滤器，也并不能降低对肺功能仪器常规清洗和灭菌的要求。

（三）感染控制的监督

加强感染控制的监督工作，包括那些反复消毒、可重复使用的部件，如呼吸管道和阀门都应该定期在消毒后进行细菌培养，以保证感染防控的有效性。总之，在实际的肺功能检测过程中通过一些主要措施，如通风、洗手、口罩、管道清洗、浸泡消毒和一次性呼吸过滤器使用等来防护，就会有效地预防和控制患者之间以及医患之间的交叉感染，增强对包括肺功能操作人员在内的广大医务工作者的防护。我们应该在实践中不断地总结经验，完善感染预防和控制的内容，规范管理和加强监督，促进肺功能检查的标准化进程发展。

（马珍荣）

第二节　血气分析、酸碱和电解质平衡

酸碱平衡和电解质平衡是维持人体内环境稳定的重要因素，它们相互影响、相互制约，具有维持内环境稳定、保障生命的作用。酸碱失衡和电解质紊乱直接关系到患者的安危，有时成为危重患者致死的直接原因。维持酸碱和电解质平衡是危重患者救治过程中的重要环节。动脉血气分析自从 20 世纪 50 年代末应用于临床以来，特别是动态的动脉血气监测对于判断危重患者的呼吸功能和酸碱失衡类型、指导治疗、判断预后尤其在危重患者的救治中显示了重要作用。本节在阐述动脉血气分析、电解质平衡和酸碱平衡有关基础理论的基础上，主要就临床应用进展作一重点介绍，旨在为临床提供诊断和治疗依据。

一、血气分析

国外于 20 世纪 50 年代末将动脉血气分析应用于临床，我国于 20 世纪 70 年代开始逐步在临床上推广应用。随着动脉血气分析在临床上广泛应用，特别是由于酸碱失衡预计代偿公式、潜在 HCO$_3^-$（potential bicarbonate）和阴离子隙（anion gap，AG）概念应用于酸碱领域，使临床上酸碱失衡的判断水平有了明显提高。1967 年美国科罗拉多大学 Ashbaugh 研究小组专家通过对 12 例急性呼吸衰竭患者的动态监测动脉血气分析并结合临床，首次在 Lancet 上提出了急性呼吸窘迫综合征（ARDS）新概念。以下主要就动脉血气分析的临床应用作一阐述。

（一）动脉血气分析的作用

1. 判断呼吸功能　动脉血气分析是判断呼吸衰竭最客观指标，根据动脉血气分析可以将呼吸衰竭分为型和 II 型。

（1）I 型呼吸衰竭：其标准为海平面平静呼吸空气的条件下 PaCO$_2$ 正常或下降，PaO$_2$ <60mmHg。

（2）II 型呼吸衰竭：其标准为海平面平静呼吸空气的条件下 PaCO$_2$ >50mmHg，PaO$_2$ <60mmHg。

（3）吸 O$_2$ 条件下判断有无呼吸衰竭。

若 $PaCO_2 > 50mmHg$，$PaO_2 > 60mmHg$ 可判断为吸 O_2 条件下 II 型呼吸衰竭。

若 $PaCO_2 < 50mmHg$，$PaO_2 > 60mmHg$ 可计算氧合指数，其公式为氧合指数 = $PaO_2/FiO_2 < 300mmHg$ 提示呼吸衰竭。

举例：鼻导管吸 O_2 流量 2L/min，PaO_2 80mmHg

分析：$FiO_2 = 0.21 + 0.04 \times 2 = 0.29$

氧合指数 = $PaO_2/FiO_2 = 8/0.29 < 300mmHg$

提示：呼吸衰竭。

2. 判断酸碱失衡　如下所述。

（1）单纯性酸碱失衡：呼吸性酸中毒（呼酸）、呼吸性碱中毒（呼碱）、代谢性酸中毒（代酸）和代谢性碱中毒（代碱）。

（2）混合型酸碱失衡：传统认为有 4 型：呼酸并代酸、呼酸并代碱、呼碱并代酸和呼碱并代碱。

新的酸碱失衡类型：混合性代酸（高 AG 代酸 + 高 Cl^- 性代酸）、代碱并代酸包括代碱并高 AG 代酸和代碱并高 Cl^- 性代酸、三重酸碱失衡（triple acid base disorders，TABD）包括呼酸型三重酸碱失衡（呼酸 + 代碱 + 高 AG 代酸）和呼碱型三重酸碱失衡（呼碱 + 代碱 + 高 AG 代酸）。

（二）常用的考核酸碱失衡的指标

1. pH　它是指体液内氢离子浓度的反对数，即 $pH = \log \frac{1}{H^+}$，是反映体液总酸度的指标，受呼吸和代谢因素共同影响。正常值：动脉血 pH 7.35 ~ 7.45，平均值 7.40，静脉血 pH 较动脉血低 0.03 ~ 0.05。pH < 7.35 时为酸血症；pH > 7.45 时为碱血症。

2. PCO_2　血浆中物理溶解的 CO_2 分子所产生的压力称为 PCO_2。正常值：动脉血 35 ~ 45mmHg，平均值 40mmHg，静脉血较动脉血高 5 ~ 7mmHg。它是酸碱平衡呼吸因素的唯一指标。当 $PCO_2 > 45mmHg$ 时，应考虑为呼酸或代碱的呼吸代偿；当 $PCO_2 < 35mmHg$ 时，应考虑为呼碱或代酸的呼吸代偿。

3. HCO_3^-　即实际碳酸氢盐（acute bicarbonate，AB）。是指隔绝空气的血液标本在实验条件下所测的血浆 HCO_3^- 值。正常值 22 ~ 27mmol/L，平均值 24mmol/L，动、静脉血 HCO_3^- 大致相等。它是反映酸碱平衡代谢因素的指标。$HCO_3^- < 22mmol/L$，可见于代酸或呼碱代偿；$HCO_3^- > 27mmol/L$，可见于代碱或呼酸代偿。

4. 标准碳酸氢盐（standard bicarbonate，SB）　在标准条件下（PCO_2 40mmHg，Hb 完全饱和，温度 37℃）测得的 HCO_3^- 值。它是反映酸碱平衡代谢因素的指标。正常值 22 ~ 27mmol/L，平均值 24mmol/L。正常情况下 AB = SB；AB 增加大于 SB 增加，见于代碱或呼酸代偿；AB 减少低于 SB 减少，见于代酸或呼碱代偿。

5. 缓冲碱（buffer base，BB）　指体液中所有缓冲阴离子总和，包括 HCO_3^-、Pr^-、Hb^-。血浆缓冲碱（BBp）= $HCO_3^- + Pr^- = 24 + 17 = 41mmol/L$，全血缓冲碱（BBb）= $HCO_3^- + Pr^- + Hb^- = 24 + 17 + 0.42 \times 15 = 47.3mmol/L$。仅 BB 一项降低时，应考虑为贫血（Hb 低）。

6. 碱剩余（base excess，BE）　表示血浆碱储量增加或减少的量。正常范围 ±3mmol/L，平均为 0。BE 正值时表示缓冲碱增加；BE 负值时表示缓冲碱减少或缺失（base defect，BD）。它是反映酸碱失衡代谢性因素的指标。全血碱剩余 = $BE_b = BE_{15} = ABE$；细胞外液碱剩余 = $BE_5 = BE_{ECF} = SBE$。

7. 总 CO_2 量（TCO_2）　反映化学结合 CO_2 量（24mmol/L）和物理溶解的 CO_2 量（$0.03 \times 40 = 1.2mmol/L$）。正常值 $24 + 1.2 = 25.2mmol/L$。其意义同 HCO_3^- 值。

8. $CO_2 - CP$　是指血浆中呈化合状态的 CO_2 量，理论上应与 HCO_3^- 大致相等，但因有 $NaCO_3^-$ 等因素干扰，比 HCO_3^- 偏高。其意义同 HCO_3^- 值。

（三）常用判断低氧血症的参数

1. 氧分压（PO_2）　指血浆中物理溶解的氧分子所产生的压力。动脉血氧分压（PaO_2）正常值 80 ~ 100mmHg，其正常值随着年龄增加而下降，预计 PaO_2 值（mmHg）= $102 - 0.33 \times$ 年龄（岁）±

10.0。静脉血氧分压（P_VO_2）正常值 40mmHg，静脉血氧分压不仅受呼吸功能影响而且受循环功能影响。呼吸功能正常的病例，当休克微循环障碍时，由于血液在毛细血管停留时间延长、组织利用氧增加，可出现动脉血氧分压正常，而静脉血氧分压明显降低。因此在判断呼吸功能时，一定要用 PaO_2，决不能用 P_VO_2 替代。

2. 血氧饱和度（SO_2）　指血红蛋白实际上所结合的氧含量被全部血红蛋白能够结合的氧除得的百分率。血氧饱和度的计算公式为：

SO_2 = 氧合血红蛋白/全部血红蛋白×100%

动脉血氧饱和度以 SaO_2 表示，正常范围为 95%～99%，SaO_2 与 PaO_2 间的关系即是氧离解曲线。SaO_2 可直接测定所得，但目前血气分析仪上所提供的 SaO_2 是依 PaO_2 和 pH 推算所得，SaO_2 90% 时，PaO_2 约为 60mmHg。

3. 氧合指数　氧合指数 = PaO_2/FiO_2，又称通气/灌注指数，正常值为 400～500mmHg。ARDS 时由于存在严重肺内分流，PaO_2 降低明显，提高吸氧浓度并不能提高 PaO_2 或提高 PaO_2 不明显，故氧合指数常可 <300mmHg。

4. 肺泡-动脉血氧分压差［$P_{(A-a)}O_2$］　在正常生理条件下，吸空气时 $P_{(A-a)}O_2$ 为 10mmHg 左右；吸纯氧时 $P_{(A-a)}O_2$ 正常不应超过 60mmHg。ARDS 时 $P_{(A-a)}O_2$ 增大，吸空气时 $P_{(A-a)}O_2$ 常可增至 50mmHg；而吸纯氧时 $P_{(A-a)}O_2$ 常可超过 100mmHg。

$P_{(A-a)}O_2$ 的测定，由于肺泡气体较难直接采样测定，故临床上多采用下述公式计算：

$$P_{(A-a)}O_2 = P_AO_2 - PaO_2$$

$$P_ACO_2 = PiO_2 - \frac{P_AO_2}{R}$$

$$= FiO_2 \times (PB - 47) - PaCO_2/R$$

FiO_2 为吸入氧浓度，PB 为大气压，47 为呼吸道饱和水蒸气压。R 为呼吸商，通常为 0.8。

5. 肺内分流量（QS/QT）　正常人可存在小量解剖分流，一般 ≤3%。ARDS 时，由于 V/Q 严重降低，QS/QT 可明显增加，达 10% 以上，严重者可高达 20%～30%。

QS/QT 计算公式如下：

$$QS/QT = \frac{P_{(A-a)}O_2 \times 0.003\ 1}{P_{(A-a)}O_2 \times 0.003\ 1 + (CaO_2 - CvO_2)}$$

其中 CaO_2 为动脉血氧含量 = $Hb \times 1.34 \times SaO_2 + PaO_2 \times 0.003\ 1$，$CvO_2$ 为混合静脉血氧含量 = $Hb \times 1.34 \times SvO_2 + PvO_2 \times 0.003\ 1$。

临床上使用上述公式时，$CaO_2 - CvO_2$ 常可以用 5 代入，以此计算所得肺内分流量虽不如直接测定混合静脉血含量精确，但为临床诊治参考仍有一定价值，尤其动态监测此值变化，可以作为病情恶化或好转的一项指标。

（四）静脉血取代动脉血行血气分析的可行性

血气分析原则上应采用动脉血，但在临床上常可遇到患者动脉穿刺困难，特别是婴幼儿，此时往往用静脉血取代动脉血测定。但必须牢记静脉血气分析只能用于判断酸碱失衡，不能用于判断呼吸功能。其理由为：①动、静脉血 pH、PCO_2、HCO_3^- 有明显替代关系，即静脉血 pH 较动脉血 pH 低 0.03～0.05，静脉血 PCO_2 较动脉血 PCO_2 高 5～7mmHg，动、静脉血 HCO_3^- 大致相等。②静脉血 PO_2 不仅受呼吸功能影响，而且受循环功能影响，当微循环障碍时，血液在毛细血管停留时间延长，组织利用氧增加，回到静脉血 PO_2 可明显下降，此时可表现为动脉血 PO_2 正常，而静脉血 PO_2 明显下降。

（五）酸碱失衡的判断方法

1. 分清酸碱失衡是原发的还是继发的（代偿）变化　酸碱失衡代偿必须遵循下述规律：

（1）HCO_3^-、PCO_2 任何一个变量的原发变化均可引起另一个变量的同向代偿变化，即原发 HCO_3^- 升高，必有代偿的 PCO_2 升高；原发 HCO_3^- 下降，必有代偿 PCO_2 下降。反之亦相同。

（2）原发酸碱失衡变化必大于酸碱代偿变化。

根据上述代偿规律，可以得出以下 3 个结论：①原发酸碱失衡决定了 pH 是偏碱抑或偏酸。②HCO_3^- 和 PCO_2 呈相反变化；必有混合性酸碱失衡存在。③PCO_2 和 HCO_3^- 明显异常同时伴 pH 正常，应考虑有混合性酸碱失衡存在。

牢记上述代偿规律和结论，对于正确判断酸碱失衡是极重要的。根据上述的代偿规律和结论，一般地说，单纯性酸碱失衡的 pH 是由原发失衡所决定的。如果 pH < 7.40，提示原发失衡可能为酸中毒；pH > 7.40，原发失衡可能为碱中毒。

2. 分析单纯性和混合性酸碱失衡　如下所述。

（1）$PaCO_2$ 升高同时伴 HCO_3^- 下降，肯定为呼酸并代酸。

（2）$PaCO_2$ 下降同时伴 HCO_3^- 升高，肯定为呼碱并代碱。

（3）$PaCO_2$ 和 HCO_3^- 明显异常同时伴 pH 正常，应考虑有混合性酸碱失衡的可能，进一步确诊可用单纯性酸碱失衡预计代偿公式。

正确认识混合性酸碱失衡的关键是要正确应用酸碱失衡预计代偿公式、AG 和潜在 HCO_3^-。目前在临床上所使用的酸碱失衡预计代偿公式较多，但要正确使用公式必须要遵从以下步骤：①必须首先通过动脉血 pH、PCO_2、HCO_3^- 3 个参数，并结合临床确定原发失衡。②根据原发失衡选用合适公式。③将公式计算所得结果与实测 HCO_3^- 或 PCO_2 相比作出判断。凡相比结果落在公式计算代偿范围内判断为单纯性酸碱失衡，落在范围外判断为混合性酸碱失衡。④若为并发高 AG 代酸的混合性酸碱失衡，则应计算潜在 HCO_3^-，将潜在 HCO_3^- 替代实测 HCO_3^- 与公式计算所得的预计 HCO_3^- 相比。

3. 用单纯性酸碱失衡预计代偿公式来判断　如下所述。

举例：pH7.53、$PaCO_2$ 39mmHg、HCO_3^- 32mmol/L。分析：HCO_3^- 32 > 24mmol/L，提示有代碱可能。按代碱公式计算：$\triangle PaCO_2 = 0.9 \times \triangle HCO_3^- \pm 5 = 0.9 \times (32-24) \pm 5 = (7.2 \pm 5)$ mmHg，预计 $PaCO_2$ = 正常 $PaCO_2$ + $\triangle PaCO_2$ = 40 + 7.2 ± 5 = 47.2 ± 5 = 52.2 ~ 42.2mmHg，实测 $PaCO_2$ 39 < 42.2mmHg，提示：呼碱成立。虽然此时 $PaCO_2$ 39mmHg 在正常范围内，仍可诊断为在原发代碱的基础上并发相对呼碱。

4. 结合临床表现、病史综合判断　动脉血气分析虽对酸碱失衡的判断甚为重要，但单凭一张血气分析报告单作出的诊断，有时难免有错误的。为使诊断符合患者的情况，必须结合临床、其他检查及多次动脉血气分析的动态观察。

二、酸碱平衡

（一）酸碱平衡的基本概念

在正常生理状态下，血液的酸碱度，即 pH 经常维持在一个很狭小的范围内，即动脉血 PH 稳定在 7.35 ~ 7.45（平均7.40）之间，此种稳定为酸碱平衡。如果体内酸与碱产生过多或不足，引起血液 PH 改变，此状态称酸碱失衡。凡是由原发 HCO_3^- 下降或 $PaCO_2$ 升高，引起 [H^+] 升高的病理生理过程称为酸中毒；凡是由原发 HCO_3^- 升高或 $PaCO_2$ 下降，引起 [H^+] 下降的病理生理过程称为碱中毒。而以 pH 正常又可分为酸血症或碱血症，PH < 7.35 为酸血症，PH > 7.45 为碱血症。

1. PH 和 [H^+]　体液酸碱度可用 PH 或 [H^+] 来表示。正常 PH7.35 ~ 7.45（平均7.40）；[H^+] 为 35 ~ 45nmol/L（平均40nmol/L）。pH 是 [H^+] 的负对数形式，即 $PH = \log \frac{1}{[H^+]}$，两者间负相关。在 PH7.35 ~ 7.45 范围内，两者近似于直线关系，即 PH 每变化 0.01 个单位，等于 [H^+] 往反方向变化 1nmol/L。

2. PH、$PaCO_2$ 和 HCO_3^- 之间的关系　人体体液中存在一系列重要的缓冲系统，根据等氢离子原则，只要通过测定任何一对缓冲系统的有关数据，即可分析体液的酸碱变化。碳酸氢盐缓冲系统是人体中唯一能自己更新的缓冲对，且在体内贮量丰富，HCO_3^- 反映酸碱变化的代谢成分，H_2CO_3 反映酸碱变化的呼吸成分，两者较易测定，故临床上常以测定 H_2CO_3/HCO_3^- 比值作为衡量体液酸碱平衡的主要指标。

PH、HCO_3^- 和 H_2CO_3 三者之间的关系可用 Henderson – Hasselbalch 公式（简称 H – H 公式）来表示：

$$PH = pK + \log \frac{[HCO_3^-]}{[H_2CO_3]}$$

因为 H_2CO_3 浓度是和被溶解在体内的 CO_2 浓度成正比，即 $[H_2CO_3] = \alpha \cdot PCO_2$。因此上述公式可写成：

$$PH = pK + \log \frac{[HCO_3^-]}{\alpha \cdot PCO_2}$$

其中 pK = 6.1，a = 0.03 mmol/（L·mmHg）。

从上述公式中可以看出：①pH 值是随 HCO_3^- 和 PCO_2 两个变量变化而变化的变量。②pH 变化取决于 HCO_3^-/PCO_2 比值，并非单纯取决于 HCO_3^- 或 PCO_2 任何一个变量的绝对值。在人体内由于存在肺、肾、缓冲系统等多种防御机制，因此 HCO_3^- 或 PCO_2 任何一个变量的原发变化均可引起另一个变量的继发（代偿）变化，使 HCO_3^-/PCO_2 比值趋向正常，从而使 pH 亦趋向正常，但决不能使 pH 恢复到原有的正常水平。

（二）酸碱平衡调节

人体具有十分完善的酸碱平衡调节机制，主要由缓冲系统、肺调节、肾调节 3 部分组成，它们在酸碱平衡调节中起主要作用。

1. 缓冲系统　缓冲系统是人体对酸碱失衡调节的第一道防线，它的作用能使强酸变成弱酸，强碱变成弱碱，或者变成中性盐。由于缓冲系统容量有限，因此缓冲系统调节酸碱失衡的作用也是十分有限的。人体缓冲系统主要有以下 4 对缓冲对组成，即碳酸 – 碳酸氢盐（H_2CO_3 – HCO_3^-）、磷酸二氢钠 – 磷酸氢二钠（NaH_2PO_4 – Na_2HPO_4）、血浆蛋白系统（HPr – Pr$^-$）、血红蛋白系统。

（1）碳酸 – 碳酸氢盐系统（H_2CO_3 – HCO_3^-）：是人体中缓冲容量最大的缓冲对，在细胞内外液中均起作用，占全血缓冲能力的 53%，其中血浆占 35%，红细胞内占 18%。

$H^+ + HCO_3^- \rightarrow H_2CO_3 \rightarrow CO_2 \uparrow + H_2O$，$CO_2$ 可通过呼吸排出体外，从而使 HCO_3^-/H_2CO_3 比值趋向正常。

（2）磷酸二氢钠 – 磷酸氢二钠系统（NaH_2PO_4 – Na_2HPO_4）：在细胞外液中含量不多，缓冲作用小，只占全血缓冲能力的 3%，主要在肾脏排 H^+ 过程中起较大作用。

（3）血浆蛋白系统（HPr – Pr$^-$）：主要在血液中起缓冲作用，占全血缓冲能力的 7%。血浆蛋白作为阴离子而存在，因此血浆蛋白可以释放或接受 H^+ 而起缓冲作用。对 H^+ 调节作用是通过二氧化碳运输来完成的，当代谢产生的二氧化碳进入血浆后，Pr$^-$ 可对 H_2CO_3 起缓冲作用，形成酸性更弱的蛋白酸（HPr）和 $NaHCO_3$。$NaHCO_3$ 又可成为 $NaHCO_3/H_2CO_3$ 缓冲对中的成分。

（4）血红蛋白缓冲对：它可分为氧合血红蛋白缓冲对（$HHbO_2$ – HbO_2^-）和还原血红蛋白缓冲对（HHb – Hb$^-$）两对，占全血缓冲能力的 35%。$HHbO_2$ 呈较弱酸性，可释放出较多的 H^+（$HHbO_2 \rightarrow H^+ + HbO_2^-$，pK = 6.08），HHb 呈弱碱性（$HHb \rightarrow H^+ + Hb^-$，pK = 7.93）。机体代谢产生的二氧化碳，在血液中以物理溶解（$\alpha \cdot PCO_2$）、化学结合（碳酸氢盐）形式及与 Hb 结合的氨基甲酸化合物形式运输。$HHbO_2$ 具弱酸性，在组织释放氧后成为弱碱性，有助于与二氧化碳反应过程中生成的 H^+ 相结合。组织产生的二氧化碳经弥散入红细胞内，然后通过以下两种形式运输和缓冲。①水合作用：CO_2 进入红细胞后，在碳酸酐酶（CA）作用下生成 H_2CO_3，随即解离出 HCO_3^- 和 H^+，经氯移作用排出；H^+ 与 Hb 结合成 HHb。②CO_2 与 Hb 形成氨基甲酸化合物，即 $HbNH_2 + CO_2 \rightarrow HbNHCOOH \rightarrow HbNHCOO^- + H^+$，此种反应不需要酶参与，且在生理 pH 范围内几乎完全电离，产生的 H^+ 则由 Hb 缓冲系统缓冲。机体代谢产生的 CO_2，其中 92% 是直接或间接由 Hb 所缓冲。

2. 肺的调节 如下所述。

(1) 调节方式：肺在酸碱平衡调节中的作用是通过增加或减少肺泡通气量控制 CO_2 的排出量使血浆中 HCO_3^-/H_2CO_3 比值维持在 20/1 水平。正常情况下，若体内酸产生增多，H^+ 升高，肺则代偿性过度通气，CO_2 排出增多，致 pH 仍在正常范围；若体内碱过多，H^+ 降低，则呼吸浅慢，减少 CO_2 排出，维持 pH 在正常范围。肺泡通气量是受呼吸中枢控制的。延髓呼吸中枢接受来自中枢化学感受器和外周化学感受器的信息。中枢化学感受器位于延髓腹外侧浅表部位，接受脑脊液及脑间质液 H^+ 的刺激而兴奋呼吸，使肺泡通气量增加。它对 $PaCO_2$ 变动非常敏感，$PaCO_2$ 升高时，血浆 CO_2 弥散入脑脊液中，$CO_2 + H_2O \rightarrow H_2CO_3 \rightarrow H^+ + HCO_3^-$，升高 H^+ 刺激中枢化学感受器，使呼吸中枢兴奋引起肺泡通气量增加。由此可见，它不是 CO_2 本身的直接作用。但当 $PaCO_2$ 增高 $>80mmHg$ 时，呼吸中枢反而受到抑制。外周化学感受器系指主动脉体和颈动脉体，HCO_3^- 降低、$PaCO_2$ 和 H^+ 升高均可使其受到刺激而增加肺泡通气量。例如代酸时 pH 由 7.4 降至 7.0 时，肺泡通气量由正常 $5L/min$ 增到 $30L/min$。

(2) 调节特点：肺脏调节作用发生快，但调节范围有限，当机体出现代谢性酸碱失衡时，肺在数分钟内即可代偿性增快或者减慢呼吸频率或幅度，以增加或减少 CO_2 排出。此种代偿可在数小时内达到高峰。但肺只能通过增加或减少 CO_2 排出来改变血浆中 H_2CO_3，故调节范围有限。

3. 肾脏调节 肾脏在酸碱平衡调节中起着很重要的作用，它是通过改变排酸或保碱量来维持血浆 HCO_3^- 浓度在正常范围内，维持血浆 pH 值不变。

(1) 调节方式：肾脏调节酸碱失衡的主要方式是排出 H^+ 和重吸收肾小球滤出液中的 HCO_3^-。由于普通膳食条件下，正常人体内酸性物质的产生量远远超过碱性物质的产生量，因此肾主要是针对固定酸负荷的调节。具体通过 HCO_3^- 重吸收、尿液的酸化和远端肾小管泌氨与 NH_4 生成 3 种途径排 H^+ 保 HCO_3^-。

HCO_3^- 重吸收：肾小球滤出的 HCO_3^- 约 90% 在肾近曲小管被重吸收，其中大部分是在这段起始的 $1 \sim 2mm$ 处，即初段近曲小管相当于 S_1 和 S_2 段进行，其余 10% 的回收部分是在较远的节段，主要是在外髓集合管。HCO_3^- 重吸收是通过 $H^+ - Na^+$ 交换机制，将肾小球滤液中的 Na^+ 重吸收，并与肾小管细胞中的 HCO_3^- 相结合生成 $NaHCO_3$，重吸收回血液循环。肾小管细胞中的 HCO_3^- 并不来自于肾小球滤液，而是来自肾小管细胞中 CO_2 和 H_2O 结合生成的 H_2CO_3。后者分解成 H^+ 与 HCO_3^-，其中 H^+ 被排出肾小管细胞入肾小球滤液，H^+ 又可与肾小管滤液中 $NaHCO_3$ 的 HCO_3^- 相结合生成 H_2CO_3，并转变为 CO_2 和 H_2O，CO_2 可扩散回到血液循环，H_2O 则成为终尿中的主要成分，由尿排出体外。此种将原尿中 $NaHCO_3$ 转变为 H_2CO_3 的过程，实质上是 $H^+ - Na^+$ 交换形式下的 HCO_3^- 重吸收过程，在此过程中并无 CO_2 丢失。HCO_3^- 重吸收受多种因素影响，具体如下。①碳酸酐酶活性：肾小管上皮细胞的碳酸酐酶对 HCO_3^- 重吸收起着关键作用。动物实验证实，给予碳酸酐酶抑制剂后，尿液中可滴定酸明显减少，且肾小球滤液中 50% $NaHCO_3$ 不能被再吸收，而从尿液中排出。碳酸酐酶可以明显催化 $CO_2 + H_2O \rightarrow H_2CO_3 \rightarrow H^+ + HCO_3^-$ 反应，肾小管上皮细胞，特别是近曲小管上皮细胞的刷状缘富含有碳酸酐酶，因此上述反应在此段明显加速。使用碳酸酐酶抑制剂后，上述反应被抑制，H_2CO_3 生成受限，断绝 H^+ 来源，$H^+ - Na^+$ 交换无法进行，$NaHCO_3$ 再吸收减少。临床上应用碳酸酐酶抑制剂治疗代碱的机制也就在此。②$PaCO_2$：$PaCO_2$ 增高时，HCO_3^- 重吸收增加，临床上常见呼酸时 HCO_3^- 代偿性升高，是因 HCO_3^- 重吸收所致。③细胞外液容量减少：已有实验证明，细胞外液容量增多时，醛固酮分泌减少、尿钠排出增多、水分也随之排出增多；相反，当细胞外液容量减少时，醛固酮分泌增加，尿钠排出减少，除水分随之排出减少外，HCO_3^- 重吸收增加。

尿液的酸化：尿液的酸化主要是通过肾小管细胞内 $H^+ - Na^+$ 交换机制，使肾小球滤液中 Na_2HPO_4 变成 NaH_2PO_4 的过程，该过程可使原尿的 pH7.4 降为终尿 pH4.4～6，故称尿液的酸化，当终尿 pH4.4 时，所含 H^+ 可能比血浆多 1 000 倍。该过程是机体排泄可滴定酸的过程。但是通过磷酸缓冲系增加酸分泌的作用是有限的，一旦尿液 pH <5.0，实际上尿液中所有磷酸盐都已转变为 H_2PO_4，进一步发挥缓冲作用已不再可能。近端肾单位的酸化作用是通过近曲小管上皮细胞管腔膜的 $Na^+ - H^+$ 交换完成的，

$Na^+ - H^+$ 交换所需的能量是由基侧膜 $Na^+ - K^+ ATP$ 酶泵间接提供的。远端肾单位的酸化作用是由皮质集合管和髓质集合管的润细胞承担。此细胞又称泌氢细胞，它并不能转运 Na^+，是一种非 Na^+ 依赖性酸碱调节，是借助于管腔膜 $H^+ ATP$ 酶泵向管腔中泌 H^+，同时重吸收等量 HCO_3^-。HCO_3^- 重吸收入血需与血 Cl^- 交换，是 $Cl^- - HCO_3^-$ 交换的结果。

远端肾小管泌氨与 NH_4^+ 生成：远端肾小管泌氨与 NH_4^+ 生成、排出是远端肾小管细胞重要的功能之一。此过程是 pH 依赖性的，酸中毒越重，尿排出 NH_4^+ 量越多。实际上是一强酸排泄的过程。因为远端肾小管泌氨率可能与尿的 H^+ 呈正比，尿越呈酸性，氨的分泌越快；尿越呈碱性，氨的分泌越慢。所以氨的分泌率与尿的 pH 呈反比，氨的分泌越多，尿的 pH 越低，尿越呈酸性；反之，氨的分泌越少，尿的 pH 越高，尿越呈碱性。由此可见，正常远端肾小管泌氨作用，同样也是排酸或尿液酸化的过程。此过程，借助于 $Na^+ - H^+$ 交换和 $H^+ ATP$ 酶泵不断地泌 H^+，将来自肾小管细胞内谷氨酰胺及其他氨基酸的 NH_3 与来自肾小管滤液中 Cl^- 和来自肾小管细胞内 H^+ 结合成 NH_4Cl，并由终尿排出体外。

（2）调节特点：与肺的调节方式相比，肾脏调节酸碱平衡的特点如下。

慢而完善：肾脏调节酸碱平衡的功能完善，但作用缓慢，常需 72h 才能逐步完善，因此临床上常以代偿时间 3 天作为区分急性和慢性呼酸的依据。

调节酸的能力强：肾调节酸的能力大于调节碱的能力。肾在酸碱平衡中的调节作用是，一方面全部回收经肾小球滤出的 HCO_3^-，另一方面肾小管上皮细胞分泌 H^+ 与肾小管滤液中的 NH_3 或 HPO_4^{2-} 结合，形成 NH_4^+ 或可滴定酸（H_2PO_4）随尿排出。因此尿中排出的酸量 = 滴定酸 + NH_4^+ - HCO_3^-。

远曲肾小管 $H^+ - Na^+$ 与 $K^+ - Na^+$ 交换机制：远曲肾小管除能分泌 H^+ 外，尚能分泌 K^+，K^+ 也可与原尿中 Na^+ 交换，称 $K^+ - Na^+$ 交换，这也是肾脏调节酸碱平衡的基本环节，两者之间始终存在着竞争机制，即当 $H^+ - Na^+$ 交换增多时，$K^+ - Na^+$ 交换必然减少；反之，$K^+ - Na^+$ 交换增多时，$H^+ - Na^+$ 交换也必然减少。由于上述竞争机制构成电解质紊乱与酸碱失衡之间的关系，即临床上常见的低钾碱中毒、碱中毒低钾和酸中毒高钾。①低钾碱中毒：低血钾时，$K^+ - Na^+$ 交换减少，$H^+ - Na^+$ 交换必然增多，$H^+ - Na^+$ 交换增多后，H^+ 排出增多，易引起碱中毒。②碱中毒低钾：碱中毒时，$H^+ - Na^+$ 交换减少，$K^+ - Na^+$ 交换必然增多，$K^+ - Na^+$ 交换增多后，K^+ 排出增多，血钾减低，容易出现低钾血症。③酸中毒高钾：酸中毒时，$H^+ - Na^+$ 交换增多，$K^+ - Na^+$ 交换必然减少，$K^+ - Na^+$ 交换减少后，K^+ 排出减少，血钾增高，出现高钾血症。

碳酸酐酶作用：碳酸酐酶活性降低时，肾小管分泌 H^+ 过程减弱，$H^+ - Na^+$ 交换减少，$K^+ - Na^+$ 交换必然增多，$K^+ - Na^+$ 交换增多后，K^+ 排出增多，血钾降低，如临床上应用碳酸酐酶抑制剂纠正代碱时，就会出现减少 H^+ 分泌，减少 $H^+ - Na^+$ 交换，同时 $K^+ - Na^+$ 交换增多，出现低钾酸中毒。而低钾又会引起碱中毒，因此在使用碳酸酐酶抑制剂纠正代碱时，应注意补钾。

（三）酸碱失衡类型及判断

传统认为，酸碱失衡类型仅有代酸、代碱、呼酸、呼碱、呼酸并代酸、呼酸并代酸、呼碱并代碱和呼碱并代酸 8 型。随着 AG 和潜在 HCO_3^- 概念在酸碱失衡领域应用，认为尚有以下几种酸碱失衡存在：①混合性代酸（高 AG 代酸 + 高 Cl^- 性代酸）。②代酸并代碱，包括高 AG 代酸并代碱和高 Cl^- 性代酸并代碱两型。③三重酸碱失衡（TABD），包括呼酸 + 代碱 + 高 AG 代酸（呼酸型 TABD）和呼碱 + 代碱 + 高 AG 代酸（呼碱型 TABD）两型。必须强调，迄今为止，在临床上只能对并发高 AG 代酸的 TABD 作出判断，而对伴有高 Cl^- 型代酸的 TABD，从理论上讲可以存在，但尚缺乏有效的判断手段。

1. 代酸　原发的血浆 HCO_3^- 减少称为代酸。临床上常按 AG 将代酸分为高 AG 型和高 Cl^- 型。不管何型代酸，其机体代偿作用和动脉血气特点相同；其不同点为：高 AG 型代酸 HCO_3^- 下降必有等量 AG 升高，而 Cl^- 不变，即 $\triangle HCO_3^- = \triangle AG$；高 Cl^- 型代酸 HCO_3^- 下降必有等量 Cl^- 升高，而 AG 不变，即 $\triangle - HCO_3^- = \triangle Cl^-$。

（1）机体代偿作用：代酸时，$[H^+]$ 的上升可刺激中枢和外周化学感受器，引起代偿性通气增加，其结果 $PaCO_2$ 下降。此种代偿完全需 12 ~ 24h。代酸预计代偿公式为 $PaCO_2 = 1.5 \times HCO_3^- + 8 \pm 2$。其代

偿极限为 $PaCO_2$ 10mmHg。

（2）动脉血气和血电解质变化特点：①HCO_3^- 原发下降。②PCO_2 代偿性下降，且符合 $PCO_2 = 1.5 \times HCO_3^- + 8 \pm 2$。③pH 下降。④血 K^+ 升高或正常。⑤血 Cl^-：高 AG 型代酸时，血 Cl^- 正常，高 Cl^- 型代酸时，血 Cl^- 升高。⑥血 Na^+ 下降或正常。⑦AG：高 Cl^- 型代酸时 AG 正常，高 AG 型代酸时 AG 升高。⑧PaO_2 常正常。

2. 代碱　原发的血浆 HCO_3^- 升高称为代碱。

（1）机体代偿作用：代碱时，由于 pH 升高，$[H^+]$ 下降，抑制了中枢和外周化学感受器，使通气减弱，$PaCO_2$ 升高。以往认为代碱的呼吸代偿无明显规律，特别是低钾碱中毒常见不到呼吸代偿。其预计代偿公式为：$\triangle PaCO_2 = 0.9 \times \triangle HCO_3^- \pm 5$。其代偿完全时间为 12~24h，代偿极限为 $PaCO_2$ 55mmHg。

（2）动脉血气和血电解质变化特点：①HCO_3^- 原发升高。②PCO_2 代偿性升高，且符合 $PaCO_2 = 正常 PaCO_2 + 0.9 \times \triangle HCO_3^- \pm 5$。③pH 升高。④血 K^+ 下降或正常。⑤血 Cl^- 下降。⑥血 Na^+ 下降或正常。⑦AG 正常或轻度升高。⑧PaO_2 常正常。

3. 呼酸　原发的 PCO_2 升高称呼酸。

（1）机体代偿作用：呼酸时机体可通过缓冲对系统、细胞内外离子交换、肾脏代偿等机制，使 HCO_3^- 代偿性升高。即使机体发挥最大代偿能力，但 HCO_3^- 升高始终不能超过原发 PCO_2 升高，即 HCO_3^-/PCO_2 比值肯定要下降（即 ≤0.6，pH <7.4）。又由于呼酸代偿主要靠肾脏代偿，因肾脏代偿作用发挥完全较缓慢，因此临床上按呼酸发生时间将其分为急性和慢性两型。呼酸 3d 以内为急性呼酸，3d 以上者为慢性呼酸。第三军医大学新桥医院研究表明，在慢性呼酸代偿程度为 PCO_2 每升高 1mmHg，可引起 HCO_3^- 代偿性升高约 0.3mmol/L，即国人慢性呼酸公式为：$\triangle HCO_3^- = 0.35 \times \triangle PCO_2 \pm 5.58$；其代偿极限为 $HCO_3^- < 42~45mmol/L$。急性呼酸时最大代偿程度为 HCO_3^- 升高 3~4mmol/L，即 HCO_3 代偿极限 30mmol/L。

（2）动脉血气和血电解质变化特点：①$PaCO_2$ 原发性升高。②HCO_3^- 代偿性升高，但慢性呼酸必须符合预计 $HCO_3^- = 24 + 0.35 \times \triangle PaCO_2 \pm 5.58$ 范围内；急性呼酸 $HCO_3^- < 30mmol/L$。③pH 下降。④血 K^+ 升高或正常。⑤血 Cl^- 下降。⑥血 Na^+ 下降或正常。⑦AG 正常。⑧PaO_2 下降，<60mmHg，严重时 $PaO_2 < 40mmHg$。

4. 呼碱　原发的 PCO_2 下降称呼碱。

（1）机体代偿作用：一旦发生呼碱，机体通过缓冲对系统、细胞内外离子交换、肾脏代偿等机制使血 HCO_3^- 代偿性下降，其中肾脏减少 HCO_3^- 重吸收，增加尿液排 HCO_3^- 是主要的代偿机制。代偿完全约需 3d。因此呼碱 3d 以内为急性呼碱，3d 以上者为慢性呼碱。第三军医大学新桥医院研究表明，慢性呼碱的代偿程度为 PCO_2 每降低 1mmHg，可使 HCO_3^- 代偿性降低 0.49mmol/L，即国人慢性呼碱预计代偿公式为：$\triangle HCO_3^- = 0.49 \times \triangle PCO_2 \pm 1.72$，其代偿极限为 HCO_3^- 12~15mmol/L。急性呼碱预计代偿公式为：$\triangle HCO_3^- = 0.2 \times \triangle PCO_2 \pm 2.5$，其代偿极限为 18mmol/L。

（2）动脉血气和血电解质变化特点：①$PaCO_2$ 原发下降。②HCO_3^- 代偿性下降，但慢性呼碱必须符合 $HCO_3^- = 24 + 0.49 \times \triangle PaCO_2 \pm 1.72$ 范围内，急性呼碱符合 $HCO_3^- = 24 + 0.2 \times \triangle PCO_2 \pm 2.5$ 范围内。③pH 升高。④血 K^+ 下降或正常。⑤血 Cl^- 升高。⑥血 Na^+ 正常或下降。⑦AG 正常或轻度升高。⑧PaO_2 下降，常低于 60mmHg。

5. 混合性代酸　此型失衡为高 AG 代酸并高 Cl^- 型代酸。其动脉血气特点与单纯性代酸完全相同，pH 下降、HCO_3^- 原发下降、PCO_2 代偿性下降，且符合 $PCO_2^- = 1.5 \times HCO_3^- + 8 \pm 2$。但检测 AG 可揭示此型酸碱失衡存在。单纯性高 Cl^- 型代酸符合 Cl^- 升高数（$\triangle Cl^-$）＝HCO_3^- 下降数（$\triangle HCO_3^-$），若在此基础上再并发高 AG 代酸，HCO_3^- 继续下降数（$\triangle HCO_3^-$）＝ AG 升高数（$\triangle AG$），其结果为 $\triangle HCO_3^- = \triangle Cl^- + \triangle AG$。因此一旦出现 AG 升高时伴有 $\triangle HCO_3^- > \triangle Cl^-$ 或 $\triangle AG < \triangle HCO_3^-$，应考虑混合性代酸存在的可能。

6. 代碱并代酸　此型失衡的动脉血气变化复杂。PH、HCO_3^-、PCO_2 均可表现为升高、正常或降低，主要取决于两种原发失衡的相对严重程度，按 AG 正常与否，可分为 AG 升高型及 AG 正常型两型。

（1）AG 升高型：此型失衡为代碱并高 AG 代酸，AG 及潜在 HCO_3^- 是揭示此型失衡的重要指标。高 AG 型代酸时，$\triangle AG \uparrow = \triangle HCO_3^- \downarrow$，$Cl^-$ 不变。而代碱时，$\triangle HCO_3^- \uparrow = \triangle Cl^- \downarrow$，AG 不变。当两者同时存在时，则 $\triangle HCO_3^- = \triangle AG + \triangle Cl^-$；而潜在 HCO_3^- = 实测 HCO_3^- + $\triangle AG$ 必大于正常 HCO_3^-（24mmol/L）；$\triangle HCO_3^- < \triangle AG$。当代碱严重时，AG 升高同时并不伴有 HCO_3^- 下降，HCO_3^- 反而升高。相反当高 AG 型代酸严重时，HCO_3^- 下降可与 Cl^- 下降同时存在。

（2）AG 正常型：此型失衡为代碱并高 Cl^- 型代酸。在临床上较难识别，在很大程度依赖详尽的病史。例如急性胃肠炎患者同时存在腹泻和呕吐，腹泻可引起高 Cl^- 型代酸；呕吐可引起低 K^+ 低 Cl^- 代碱。详尽病史及低钾血症存在可以帮助我们作出较正确的判断。

7. 呼酸并代酸　急性和慢性呼酸复合不适当 HCO_3^- 下降或者代酸复合不适当 PCO_2 升高，均可称为呼酸并发代酸。

（1）动脉血气与血电解质变化特点：①$PaCO_2$ 原发升高。②HCO_3^- 升高、下降、正常均可，以下降或正常多见，但必须符合实测 $HCO_3^- < 24 + 0.35 \times \triangle PaCO_2 - 5.58$。③pH 极度下降。④血 K^+ 升高。⑤血 Cl^- 下降、正常或升高均可，但以正常或升高多见。⑥血 Na^+ 正常或下降。⑦AG 升高。⑧PaO_2 下降，常 <60mmHg。

（2）临床上常见组合：①PCO_2 升高（>40mmHg），HCO_3^- 下降（≤24mmol/L），即所谓 PCO_2 升高同时伴 HCO_3^- 下降，肯定为呼酸并代酸。②PCO_2 升高伴 HCO_3^- 升高，但符合 HCO_3^- < 正常 HCO_3^-（24mmol/L）+ $0.35 \times \triangle PCO_2 - 5.58$。此时需要结合临床综合判断，若起病时间不足 3d，应考虑为单纯呼酸；若起病时间超过 3d，应考虑为呼酸并相对代酸。③HCO_3^- 下降伴 PCO_2 下降，但符合 $PCO_2 > 1.5 \times HCO_3^- + 8 + 2$，即所谓代酸并相对呼酸。上述代酸若为高 AG 型代酸，那么 AG 升高常是揭示并发代酸的重要指标。

8. 呼酸并代碱　急性和慢性呼酸复合不适当升高的 HCO_3^- 或代碱复合不适当升高的 PCO_2 均可诊断呼酸并代碱。其动脉血气特点为 PCO_2 升高，HCO_3^- 升高，pH 升高、下降、正常均可。其 pH 主要取决于呼酸与代碱成分的相对严重程度。若两者相等，pH 正常；若以呼酸为主，则 pH 下降；若以代碱为主，pH 升高。

（1）动脉血气及血电解质变化特点：①$PaCO_2$ 原发升高。②HCO_3^- 升高，且必须符合实测 HCO_3^- > $24 + 0.35 \times \triangle PaCO_2 + 5.58$。但必须牢记，慢性呼酸最大代偿能力是 HCO_3^- 42～45mmol/L，因此当 HCO_3^- >45mmol/L 时不管 pH 正常与否，均可诊断为慢性呼酸并代碱。③pH 升高、正常、下降均可，其 pH 正常与否只要取决于两种酸碱失衡相对严重程度，但多见于下降或正常。④血 K^+ 下降或正常。⑤血 Cl^- 严重下降。⑥血 Na^+ 下降或正常。⑦AG 正常或轻度升高。⑧PaO_2 下降。

（2）临床上常见情况：①急性呼酸时，只要 HCO_3^- >30mmol/L，即可诊断急性呼酸并代碱。②慢性呼酸为主时，PCO_2 原发升高，HCO_3^- 代偿升高，且符合 HCO_3^- > 正常 HCO_3^-（24mmol/L）+ $0.35 \times \triangle PCO_2 + 5.58$，或 HCO_3^- >45mmol/L，pH 下降或正常。③代碱为主时，HCO_3^- 原发升高，PCO_2 代偿升高，且符合 PCO_2 > 正常 PCO_2（40mmHg）+ $0.9 \times \triangle HCO_3^- + 5$ 或 PCO_2 >55mmHg，pH 升高或正常。

9. 呼碱并代酸　呼碱伴有不适当下降的 HCO_3^- 或代酸伴有不适当下降的 PCO_2，即可诊断为呼碱并代酸。

（1）动脉血气特点：PCO_2 下降，HCO_3^- 下降，pH 下降、升高、正常均可。其 pH 主要取决于呼碱与代酸的相对严重程度。

（2）临床上常见情况：①以呼碱为主的重度失衡：pH 升高，PCO_2 下降，HCO_3^- 下降且符合：急性为 HCO_3^- > 正常 HCO_3^-（24mmol/L）+ $0.2 \times \triangle PCO_2 - 2.5$；慢性为 HCO_3^- > 正常 HCO_3^-（24mmol/L）+ $0.49 \times \triangle PCO_2 - 1.72$。②以呼碱为主的轻度失衡或代酸为主的失衡：pH 正常或下降，HCO_3^- 下降，

PCO_2 下降且符合 $PCO_2 < 1.5 \times HCO_3^- + 8 - 2$。此型失衡并发的代酸常为高 AG 代酸，因此 AG 升高是揭示并发高 AG 代酸的重要指标。

10. 呼碱并代碱　呼碱伴有不适当的 HCO_3^- 变化，或代碱伴有不适当 PCO_2 变化均可诊断呼碱并代碱，共存的呼碱和代碱可引起严重碱血症，预后较差。据 Wilson 报道，pH7.60 ~ 7.64 时死亡率为 65%；pH > 7.64 死亡率为 90%。临床常见为 I 型呼吸衰竭患者在原有的呼碱基础上，不适当使用碱性药物、排钾利尿剂、肾上腺糖皮质激素和脱水剂等医源性因素存在，常可在缺氧伴有呼碱基础上并代碱。但少数患者也可见于 II 型呼吸衰竭呼酸患者，由于使用机械通气治疗排出 CO_2 过多、过快，或呼吸衰竭患者经有效治疗后 CO_2 排出而未能注意及时补钾，而引起呼碱或呼碱并代碱，即 CO_2 排出后碱中毒。

（1）动脉血气和血电解质变化特点：①$PaCO_2$ 下降、正常和升高均可，但多见于下降或正常。②HCO_3^- 升高、正常和下降均可，但多见于升高或正常。③pH 极度升高。④血 K^+ 下降。⑤血 Cl^- 下降或正常。⑥血 Na^+ 下降或正常。⑦AG 正常或轻度升高。⑧PaO_2 下降，常 < 60mmHg。

（2）临床上常见情况：①PCO_2 下降（< 40mmHg），同时伴有 HCO_3^- 升高（> 24mmol/L），肯定为呼碱并代碱。②PCO_2 下降，HCO_3^- 轻度下降或正常，且符合急性：$HCO_3^- >$ 正常 HCO_3^-（24）$+ 0.2 \times \triangle PCO_2 + 2.5$；慢性：$HCO_3^- >$ 正常 HCO_3^-（24）$+ 0.49 \times \triangle PCO_2 + 1.72$，即所谓呼碱并相对代碱。③$HCO_3^-$ 升高并 PCO_2 轻度升高或正常，且符合 $PCO_2 <$ 正常 PCO_2（40）$+ 0.9 \times \triangle HCO_3^- - 5$，即所谓代碱并相对呼碱。

11. 三重酸碱失衡（TABD）　TABD 是指同时混合存在 3 种原发失衡，即一种呼吸性酸碱失衡 + 代碱 + 高 AG 代酸。

（1）三重酸碱失衡类型：三重酸碱失衡因并发的呼吸性酸碱失衡不同，可分为呼酸型 TABD 和呼碱型 TABD 两型。AG 及潜在 HCO_3^- 是揭示 TABD 存在的重要指标。必须指出，至今为止在临床上只能对并发高 AG 代酸的 TABD 作出诊断；而对并有高 Cl^- 型代酸的 TABD，从理论上肯定存在，但尚缺乏有效诊断手段。

呼酸型 TABD：呼酸 + 代碱 + 高 AG 代酸。其动脉血气和血电解质特点为：①pH 下降、正常均可，少见升高。②PCO_2 升高。③HCO_3^- 升高或正常。④AG 升高，$\triangle AG \neq \triangle HCO_3^-$。⑤潜在 $HCO_3^- =$ 实测 $HCO_3^- + \triangle AG >$ 正常 HCO_3^-（24）$+ 0.35 \times \triangle PCO_2 + 5.58$。⑥血 K^+ 正常或升高。⑦血 Na^+ 正常或下降。⑧血 Cl^- 正常或下降。⑨PaO_2 下降，常低于 60mmHg。

呼碱型 TABD：呼碱 + 代碱 + 高 AG 型代酸。其动脉血气和血电解质特点为：①pH 升高、正常，少见下降。②PCO_2 下降。③HCO_3^- 下降或正常。④AG 升高，$\triangle AG \neq \triangle HCO_3^-$。⑤潜在 $HCO_3^- =$ 实测 $HCO_3^- + \triangle AG >$ 正常 HCO_3^-（24）$+ 0.49 \times \triangle PCO_2 + 1.72$。⑥血 K^+ 正常或下降。⑦血 Na^+ 正常或下降。⑧血 Cl^- 升高、正常、下降均可；⑨PaO_2 下降，常低于 60mmHg。

（2）三重酸碱失衡的判断：TABD 的判断必须联合使用预计代偿公式、AG 和潜在 HCO_3^-。其判断步骤可分为以下 3 步：①首先确定呼吸性酸碱失衡类型，选用呼酸抑或呼碱预计代偿公式，计算 HCO_3^- 代偿范围。②计算 AG，判断是否并发高 AG 代酸。TABD 中代酸一定为高 AG 代酸。③应用潜在 HCO_3^- 判断代碱，即将潜在 HCO_3^- 与呼酸抑或呼碱预计代偿公式计算所得 HCO_3^- 代偿范围相比。

虽然在临床上往往存在两种情况：①不使用潜在 HCO_3^-，仅使用实测 HCO_3^- 即可检出 TABD 中代碱存在。②必须使用潜在 HCO_3^- 才能检出 TABD 中代碱存在。但为了避免漏检 TABD，我们主张常规使用潜在 HCO_3^-。

（四）酸碱失衡的处理

1. 酸碱失衡的防治原则　如下所述。

（1）积极治疗原发疾病和诱发因素，如糖尿病、休克、COPD、缺氧、呕吐、腹泻、感染等。因为这些原发疾病和因素是引起和加重酸碱失衡的主要因素。

（2）针对不同酸碱失衡类型及 pH 值，确定补充碱性或酸性药物。

（3）兼顾水、电解质紊乱的纠正：因为酸碱失衡常与水、电解质紊乱同时存在，且相互影响。

（4）维护肺脏、肾脏等主要酸碱调节器官功能。

2. 呼酸的处理　如下所述。

（1）对呼酸处理原则：通畅气道，尽快解除 CO_2 潴留，随着 PCO_2 下降、pH 值随之趋向正常。

（2）补碱性药物原则：原则上不需要补碱性药物，但 pH＜7.20 时，为了减轻酸血症对机体的损害，可以适当补给 5% $NaHCO_3$，一次量为 40～60ml，以后再根据动脉血气分析结果酌情补充。只要将 pH 升至 7.20 以上即可。因为只有在 pH＜7.20 时，酸血症对机体有四大危害作用：①心肌收缩力下降，使心力衰竭不易纠正。②心肌室颤阈下降，易引起心室纤颤。再加上酸血症伴高钾血症存在，更容易引起心室纤颤。③外周血管对心血活性药物敏感性下降，一旦发生休克不易纠正。④支气管对支气管解痉药物的敏感性下降，气道痉挛不易解除，CO_2 潴留得不到纠正。鉴于上述情况，在 pH＜7.20 时应补给碱性药物。但切记酸血症对机体危害的 pH 值在 7.20 以下。呼酸并代酸时，由于同时存在代酸，补碱性药物的量可适当加大。但必须要在 pH＜7.20 时，一次补 5% $NaHCO_3$ 量控制在 80～100ml 即可，以后再根据动脉血气分析结果酌情处理。

（3）纠正低氧血症：呼酸往往与低氧血症同时存在，应尽快纠正低氧血症，最好将 PaO_2 升至 60mmHg 以上。临床上常出现肺性脑病患者经治疗后，CO_2 潴留减轻并不明显，但只要 PaO_2 升高，＞60mmHg，患者常可清醒。

（4）应注意区分急性和慢性呼酸、慢性呼酸急性加剧。

（5）严防 CO_2 排出后碱中毒：特别是使用机械通气治疗时不宜通气量过大，CO_2 排出过多过快。

（6）注意高血钾对心脏的损害：严重酸中毒可因细胞内外离子交换，而出现细胞外液 K^+ 骤升，即为酸中毒高钾血症。

3. 呼碱的处理　对于此型失衡的处理原则是治疗原发病，注意纠正缺氧，对于呼碱不需特殊处理。值得注意的是：呼碱必伴有代偿性 HCO_3^- 下降，此时若将 HCO_3^- 代偿性下降误认为代酸，而不适当补碱性药物，势必造成在原有呼碱基础上再并发代碱。因此，我们认为在危重患者救治过程中，切忌单凭 HCO_3^- 或二氧化碳结合力下降作为补碱性药物的依据，特别是在基层医疗单位，无动脉血气分析检查，单凭血电解质来判断时，一定要结合临床综合分析血 K^+、Cl^-、Na^+ 和 HCO_3^-。若 HCO_3^- 下降同时伴有血 K^+ 下降，应想到呼碱的可能，不应再补碱性药物。牢记"低钾碱中毒，碱中毒并低钾"这一规律。

4. 代酸的处理　应在积极治疗原发疾病的同时，注意维持 pH 相对正常范围，尽快解除酸血症对机体的危害。其补碱性药物的原则为：轻度代酸（pH＞7.20）可以不补碱性药物；当 pH＜7.20 时，一次补 5% $NaHCO_3$ 量控制在 250ml 以内即可，以后再根据动脉血气分析结果酌情处理。严重酸血症时常伴有高钾血症，应注意预防和处理。

5. 代碱的处理　如下所述。

（1）治疗原则：危重患者的碱中毒可见于呼酸并代碱、呼碱、呼碱并代碱、代碱和呼碱型三重酸碱失衡（呼碱型 TABD）5 种类型。轻度碱中毒对于危重患者来说并无严重的不良后果，但是严重碱中毒，特别是伴有严重缺氧时可成为危重患者直接致死的原因。通常，其中代碱大部分是医源性引起的，临床上应注意预防。而对于呼碱不需要特殊处理，但应注意以下两点：①此型失衡常伴有缺氧，因此对此型失衡处理应是在治疗原发疾病同时，注意纠正缺氧即可。②此型失衡也可见于原有呼酸治疗后，特别是机械通气治疗时 CO_2 排出过快，即 CO_2 排出后碱中毒。因此在危重患者治疗中应注意不要 CO_2 排出过多。

对于混合性酸碱失衡所致的碱中毒，应按混合性酸碱失衡处理原则治疗。实际临床上需要用药物纠正的碱中毒，仅见于代碱或碱血症严重且伴有代碱的混合性酸碱失衡。

（2）常用的药物治疗。

补氯化钾：这既是纠正代碱，又是预防代碱最常用、有效的措施。口服和静脉滴注均可。肺心病患者只要尿量≥500ml，常规补氯化钾 3～4.5g/d，一旦发生低钾碱中毒，宜用静脉补氯化钾，500ml 静脉补液中加 10% 氯化钾 15ml。

补盐酸精氨酸：使用盐酸精氨酸纠正碱中毒的主要机制是其中的盐酸（HCl）发挥了作用。10g 盐酸精氨酸含有 48mmol H^+ 和 Cl^-。使用方法：10~20g 盐酸精氨酸加入 5% 或 10% 葡萄糖液 500ml 中，静脉滴注。

补乙酰唑胺（醋氮酰胺）：此药是碳酸酐酶抑制剂，主要作用于远端肾小管，H^+ 的生成和分泌减少，导致 H^+ – Na^+ 交换减少，从而使尿液中排出 Na^+ 和 HCO_3^- 增多。同时也可增加排 K^+ 量，加重低钾血症。因此，在临床使用时注意补氯化钾。另外，也应注意到乙酰唑胺可以干扰红细胞内碳酸酐酶的活性，影响 $CO_2 + H_2O \rightarrow H_2CO_3$，引起体内 CO_2 潴留加重。因此在通气功能严重障碍、CO_2 潴留明显的危重病例中，不宜使用乙酰唑胺。使用方法：乙酰唑胺每次 0.25g，1~2 次/d，连用 2d 即可。

补氯化铵：在临床上常将氯化铵作为祛痰药使用。用于纠正碱中毒的机制是此药进入体内后可产生 H^+，即 $NH_4Cl \rightarrow Cl + NH_4^+$，$2NH_4^+ + CO_2 \rightarrow CO(NH_2)_2 + 2H^+ + 2H_2O$，产生的 H^+ 可起到酸化体液，纠正碱中毒的作用。但 NH_4^+ 仅在肝脏内可与 CO_2 相结合转化为尿素，尿素从尿中排出。因此，当肝脏功能不好时忌用 NH_4Cl，以免血 NH3 积聚，引起肝性脑病（肝昏迷）。使用方法：NH_4Cl 口服每次 0.6g，每日 3 次。

使用稀盐酸：可从中心静脉缓慢滴注 HCl 0.1mol/L，每次 500ml。临床上也可用口服稀盐酸或胃蛋白酶合剂。

6. 混合性酸碱失衡的处理　对于混合性酸碱失衡处理的原则：治疗原发疾病，纠正原发酸碱失衡，维持 pH 相对正常，不宜补过多的碱性或酸性药物。

（1）积极治疗原发疾病：混合性酸碱失衡常见于危重患者，是危重患者重要的并发症，有时常可成为危重患者致死的直接原因，原发疾病不解除，酸碱失衡很难纠正。因此在危重患者救治中一定要积极治疗原发疾病，同时兼顾混合性酸碱失衡的处理，特别要注意维护肺脏、肾脏等重要的酸碱调节脏器的功能。

（2）同时纠正 2 种或 3 种原发酸碱失衡：混合性酸碱失衡是同时存在 2 种或 3 种原发酸碱失衡，因此在处理时应同时兼顾 2 种或 3 种原发酸碱失衡，针对不同原发失衡采取不同的治疗措施。

（3）维持 pH 在相对正常范围：不宜补过多的酸性或碱性药物。混合性酸碱失衡患者，只要 pH 在相对正常范围，不必补碱性或酸性药物，仅需要积极地治疗原发疾病，只要原发疾病纠正了，混合性酸碱失衡就自行缓解。因为酸碱失衡时对机体的损害主要是由于血 pH 过度异常所致，补碱性药物或酸性药物的目的也只能纠正其 pH 值，并不能治疗原发疾病。因此只要 pH 在相对正常范围，不必补过多碱性或酸性药物。只有在以下两种情况时可适当补一些碱性或酸性药物。

补碱性药物的原则：当 pH < 7.20 时，可在积极治疗原发病同时适当补一些碱性药物，特别是混合性代酸时，高 AG 型代酸和高 Cl^- 性代酸复合，补碱量可适当多一些。

补酸性药物的原则：一般情况下，混合性酸碱失衡不必补酸性药物，即使是 pH 升高较为明显的呼碱并代碱。但应注意以下 3 点：①对并发呼碱的混合性酸碱失衡中呼碱不需特殊处理，只要原发疾病纠正，呼碱自然好转。②对混合性酸碱失衡中代碱处理应以预防为主，因为代碱绝大部分是医源性所造成的，所以要慎用碱性药物、排钾利尿剂、肾上腺糖皮质激素，但应注意补钾。③对于严重碱血症的混合性酸碱失衡，常见于呼碱并代碱，应尽快将碱性 pH 降下来。

（4）兼顾纠正电解质紊乱：混合性酸碱失衡常同时存在严重电解质紊乱，其中 HCO_3^- 和 Cl^- 变化与 CO_2 变化有关，不需特殊处理。临床上要重视对低 K^+、低 Na^+ 的纠正。

（5）注意纠正低氧血症：危重患者并发混合性酸碱失衡时，常存在低氧血症，特别是伴有呼吸性酸碱失衡的患者，常可存在严重的低氧血症。

三、电解质平衡

水、电解质和酸碱平衡是维持人体内环境稳定的 3 个重要因素，它们相互影响、相互制约，具有维持内环境稳定、保障生命的作用。机体电解质的主要功能为：①维持体液的渗透压平衡和酸碱平衡。

②维持神经、肌肉、心肌细胞的静息电位，并参与其动作电位的形成。③参与新陈代谢和生理功能活动。人体电解质平衡对于维持上述功能至关重要，本节主要就电解质分布、调节、生理功能及常见电解质紊乱作一介绍。

（一）电解质分布与调节

电解质分布依细胞内、外液及各种不同体液，所含的浓度不尽相同。了解电解质在不同部位体液中的含量，有助于分析和判断不同部位体液丢失后电解质丢失的情况，为及时补充所缺电解质提供依据。然而，现有的常规方法尚不能测定细胞内液电解质的含量，故常以血清的电解质数值代表细胞内液的电解质含量；并以此作为判断、纠正电解质紊乱的依据。在相当程度上限制了对细胞内液电解质真实含量的了解，尤其是对那些主要存在于细胞内液的电解质，如细胞内液钾含量由血浆或血清钾含量测定所代替，血浆或血清钾含量降低不能完全代表细胞内缺 K^+ 的状况，血清 K^+ 增高也不能代表细胞内一定高 K^+。在判断与纠正高、低血钾时，必须综合判断，全面考虑。

1. 电解质分布　如下所述。

（1）细胞内、外液：细胞内、外液电解质分布差异是由于细胞代谢产生能量维持细胞膜"离子泵"作用的结果。病理情况下能源不足，"离子泵"功能障碍，细胞内外液离子可以重新分布，如库血中"钠泵"作用被阻滞，细胞内、外的 K^+ 和 Na^+ 相互弥散，血浆 K^+ 含量明显升高，故高血钾患者不易多使用库血，其确切机制尚待探讨。①细胞外液：主要阳离子是 Na^+，约占体内总钠含量的90%；其余为少量 K^+、Ca^{2+}、Mg^{2+} 等；主要阴离子为 Cl^- 和 HCO_3^-。②细胞内液：主要阳离子是 K^+，浓度为 $150 \sim 160mmol/L$，约占体内总钾含量的98%，是细胞外钾浓度的30余倍，其余为 Na^+、Ig^{2+}；主要阴离子为磷酸盐（$BHPO_4$），蛋白质占主要成分，少量硫酸盐（BSO_4）；Cl^- 只在少数组织细胞内含微量，而大多数组织细胞内缺如，因为 Cl^- 不易渗入细胞内。虽然细胞内、外液电解质分布种类不尽相同，但以 mEq/L 为单位，任何部位体液内阴、阳离子总数必须相等，这就是所谓的电中性规律。电解质在细胞外液的浓度可以通过化学的方法测得，故以细胞外液，即血浆或血清电解质含量为例。

（2）组织间液：组织间液电解质含量与细胞外液或血浆极为相似，唯一重要区别在于蛋白质的含量不同。正常血浆蛋白质含量是 $70g/L$，而组织间液仅为 $0.05\% \sim 0.35\%$，原因是蛋白质不易透过毛细血管。其他电解质浓度稍有差异，即血浆内钠离子浓度稍高于组织间液，而血浆内氯离子浓度稍低于组织间液。

（3）胃肠分泌液：胃肠道各段分泌液所含电解质的浓度不同。胃液中，H^+ 为主要阳离子，Cl^- 为主要阴离子；小肠液中，Na^+ 为主要阳离子，碳酸氢根（HCO_3^-）为主要阴离子。胃肠道各段分泌液均含一定量的 K^+，一般胃液中钾的浓度比血清高 $2 \sim 5$ 倍，小肠液电解质中钾的浓度则与血清大致相等。

由于胃肠道各段分泌液中电解质浓度很不一致，当大量丢失胃肠液后，依据所丢失胃肠道各段分泌液的不同，丢失电解质的类别也不同。如大量丢失胃液后，损失较多的是 H^+ 与 Cl^-，而丢失大量肠液后，损失较多的是 HCO_3^- 与 Na^+；两者丢失均可造成不同程度 K^+ 丢失。因此，临床上多依照所丢失胃肠分泌液的部位和数量，判断和估价电解质紊乱的性质和程度，并作相应的处理。

（4）尿液：主要以排 Na^+ 和 K^+ 为主，其中排 K^+ 的意义尤为突出，因为人体丢失 K^+ 主要途径是通过尿液。

（5）汗液：分显性排汗和非显性排汗。非显性排汗以排水为主，电解质含量甚微，可以只当作丢失水分看待；显性排汗是汗腺活动的结果，虽然含有 Na^+、K^+、Cl^-，但以排 Na^+、Cl^- 为主，浓度是 $10 \sim 70mmol/L$，仅含少量 K^+。

2. 电解质的需要量与调节　如下所述。

（1）钠：Na^+ 为细胞外液中重要阳离子，占细胞外液中总阳离子的90%以上。Na^+ 对细胞外液渗透压、体液分布、阴阳离子平衡与酸碱平衡方面，具有重要作用。正常血清 Na^+ 为 $134 \sim 145mmol/L$，平均 $142mmol/L$。正常人每日钠的需要量约为 $6.0g$，从普通饮食中获得的钠足以维持。Na^+ 主要由尿液中排出，少量由汗和粪便中排出。人体保留钠的能力较强，排钠的原则是少食少排、多食多排；禁食后，如完全停止钠的摄入，2d后钠的排出可减至最低限度。

（2）钾：正常血清 K^+ 3.5 ~ 5.5mmol/L，平均4.0 ~ 4.5mmol/L。正常人每日需要钾量为80mmol，相当于 KCl 6g。动、植物食物和水中均含有足量的钾，一般不致缺乏。85% ~ 90% 的 K^+ 由尿中排出，其余由粪便排出，仅微量由汗排出。人体保留钾的能力远不如保钠的能力强，K^+ 不断由尿中排出后，当 K^+ 摄入不足时，钾的丢失仍继续进行，每 d 有 30 ~ 50mmol 的 K^+ 由尿中排出，最终导致低血钾。临床上，多数危重患者摄食少，发生低血钾的机会远比发生低血钠的机会多，原因就在于机体对钾的排泄原则是不食仍排。

（3）钙：正常血清钙2.25 ~ 2.75mmol/L。血清钙50% 以游离状态存在，是维持生理作用的主要部分；另外50% 与蛋白质结合。正常人每日需钙量尚未查到准确记载，但 500ml 牛奶中所含钙量即足够。99% 钙沉积在骨骼及牙齿内，1% 为细胞外液，细胞内液仅含少量钙。

影响钙吸收因素：①食物中含钙量，即摄入多寡。②机体吸收、利用程度，也受多种因素影响，如足量维生素 D，正常胃液酸度，促进可溶性钙盐吸收；正常的脂肪消化与吸收等。③食物中钙、磷比例，当脂肪消化、吸收不良时，钙与脂肪结合成不溶性皂，由粪便排出。正常情况下，约80% 钙呈不溶性盐类由粪便排出，20% 由尿中排出。

影响钙排泄因素：①钙的摄入量。②肾脏的酸碱调节机制。③骨骼大小。④内分泌因素，如甲状腺、甲状旁腺、性激素、脑垂体。此外，胃肠道分泌物内含大量钙盐，当发生胃肠道功能紊乱、肠瘘、肠梗阻、严重腹泻时，钙吸收减少，低钙血症产生。

（4）镁：正常血浆镁1.5 ~ 2.5mmol/L 或 1.6 ~ 2.1mmol/L。人体每日需要0.3 ~ 0.35mmol，主要由小肠吸收。每日由饮食摄入镁 5 ~ 10mmol/L，故一般不会发生镁缺乏症。人体镁50% 沉积在骨骼中，50% 存在于细胞内。血浆中镁65% 为游离形式存在，35% 与蛋白质相结合。

（5）氯：正常成年男性总氯量约为33mmol/kg 体重。人体内 Cl^- 主要存在于细胞外液中，是细胞外液中的主要阴离子；少部分可存在于红细胞、肾小管细胞、胃肠黏膜细胞、性腺、皮肤等细胞内液中。血清氯98 ~ 108mmol/L，平均103mmol/L。每日需氯量3.5 ~ 5g，相当于0.9% 生理盐水或5% 葡萄糖盐水 500ml。大量丧失胃液；如上消化道梗阻、胃肠减压、呕吐等，则大量 Cl^- 丢失。Cl^- 与机体酸碱平衡有着密切的联系。

（6）碳酸氢根（HCO_3^-）：HCO_3^-、Cl^- 均是细胞外液中的主要阴离子。正常血清 HCO_3^- 是24mmol/L。血清 HCO_3^- 高低，直接反映机体酸碱状况。

3. 调节机制　如下所述。

（1）肾上腺皮质激素：①盐皮质激素：即醛固酮系统，主要通过对肾远曲小管和收集管对钠的重吸收增加和钾的分泌增加，促进钠的重吸收和钾的排出，起着保钠排钾的作用。这种作用并不局限于肾脏也在唾液、汗液及胃肠道液的分泌中起作用。②糖皮质激素：也有类似于醛固酮的保钠排钾作用，只是作用较醛固酮弱得多。该激素分泌受脑垂体促肾上腺皮质激素（ACTH）和丘脑下部调节的控制和影响。

（2）甲状旁腺：能分泌降钙素，主要抑制肾小管和胃肠道对钙的重吸收，降低血钙。此外，在抑制肾小管对钙重吸收的同时，也可抑制肾小管对磷、钠、钾的重吸收，并使这些离子从尿中排泄增多。因此，甲状旁腺能调节多种血电解质水平。

（二）电解质的生理功能

各种电解质均是机体维持生命和脏器功能不可缺少的物质。电解质种类不同，所起的生理功能也有所不同。

1. 钾的生理功能　如下所述。

（1）维持细胞的新陈代谢：钾的生理功能与细胞的新陈代谢有密切关系。细胞内许多酶的活动，需要一定浓度钾的存在，尤其是在糖代谢中，钾的作用十分重要。糖原合成时，需要一定量的钾随之进入细胞内；血中糖及乳酸的消长与钾有平行趋势；蛋白质分解时，钾的排出增多；每克氮分解时，可释放出 2.7 ~ 3mmol 钾；钾：氮为（2.7 ~ 3）：1。

（2）保持神经、肌肉应激性（兴奋）功能：神经、肌肉系统正常的应激性能力需要钾离子，钾与其他电解质对神经、肌肉应激性影响的关系用下列比例式表示：

$$应激性 = \frac{Na^+、K^+（提高兴奋性）}{Ca^{2+}、Mg^{2+}、H^+（抑制兴奋性）}$$

钾浓度过高时，神经、肌肉兴奋性增高；反之则下降。如低血钾所致的肠麻痹和肌无力就是较好的例证。

（3）对心肌作用（图 2 - 11）：与骨骼肌和平滑肌相反，钾对心肌细胞有明显的抑制作用，血钾浓度过高可使心肌停止在舒张状态；相反，血钾过低时可使心肌的兴奋性增加，心肌异位节律点兴奋性增加，能引起一系列不同类型的心律失常。因此，在危重病救治过程中，由低血钾引起的心律失常十分多见，严重时可直接危及患者生命，如低钾引起的室性心动过速与室颤，其中室颤是常见心搏骤停的原因之一。

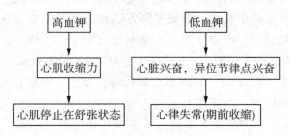

图 2 - 11 血钾浓度对心肌作用

（4）维持酸碱平衡：钾与酸碱平衡密切相关，并互为因果。血钾增高或降低能引起酸碱平衡失调，酸碱平衡失调也能引起血清钾的改变。因此，钾在维持机体酸碱平衡状况中起着重要作用。

2. 钠的生理功能 如下所述。

（1）维持细胞外液容量和渗透压：钠是细胞外液中的主要阳离子，在维持细胞外液容量和渗透压方面起了重要作用。血钠增高，血浆容量可随之增加，血浆渗透压也随之升高；反之则相反。

（2）缓冲盐：是在维持机体酸碱平衡中起主要作用的血浆缓冲系统，如 HCO_3^-，常受钠离子增减的影响而消长，故钠离子总量对体液的酸碱平衡亦具有重要作用。

（3）神经、肌肉应激性：体液中各种离子保持一定的比例是维持神经、肌肉正常应激功能的必要保障，Na^+ 浓度正常是保证其功能的重要因素。此外，血钠减低时，患者可能出现倦怠，以及乏力、定向力减低等精神神经系统症状。

3. 镁的生理功能 镁也是体液中重要的阳离子。随着对镁的临床研究增多，镁代谢的生理功能日益受到重视，目前已经明确的功能如下。

（1）细胞活动与代谢：镁是重要的辅酶。在试管内，镁能激活许多重要的酶，如胆碱酯酶、胆碱乙酰化酶、磷酸酶、碱性磷酸酶、羧化酶、己糖激酶等。在细胞的代谢活动中，均需要镁的参与；许多酶的功能活动也需要镁的作用。

（2）镁对心血管抑制作用：与钾对心肌细胞的抑制作用类似。低镁时也可出现心动过速、心律失常等。此外，镁能通过激活与 ATP 代谢有关的酶，刺激心肌线粒体内氧化磷酸化的过程，并影响细胞膜的 $Na^+ - K^+ - ATP$ 酶，尔后激活心肌中的腺苷酸环化酶。镁还能通过参与肌原纤维对 ATP 的水解和肌凝蛋白的凝固以及肌浆网对钙离子的释放和结合，参与心肌的收缩过程。

（3）与钾代谢有关：临床上，低血钾常同时并发低血镁；有时低血镁得不到较好地纠正，低血钾也很难纠正。这说明镁代谢可能与钾的代谢有关。

（4）对血管和胃肠道平滑肌作用：镁能扩张血管使血压下降，镁也能解除胃肠道平滑肌痉挛，有较好的利胆和导泻作用。

（5）中枢神经系统作用：镁有抗惊厥和镇静作用。低血镁时，患者可出现激动、神经错乱及不安。

（6）抑制呼吸：镁过量或中毒能引起呼吸抑制，并造成呼吸衰竭。

4. 钙的生理功能 如下所述。

（1）对心肌作用：与钾对心肌的作用相反，Ca^{2+} 能增加心肌收缩力，提高心肌兴奋性，应用强心苷时禁用。

（2）神经、肌肉应激性：与钾对骨骼肌应激性作用相反，钙离子抑制骨骼肌的兴奋性。当血钙降低时，患者可出现手足搐搦、肌肉抖动或震颤等一系列神经、肌肉应激性增高的症状。

（3）参与磷的代谢：钙、磷代谢密切相关，共同参与骨骼的发育和生长。

5. 氯的生理功能 主要功能体现在调节和维持酸碱失衡方面。如低氯性代碱和高氯性代酸，原因在于机体体液的电中和原理。即细胞外液的阴离子主要为 Cl^- 与 HCO_3^- 两者互为消长。当其中某一个离子减低时，必然引起另一个离子的增加。高氯时，HCO_3^- 减少而引起代酸；低氯时，HCO_3^- 增加而引起代碱。同样，代酸时，HCO_3^- 减少而引起高氯；代碱时，HCO_3^- 增加而引起低氯。血清 Cl^- 和 HCO_3^- 一样是维持机体酸碱平衡、水分交换和细胞内外渗透压的主要阴离子。但是，血 Cl^- 变化往往与血 Na^+、HCO_3^-、K^+ 等其他主要细胞外液离子变化、酸碱平衡密切相关。其主要表现在：①血 Cl^- 水平往往是受血 Na^+ 水平影响，根据电中和原理，正常情况下，细胞外液中 Na^+、HCO_3^-、Cl^- 之间有一较恒定常数，即 $Na^+ = HCO_3^- + Cl^- + AG$（负离子间隙，anion gap），AG 为 $8 \sim 16mmol/L$。当血 Na^+ 下降时，血 Cl^- 或 HCO_3^- 相应减少或同时减少，以求阴、阳离子总和相等；反之，正好相反。②血 Cl^- 与 HCO_3^- 呈相反方向变化。同样，根据电中和原理，为了维持血液阴离子总数为一相对常数，当血 HCO_3^- 下降时，必有血 Cl^- 升高；反之，正好相反。即临床上常讲的：低氯性代谢性碱中毒，高氯性代谢性酸中毒。③血 Cl^- 变化与血 K^+ 变化密切相关。即高氯性代酸时伴高 K^+ 血症；低氯性代谢性碱中毒时伴低 K^+ 血症。

（三）常见电解质紊乱

1. 低氯血症 如下所述。

（1）病因及发生机制：低氯血症有两大类：①代偿性（继发性）低氯血症，常为血 CO_2 潴留时机体代偿所致。②缺氯性（原发性）低氯血症。上述两种类型可以单独存在，但常同时存在。

血 CO_2 潴留时代偿作用：血 CO_2 潴留，机体可以通过血液缓冲系统、细胞内外离子交换与肾脏代偿作用，使 HCO_3^- 代偿性升高同时伴有血 Cl^- 下降。

氯摄入减少：纳差和长期低钠饮食是引起氯摄入减少的主要原因。

利尿剂使用：排钾利尿剂同时排氯，例如氢氯噻嗪、呋塞米等可抑制肾小管对 Na^+ 和 Cl^- 的回吸收，增加其在尿液中的排出，而 Cl^- 的排出又较血 Na^+ 为多。故可出现原发性低血氯。

呕吐：频繁或剧烈的呕吐可大量丢失胃液，而致低氯血症。因为胃液中含 Cl^- 约为 $84mmol/L$，Na^+ $60mmol/L$，大量胃液丢失可使血 Cl^- 降低，且血 Cl^- 降低大于血 Na^+ 降低。

大量出汗：大量出汗时，从汗液中丢失大量的 Cl^- 和 Na^+，这也是引起低血氯的原因之一。

（2）治疗：代偿性低氯血症是机体对 CO_2 潴留的代偿作用，不应处理，而应加以保护。血 CO_2 急骤上升时，机体为了维持 pH 在较小范围内变化，主要是通过代偿作用，使血 HCO_3^- 代偿性升高，从而使 HCO_3^-/PCO_2 比值在相对较小范围内变化。血 HCO_3^- 代偿性升高必引起血 Cl^- 降低。此时若不适当补氯，必使机体代偿性血 HCO_3^- 升高的作用减弱，从而使 pH 明显下降。酸性 pH，特别是当 pH < 7.20 时，对机体可产生极大危害。而对于原发性低血氯，应给予补氯。两种低血氯的治疗原则截然不相同，因此临床上应加以鉴别。Hating Ton 提出尿氯测定有助于鉴别。正常人每日尿氯排出量 $40 \sim 120mmol/L$；在原发性低血氯时，其尿氯排出量明显下降，$<10mmol/L$，且补氯效果好；在代偿性低血氯时，尿氯量往往是随饮食摄入量的多少而增减，且补氯疗效差。实际上，临床医师只要把握以下两点，也能对两种低氯血症作出正确的判断：①单纯呼吸性酸中毒患者应是代偿性低血氯，不应补氯。但随着治疗好转，$PaCO_2$ 降低，应注意常规补 KCl，以防低氯、低钾碱中毒。②呼酸并代碱或 CO_2 排出后碱中毒患者，应考虑两种低血氯同时存在，而且是以原发性低血氯为主。此时必须补氯补钾，才能使血氯上升和代碱纠正。而对于轻度低氯血症一般从静脉滴注生理盐水即可。

2. 低钠血症 临床上根据病因和临床表现不同，可将低钠血症分为缺钠性低钠血症、稀释性低钠血症、无症状性低钠血症（又称低渗性低血钠）和混合性低钠血症4种类型。

（1）病因及发病机制：低钠血症的发生机制较为复杂，对于每个患者来说可能有多种病因同时存在。

缺钠性低钠血症：①长期使用利尿剂或大量多次应用，于短期内水肿迅速消除，钠排出增多。②肺心病患者长期低钠饮食和纳差进食少。③大量出汗伴有钠的丢失，汗液中含钠量45mmol/L。④若伴有呕吐、腹泻，常因丢失大量消化液而引起低钠血症，胃液中含钠量为60mmol/L，回肠液含钠量为129mmol/L，结肠液含钠量为80mmol/L。⑤肾上腺皮质功能减退，肾小管保钠排钾功能减退，而使尿钠排出增多。⑥肾功能不全可使肾小管泌氢功能减退，不能与肾小管腔中的钠进行交换，导致钠排出增多。

稀释性低钠血症：由于体内水分潴留多于钠潴留所致。稀释性低钠血症的原因有如下两种。①心力衰竭引起稀释性低钠血症：心力衰竭时，心输出量减少，有效血容量降低，刺激了位于大的肺静脉、左心房、颈动脉窦及主动脉弓上的压力感受器，促使抗利尿激素（ADH）分泌增多，造成水潴留。心力衰竭时，长期低盐饮食或限盐饮食而不限进水量，或静脉补液时只给葡萄糖而疏忽补盐水；心力衰竭为一慢性消耗病，常有低钾血症，再加上呼吸性酸中毒存在，机体细胞外2Na$^+$、1H$^+$和细胞内3K$^+$交换，使细胞外液钠转移入细胞内，造成稀释性低钠血症；心力衰竭病例若并发心源性肝硬化时，血浆渗透压降低，使水渗出到血管外，导致大量腹腔积液、水肿和血容量降低，从而引起抗利尿激素分泌增加和稀释性低钠血症。另外，心源性肝硬化患者因营养不良，细胞内呈低张状态，为了细胞内外平衡，水潴留超过钠，亦可引起稀释性低钠血症。②低氧、高碳酸血症、严重肺部感染，可发生ADH分泌异常综合征。血浆ADH浓度增高使远端肾小管及集合管回吸收水分增加，导致水潴留，引起稀释性低钠血症，其机制尚不完全明确。ADH分泌异常作为引起稀释性低钠血症的原因之一，必须引起足够重视。ADH分泌异常综合征的诊断依据为：①低钠血症、低血浆渗透压。②尿渗透压＞血浆渗透压。③血钠虽低而尿钠持续排出。④肾功能正常。⑤肾上腺皮质、脑垂体及甲状腺功能正常。

无症状性低钠血症：主要是慢性营养不良和细胞分解代谢增加，蛋白质及钾离子释出细胞外而使细胞内蛋白质、磷脂含量及钾含量减少，导致细胞内渗透压降低，为了维持新的细胞内外渗透压平衡，细胞外渗透压亦必降低。引起细胞外液渗透压降低的机制尚不完全明确，可能为：①细胞内水分移至细胞外液，使细胞外液容量扩大，致血钠浓度降低。②细胞内水分外移后，细胞内容量缩减，引起口渴和ADH分泌增多，而引起水潴留，致稀释性低钠血症。无症状性低钠血症常无低钠血症症状，一般无需补钠治疗。

（2）临床表现：低钠血症的临床表现常常是非特异性的，易被原发病所掩盖，并取决于血钠下降程度与速度，大体上可归纳为以下3方面。

消化道症状：常有明显纳差、恶心、呕吐、腹胀及呃逆等。

循环系统症状：低钠血症病例往往有明显血容量减少，因此容易先发生循环系统症状。表现为脉细而速，体位性低血压等循环衰竭症状。严重者出现体位性晕厥，在缺钠性低钠血症时较为常见。

神经精神症状：一般有疲乏、表情淡漠无神、肌阵挛、肌肉痛性痉挛、腱反射减退或亢进，严重者可有神志恍惚、嗜睡、谵语、幻觉，甚至半昏迷与昏迷。但临床上常以神志恍惚、嗜睡最常见。一旦出现神经精神症状时，除考虑低钠血症外，尚应与肺性脑病、代谢性碱中毒相鉴别。实际临床上后两者发生率远较低钠血症常见，且常与低钠血症同时存在，特别是肺源性脑病更常见。详尽的病史、临床症状、动脉血气及血电解质检查可有助于三者的鉴别，特别是动脉血气及血电解质检查是鉴别三者最客观的标准。低钠血症除血钠降低外，动脉血气检查各项参数属正常范围；肺性脑病必有PaCO$_2$明显升高同时伴有PaO$_2$下降；而代谢性碱中毒必有低K$^+$、低Cl$^-$、HCO$_3^-$升高与pH升高。

（3）诊断：根据失钠病史，结合临床表现和血钠及其他实验室检查，低钠血症的诊断一般不难。其诊断依据：①血清钠＜130mmol/L，并按血清钠水平分为轻、中、重度低钠血症。轻度低钠血症血钠为120～129mmol/L，中度低钠血症血钠为110～119mmol/L，重度低钠血症血钠为＜110mmol/L。②血清渗透压＜280mOsm/L。③具有低钠血症的病因及临床表现。④并能除外其他病因所引起神经精神症状。

必须强调，临床上对低钠血症的诊断应力求明确低钠血症的类型，特别是缺钠性低钠血症与稀释性低钠血症的鉴别，因为此两型低钠血症的治疗原则不尽相同。同时也应注意肺心病低钠血症常与肺源性脑病同时存在，在治疗上应注意兼顾。

（4）治疗：对于危重病例应重视低钠血症的预防，静脉补液时，注意每日给予0.9%NaCl液500ml。一旦发生低钠血症，应针对不同的低钠血症类型，采取不同的治疗方法。

缺钠性低钠血症：此类型低钠血症的治疗主要是补钠。①补钠方法：轻症患者可以口服补充钠为主，如增加饮食中盐量或口服生理盐水，其他均尽量进行静脉补液，可用0.9%NaCl溶液静脉滴注补充，但一般常用3%NaCl溶液静脉滴注。②补钠量计算：补钠量大致可按下述公式计算：所需补钠的mmol量=（正常血Na$^+$－实测血Na$^+$）×0.6×体重（千克）。计算所得mmol，根据17mmol Na$^+$=1g NaCl，换算成NaCl克数。③见下文"补钠原则"。

补钠原则：①分次补充。不应一次补入大量NaCl。第一天补钠量应为计算量的1/3，然后再根据血Na$^+$复查值及病情变化而决定剩余量是否补充或多少。②补钠量宁可不足，切勿过量。严重低钠血症时不要短期内纠正血钠至正常，以免细胞内大量水分移至细胞外，引起心脏病患者心力衰竭的发生或加重。③补钠速度一般控制在每小时补3%NaCl＜50ml，或用3%NaCl静脉滴注时，控制每分钟滴速≤25滴，以免血容量急剧增加，心脏负荷突然加大，加重心力衰竭和发生肺水肿。若心功能代偿良好，又为重度低钠血症伴低血压或休克者，则开始补钠速度可控制在每h 50～100mmol之间。④经补钠后血清钠水平有所回升，症状改善，则应及时改为口服。如血清钠量接近正常或出现口渴、水肿，则应立即停止补钠。⑤及时处理低钠血症的病因。⑥补钠同时注意补钾，因为大量补钠时，因Na$^+$－K$^+$交换加强，尿液中排K$^+$增多。特别是低钠血症伴低钾血症时，更应注意补K$^+$。若低钠与低氯、低钾同时存在，补钠同时给予氯化钾，一方面可以预防补钠后钾的丢失，另一方面又可纠正低氯血症。

稀释性低钠血症：稀释性低钠血症患者体内总钠量不降低。若无症状，一般不需要特殊处理，但对于血Na$^+$＜120mmol/L且有症状者，应及时处理。其具体处理方法如下。①严格限制水摄入量：对于心脏病心力衰竭者，尤应注意。通常每日可限制补液量500～700ml，同时限制补钠。②改善营养状况和心肺功能。③利尿是本类型低钠血症的主要治疗手段：利尿可排出体内过多水分，利尿同时应限制水分摄入，利尿后再酌情补NaCl。利尿剂以氢氯噻嗪、呋塞米或甘露醇为主。甘露醇溶质利尿剂可纠正水排泄障碍，一般先用甘露醇50ml静脉推注，如尿量增加，再予以100～150ml快速静脉滴注。使用期间如利尿作用减弱或不明显时，应立即停用。但对心脏病心力衰竭者，为避免心脏负荷加重，应以少量多次静脉推注为主。④可配合使用肾上腺素糖皮质激素：因为肾上腺素糖皮质激素有保钠排钾、对抗抗利尿激素（ADH）作用，并能直接减少远曲肾小管和集合管对水的通透性，从而促进水的排泄，有利于低钠血症的纠正。同时，上述低钠血症的肺心病患者特别是伴有肾上腺皮质功能减退者，给予适量肾上腺素糖皮质激素如泼尼松等，有助于低钠血症的纠正。⑤对于此类型患者血Na$^+$纠正到120mmol/L，症状消失即可，不应强调补充至正常水平。

无症状低钠血症：主要治疗原发病并改善营养状况，一般不需补钠，进水不宜过多，大多随着病情好转可自行恢复。

3. 低钾血症　正常成人体内含钾总量为50～55mmol/kg体重，其中98%在细胞内，细胞外液中仅占2%。钾为细胞内液中的主要阳离子，细胞内钾浓度高达150～160mmol/L，而血浆钾浓度为3.5～5.5mmol/L，故血浆钾不一定能正确反映细胞内钾的含量，细胞内钾并非都以游离形式存在，一部分与糖原、蛋白质相结合。正常人体每日可从饮食中摄入2～4g的钾，足够供生理的需要。正常钾的排泄有3条途径，即尿、汗液、粪便。其中80%～90%的钾从尿中排出体外。肾脏肾小管对调节钾的吸收和分泌起着决定性作用，肾小球滤过液中的钾90%～95%在近端肾小管被吸入。因此尿液中排出的钾主要由远端肾小管分泌而来。远端肾小管分泌钾的主要部位是：①远曲肾小管与集合管的连接段。②皮质集合管的主细胞。③乳头部和内髓集合管。肾脏排钾量因摄入量不同有很大差异：摄入量增加，排钾量增加；摄入量减少，排钾量减少。但是肾脏保钾能力远不如肾脏保钠能力强，以致当钾摄入量明显不足或低钾血症情况下，尿钾排出量虽有所减少，但每日仍维持排钾 15～20mmol，即机体对钾的排泄原则是不摄仍排。另外无论体内总体钾高低如何，只要血钾浓度增高，尿排钾量即可随之增加，例如肺心病呼吸性酸中毒时，虽有总体钾减低，但因钾从细胞内移至细胞外液，使血钾增高，故尿钾排出即增加。

（1）病因及发病机制：临床上所见低钾血症的病因，归纳起来可分为以下 3 类：①钾的摄入量不足。②钾的排出量增多。③钾在体内分布异常。

钾的摄入量不足：钾的摄入量不足是较常见的低钾血症的病因。纳差、进食少，若不注意常规补钾极易造成低钾血症。因为肾脏保钾的能力不完善，即使钾的摄入量明显不足，机体仍要从尿中排钾 15～20mmol。

钾的排出量增多：钾排出量增多的常见病因有以下 4 种情况。第一，排钾利尿剂的使用：常使用排钾利尿剂如呋塞米、氢氯噻嗪。其作用机制：①此类利尿剂可使水、钠和氯的重吸收受到抑制，到达远端肾小管的流量增加，而 Cl^- 排泄超过 Na^+，多排出的 Cl^- 和 H^+ 及 NH_3 形成 NH_4Cl 或 Cl^- 与 K^+ 相结合由尿液排出，促使钾的分泌增加。②此类利尿剂作用于亨氏襻，可以抑制该段肾小管对钾的再吸收。③抑制亨氏襻上升支及远端肾小管对钠、氯的重吸收，促进水和钠的大量丢失，导致继发性醛固酮分泌增多，促进远端肾小管分泌钾增多。第二，肾上腺糖皮质激素的应用：肺心病急性发作患者常使用肾上腺糖皮质激素，可促使肾小管 $K^+ - Na^+$ 交换增加，故易出现低钾血症。第三，呕吐、腹泻：可引起大量钾丢失，因为胃液、十二指肠和结肠液含钾量分别为 10～20mmol/L、2～10mmol/L 和 5～10mmol/L，较血液中含钾量高得多。呕吐、腹泻时必导致大量钾丢失，而引起低钾血症。第四，大量出汗：因汗液中含钾量 16～19mmol/L，大量出汗时可使大量钾丢失，个别严重出汗者可从汗液中丢失钾达 150mmol以上。

钾的体内分布异常：第一，碱中毒：呼碱、呼碱并代碱或 CO_2 排出后碱中毒，可引起低钾血症，即为碱中毒低钾。其作用机制：①碱中毒时细胞外液 H^+ 浓度降低，H^+ 从细胞内外移，而 K^+ 从细胞外移至细胞内，致血钾降低。②另外，碱中毒时肾小管细胞泌 H^+ 减少，使远端肾小管 $H^+ - Na^+$ 交换减少，而 $K^+ - Na^+$ 交换增加，结果导致尿液中排钾增多。值得注意的是，呼酸时，常可伴有血钾升高。若经治疗后，一旦酸中毒纠正，因大量 K^+ 进入细胞内，可使血钾明显下降。因此强调在呼酸纠正过程中应常规补钾。第二，高渗葡萄糖的应用：治疗时，大量或多次静脉输注高渗葡萄糖，特别是葡萄糖与胰岛素联合应用时，若未注意补钾，大量葡萄糖合成糖原时，随着糖原进入细胞内而促使血钾转入细胞内，引起低钾血症。

（2）临床表现：低钾血症的临床表现与低钾血症的严重程度密切相关，但有时也可不平行。因为低钾血症的临床表现不仅取决于血钾浓度降低的程度，更重要的是取决于低钾发生的速度及期限。起病缓慢的低钾血症即使低钾程度非常严重而临床症状不一定明显；相反，若短期内丢失大量钾，急骤发生的低钾血症，则临床症状明显和严重。

神经肌肉系统的症状：神经肌肉系统症状为低钾血症的突出表现，例如肌肉软弱无力、腱反射减退或消失、软瘫、呼吸肌麻痹等，在肺心病低钾血症时此类症状虽然不明显，但对于肺心病呼吸衰竭患者，因低钾血症而加重呼吸泵衰竭因素也不容忽视。

胃肠系统症状：常见纳差、腹胀，严重者可有恶心、呕吐、肠麻痹等症状。

循环系统症状：血钾降低可致心悸、心律失常，主要是房性及室性期前收缩。肺心病急性发作时常有严重低氧及 CO_2 潴留。若同时存在低钾血症，其心律失常较为严重。

碱中毒："低钾碱中毒，碱中毒低钾"这互为因果的规律，在肺心病患者更为明显。往往同时存在，特别是在治疗好转肺心病患者中更易发生。有时常因严重低钾碱中毒、严重碱血症而危及生命。此时患者出现神经精神症状多见兴奋、烦躁，也可昏迷。这时应与肺源性脑病加以鉴别。

（3）诊断：血钾浓度测定对诊断是非常重要的，当血钾浓度 <3.5mmol/L 时，即可诊断为低钾血症。作为临床医师，对于低钾血症的诊断不能单凭血钾浓度作出简单的诊断，必须结合病史、临床表现、体征、心电图等全面分析，作出全面、正确的诊断。

（4）治疗：①积极治疗原发病。②除去引起低钾血症的因素，并尽早恢复患者的日常饮食。③补钾过程更应牢记"见尿补钾，多尿多补，少尿少补，无尿不补"的原则。④纠正低钾血症同时，应注意低钾血症伴代碱的纠正。补充氯化钾，不仅可以纠正低钾血症，而且补充了氯，有助于碱中毒的纠正。⑤对补钾效果不佳的顽固性低钾血症，应注意有无低镁血症同时存在。如存在低镁血症，单纯纠正低钾血症亦很难奏效。同时注意补镁，低钾血症常可很快纠正。⑥严重低钾血症应限制钠的入量，以免肾小管增加 $Na^+ - K^+$ 交换而使尿 K^+ 排出增多。牢记"大量补钠，大量排钾"的规律。⑦补钾过程中应反复多次测定血 K^+，并结合临床症状、失钾原因，必要时查心电图、24h 尿钾，随时调整补钾量及补钾速度。⑧血钾恢复正常并不等于总体钾已恢复正常，因为机体98%钾存在于细胞内。24h 尿钾测定对总体钾的估计有一定指导意义。一般情况下，纠正低钾血症往往需要 5～7d 或更长时间。⑨补钾方法：一般缺钾患者每日补 KCl 3～6g，严重缺钾者每日补 KCl 8～12g。轻度缺钾且能耐受者可口服补钾。对于有恶心、呕吐，不能进食或严重缺钾者，宜用静脉补钾，每 500ml 静脉滴注液中加 KCl 1.5g 为宜。

4. 高钾血症　高钾血症并不多见，但其对机体危害较大，有时可成为引起患者突然致死的重要原因之一。高钾血症常因不适当补钾等医源性因素引起，可以预防，因此临床医师更应重视。

1）病因及发病机制

（1）进钾过多，排钾过少：引起进钾过多、排钾过少的最主要原因是在肾功能减退基础上不适当补钾。作为临床医师一定要牢记：即使在总体钾量明显降低的情况下，一旦肾功能减退出现少尿或无尿，少量补钾或使用保钾利尿剂也可引起危害生命的高钾血症。在临床上常常碰到有些肺心病患者上午血钾浓度示低血钾给予静脉补钾，而在晚上却因患者 10 多 h 无尿而出现高血钾。因此，在肺心病患者低钾血症补钾治疗中一定要牢记"见尿补钾、多尿多补、少尿少补、无尿不补"的原则。同时也应注意库存血（存血 2 周后，其血钾浓度可增加 4～5 倍、3 周后可高达 10 倍以上）、青霉素钾盐（每 100 万单位青霉素钾盐含 K^+ 1.5mmol）和中草药等药物中的含钾量。

（2）酸中毒：呼酸可引起血钾浓度增高，特别是急骤发生的呼酸或呼酸并代酸可引起高钾血症。其机制：第一，呼酸或呼酸并代酸时，pH 下降，H^+ 浓度升高，$3K^+$ 从细胞内移至细胞外，同时 $2Na^+$、$1H^+$ 从细胞外移至细胞内，致血钾升高。第二，酸中毒时，远端肾小管 $H^+ - Na^+$ 交换增多，而 $K^+ - Na^+$ 交换减少，致血钾升高，血钾浓度与 pH 呈负相关，pH 每下降 0.1，血钾浓度升高 0.4～1.2mmol/L（平均 0.6～0.7mmol/L）。必须牢记：①酸中毒时，高血钾是一假象，体内总体钾量并不一定增高，相反却可能同时并存细胞内 K^+ 降低、总体钾降低，因此在纠正酸中毒后应重视及时补钾，以免造成因酸中毒纠正后的低钾血症发生。②酸中毒引起的高钾血症，只要患者肾脏功能良好，一般不会引起危及生命的高钾血症，但在呼酸患者治疗中，应避免不适当补钾及应用保钾利尿剂而加重酸中毒所致的高钾血症。

（3）缺氧：严重缺氧时，由于细胞膜 "$Na^+ - K^+ - ATP$ 泵" 作用失调，K^+ 从细胞内逸出而引起血钾升高。若同时伴有肾功能减退和酸中毒时，则可引起高钾血症。临床上单纯缺氧引起高钾血症并不多见，只有当与肾功能减退、酸中毒共存时，才更易引起高钾血症。此时缺氧成为引起和加重高钾血症的原因之一。

一些可引起血钾升高的药物应用：①盐酸精氨酸。此药是纠正碱中毒的常用药物。文献报道有用盐酸精氨酸而发生高钾血症者，这可能是由于精氨酸能进入细胞内而交换排出钾。一般情况下不会产生高钾血症，但肾功能减退患者，若大量使用盐酸精氨酸，应注意高钾血症的发生。②保钾利尿剂。常用保钾利尿剂，有螺内酯和氨苯蝶啶。长期应用保钾利尿剂，特别是伴有肾功能减退者，也可以诱发高钾血症。③血管紧张素转化酶抑制剂。此药是临床常用血管扩张药，如卡托普利等，当此药与保钾利尿剂同时使用时，应注意高钾血症的发生。

2）临床表现：高钾血症的临床表现主要是由于钾离子对心肌和神经肌肉毒性作用造成的结果。其临床表现取决于原发疾病、血钾升高程度及速度，以及有无并发其他电解质紊乱和酸碱失衡，往往当器质性心脏病心力衰竭和有心肌损害、酸中毒以及低血钠、低血钙时，易发生钾中毒。

心血管系统症状：通常出现心搏徐缓和心律失常。血钾升高速度与发生的心律失常种类往往有关，血钾快速增高时易产生室性心动过速、心室颤动，而血钾缓慢增高时易产生传导阻滞和心脏停搏。高钾血症对机体的主要危险就是心室纤维颤动和心脏停搏，这是高钾血症患者猝死的主要原因。因此高钾血症常列为内科急症之一，应重视对高钾血症的防治。

神经肌肉症状：早期常有肢体异常、麻木、乏力。严重者可出现吞咽、发音及呼吸困难，甚至出现上行性麻痹、松弛性四肢瘫痪。中枢神经系统可表现为烦躁不安、昏厥和神志不清。

3）诊断：血钾浓度测定（血钾 > 5.5mmol/L）和心电图的改变（T 波高耸基底变宽、P 波消失、QRS 波群增宽）是诊断高钾血症的主要指标。但某些器质性心脏病及其他电解质紊乱，如高血镁、高血钙等，亦可能产生某些与此相似的心电图变化。血钾浓度与心电图改变仅大致符合，而临床表现又并无特异性。因此，对于高钾血症的诊断，必须结合病史、临床表现、血钾浓度和心电图改变综合分析，才能作出正确的结论。

同时，必须强调要排除血钾测定中的假性血钾升高。常见引起假性血钾升高的因素：①抽血前前臂肌肉过度收缩或抽血时应用止血带使前臂组织淤血缺氧。②抽血操作不当使红细胞破坏，细胞内钾移至血液中。③装血的试管不干燥，引起溶血。

4）治疗

（1）针对病因予以防治：危重患者高钾血症多见于并发肾功能损害而不适当补钾时。因此对于此类患者应慎用含钾食物和药物，同时注意纠正缺氧和酸中毒。一旦每日尿量 < 500ml 或发生高钾血症，一定要停用一切含钾食物和药物，特别要注意青霉素钾盐与库存血中含钾量。一旦出现高血钾伴有心脏或神经系统毒性表现或血钾浓度 > 7mmol/L 时，应积极采取应急措施。

（2）钙盐的应用：钙盐具有兴奋和增强心肌收缩作用，直接拮抗高 K^+ 对心肌的影响。常用 10% 葡萄糖酸钙 20～30ml 缓慢静脉推注，往往数分钟内见效，可维持 30～60min，必要时 1h 可重复静脉推注一次，或在首次静脉推注后，接着以 10% 葡萄糖酸盐 20～40ml 加入 10% 葡萄糖液 250ml 中作静脉滴注，这对肺心病并发低钙血症患者，疗效更好。钙剂只作为应急措施，不能用作长期治疗。如患者正在使用洋地黄类药物时，使用钙剂应十分小心。钙剂不能与碳酸氢钠同时应用，以免钙质沉淀。

（3）高渗碱性药物的应用：第一，高渗碱性药物治疗高钾血症的机制：①碱中毒作用。当静脉注入高渗碱性药物后，使细胞外液 H^+ 浓度暂时降低，有利于细胞外液 K^+ 进入细胞内，使血 K^+ 浓度降低。在酸中毒时，疗效更为显著。②高渗透压作用。$NaHCO_3$ 为高渗碱性溶液，注入后细胞外液容量迅速增加，从而使血钾浓度相对下降。③钠离子拮抗作用。在房室传导阻滞时，乳酸钠使 P – R 间期缩短，心房及心室率加快，表明抗迷走神经作用存在。第二，使用方法：急危重的高钾血症病例，可在 5min 内先静脉推注 11.2% 乳酸钠或 5% $NaHCO_3$ 溶液 60～100ml，往往数分钟后即可见效，必要时于 10～15min 后再重复 1 次，或于首次注射后再以高渗碱性溶液 100～200ml 作缓慢静脉滴注，15～30 滴/min；亦可一开始即用高渗碱性溶液 300～500ml 静脉滴注，起初 10min 内滴入 100ml，以后缓慢维持 15～30 滴/min。因为在短时间内输入大量 Na^+，有可能导致肺水肿，故在输入药物时，应密切观察病情。

（4）葡萄糖和胰岛素的应用：因为钾的转移与葡萄糖正常代谢有密切关系，体内葡萄糖可促进细胞内糖原的生成，每生成 1g 糖原就需利用 K^+ 0.36mmol，当输入葡萄糖和胰岛素时，细胞内糖原生成，K^+ 同时进入细胞内。所以应用葡萄糖和胰岛素可作为降低血 K^+ 的紧急措施之一。另外输入葡萄糖又可供应能量，减少体内蛋白质和脂肪分解，减少 K^+ 的释放。具体用法：25% 葡萄糖液 400ml 加入胰岛素 25U 或 10% 葡萄糖液 500ml 加入胰岛素 12U 静脉滴注。通常半小时即可见效，但也有 12h 后见效的。

（5）阿托品类药物的应用：阿托品类药物对高钾血症引起的心脏传导阻滞可能有一定的作用和暂时性的缓解，可以酌情使用。

（6）促使体内钾离子排出：①排钾利尿剂的使用。常用排钾利尿剂如呋塞米和氢氯噻嗪等。②腹膜和血液透析。应用上述方法不能使血 K^+ 降低至安全水平，如有条件时应积极采取腹膜或血液透析疗法，以降低血 K^+ 浓度。

（郭长城）

第三节　运动心肺功能检查

一、概述

心肺运动试验（cardiopulmonary exercise testing，CPET）是临床上全面检查从静息到运动状态心肺功能的唯一手段。心肺运动试验的历史已有半个世纪之久，对人体整体整合调控的全面综合理解是正确解读运动心肺检查的前提。我们必需始终坚持"以人为本"，用联系的、整体的、全面的观点来理解以心肺代谢等为主体的人体功能联合一体化自主调控的复杂过程，任何将呼吸、循环、神经、体液代谢等系统功能机械片面地割裂开来的观点和看法都会对运动心肺检查结果的判读带来干扰，甚至误导，因此，本节在具体介绍运动心肺功能检查临床应用之前，对我们用近 20 年完成的"生命整体整合调控：整体整合生理学－医学"新理论体系做一简单概述是十分必要的。

传统（经典）的系统生理学为方便人们的理解和研究，人为地将人体的正常生命活动分解成呼吸、循环、神经、代谢、血液、内分泌、运动等几大系统。毫无疑问，这套系统理论体系使我们对人体科学的认识有了极大的进步，奠定了现代医学的理论基础，推动了现代医学的发展。但是，它在一定程度上也成为医生认识思考正常生命活动和疾病病理生理过程的枷锁。以至于专科医师在诊断 1 例患者之前，不得不首先对患者进行分类，把自己的思维禁锢在一个单系统内，将患者归为呼吸科或循环科等专科患者之后，医生才能在我们行医执照所指定的范畴内进行更深入的临床思考。然而，人体本身是紧密联系的有机整体，人体内没有孤立存在的系统，各系统间的不可分割联系是人体所固有的，而不是人们主观臆想出来的，当我们深思熟虑地思考人类正常生命活动和疾病病理生理活动的时候，呈现在我们面前的，就应该是一副由各系统间种种联系和相互作用无穷无尽地交织起来的复杂、整体、立体和动态画面，而不仅仅是简单地把患者的病痛归因于心脏或呼吸等某单一系统脏器的器质与功能方面的异常，很显然经典的以单一系统为基础的系统生理学体系已经不能满足医学科学研究和临床医疗服务工作的需要。现代医学也已经认识到传统"生物医学模式"的局限性，把临床工作和科研的重点放在了人体本身，而不再仅仅着眼于对单一系统的异常病理状态的诊断和治疗，以人体生命整体整合调控为基础的整体整合生理学－医学理论与实践必将是现代医学未来的重点发展方向，进而形成和完善整体整合医学体系，实现临床医疗服务的数字医学和个体化医学。

本文包括两大部分，第一部分介绍整体整合生理学，用于阐述运动动态过程中的生理学基础原理，因为这是解读运动心肺检查的重要基础和前提。第二部分对心肺运动试验临床应用进行介绍，包括实验室条件和设备、主要检测指标及其临床意义和临床应用范围，并针对应用过程中所遇到的实际疑难问题进行了解答，由于篇幅所限，本节没有包含运动心电图解读、动态血压检测等内容。

二、生命整体整合调控－整体整合生理学

（一）整体整合生理学概念

临床医学服务的对象，是一个不可分割的人体有机整体。在整个生命体以呼吸、血液循环、代谢等多系统功能在神经体液调节下和在消化吸收排泄等系统配合之下得到联合一体化自主整体调控，以达到一种动态趋向于平衡而永远没有达到真正平衡的状态，即为生命。而近 400 年为便于理解所建立起来的传统系统生理学和现代西方医学，则人为地将人体有机整体划分为各自独立的功能系统，探讨系统功能时"假设"其他各系统功能相对稳定为前提（实际上有机整体中并不存在这种假设之前提）。传统生理学对呼吸系统生理的研究角度以循环系统稳定为前提和基础，这并不符合人体内的真实情况。实际上，如果一个人的呼吸"有病"，其循环功能状态也常常是异常的，因此，必须在兼顾循环的基础上解释人体呼吸自主调节机制才是科学的、合理的。

传统的呼吸生理解释呼吸调控的误区包括：①假设血液循环稳定不变或者相对恒定，而没有考虑呼吸调控信号从肺经过左心到达动脉系统的过程；实际上相对于神经、神经肌肉等的快速信号传递速度，

在呼吸调控的一个循环周期中调控信号在血液循环系统中运行时间远远大于其他部分运行的时间，但却没有进行讨论。②都是人为地提高或者降低某一或者多个调节因素，而实际上人体正常呼吸仅仅是在极小范围内波动（图2－12），但却没有得到调控机制的解释。

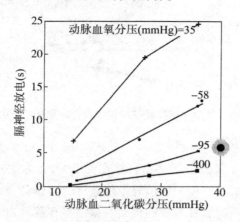

图2－12　传统呼吸调控与生理学呼吸调控的异同：
$PaCO_2$ 和 PaO_2 对膈神经呼吸信号的影响示意图

　　而我们这一新的生命整体整合调控－整体整合生理学理论体系恢复了原本真实存在的生命调控的整体性和复杂性本质。在吸收现代生理学和生物学已取得的相关知识的基础之上，成功地将空间和时间这两大要素同时加入生命整体整合调控的分析之中。其区别于传统系统生理学的独特创新之处是：①从根本上解释了人以"B－by－B"方式的呼吸（一呼一吸，周而复始）、血液循环（一舒张一收缩，周而复始）和代谢等生命征象的调控维持机制。②人体生命调控的信号是多种多样多层次的，但能够在全身发挥作用的、最原始的、始动信号是 O_2、CO_2、$[H^+]$ 和营养能量物质（三位一体）。其他如 NO、SO、CO 等各类信号多是非初始信号。③各种信号在人体之中永远没有稳态的水平，仅仅是连续动态地趋向于平衡；例如 PaO_2 随着吸、呼周期和动脉血压随着心脏的舒张、收缩周期均呈现上升与下降且不同频率交替出现的波浪式变化（图2－13）。④以各个解剖结构在人体三维空间为主的异同，各种信号从产生到通过神经体液的传送以及到达各个效应器之后产生反应和产生反应的时间都不相同；同一信号在不同部位和不同时间均产生不同的效应，而同一部位在同一时间同时接受不同的信号而产生各自不同的效应（图2－14）。⑤人体有机整体的一体化调控，在整体整合调控中各个功能系统虽然可以分出主次，但是绝对排除了某个甚至某些功能系统的相对稳定与不变。⑥信号与效应之间关系是非线性时间和空间多重并存复杂相关关系。⑦整体整合之下的分系统功能描述：虽然否定了各个功能系统独立存在和相对独立调控的可能性，但是限于我们人脑与已经受到教育的限制，解释生命调控时继续延用呼吸、血液循环、代谢、神经、消化吸收等系统，进行该系统为主的调控描述。

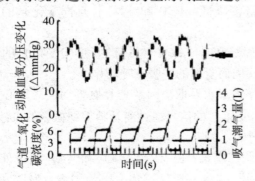

图2－13　动脉血液氧分压的连续动态变化（非稳态）

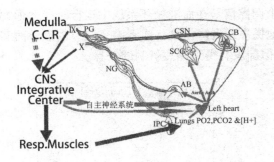

图 2-14　呼吸和循环经神经和体液调控完整环路示意图

(二) 呼吸自主调控的新解释

（1）主要功能性调控构架：①调控信号：我们首先要以 O_2（为主）、CO_2 和 ［H^+］（为辅）的三位一体信号调控模式。事实上，这个三位一体信号不仅是呼吸系统整合调控的核心，而且是生命体中呼吸－血液－循环－代谢等多功能系统整合调控的核心。该信号在静脉血液中呈现稳定状态，没有明显波动，然而，当血液经过肺脏进行气体交换之后，由于血液离开肺泡－毛细血管时间的不同，动脉血液中的 O_2、CO_2 和 ［H^+］ 信号出现了明显的波动性变化：PaO_2、$PaCO_2$ 和 ［H^+］ 出现的上升和下降的连续动态波浪（CO_2 和 O_2 变化方式相同但方向相反）。②化学感受器的分布空间和感受反应时间各异：感受器包括存在于颈动脉体和主动脉弓上的快反应外周化学感受器和存在于延髓背侧的慢（延迟）反应中枢化学感受器。③同一个时间段的化学信号分别通过外周（快反应）和中枢（慢反应）的化学感受器以不同的时相分别达到中枢复杂的整合结构从而同时对下次呼吸进行调控（图 2-15）。

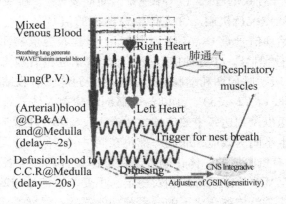

图 2-15　呼吸调控环路及氧气（二氧化碳 ［或 H^+］ 呈反向）调控信号在血液循环的不同部位的异同和时相位移示意图

（2）本次呼吸呼气期 PO_2 逐渐降低（PCO 和 ［H^+］ 反向变化）的信号是下一次呼吸吸气出现的原始引发信号。

（3）本次呼吸吸气期 PO_2 逐渐升高（PCO 和 ［H^+］ 反向变化）的信号是本次吸气终止（转入呼气）的原始引发信号；从而实现周而复始的一吸一呼动作。

（4）正常呼吸的节律和频率的最重要取决因素是心血管功能，即心血管系统将肺泡中 PO_2 逐渐升高和降低（PCO 和 ［H^+］ 反向变化）的信号通过离开肺毛细血管的血液运送到动脉外周化学感受器的时相推移，也即肺－动脉循环时间。

（5）呼吸幅度（深度）的调控模式：由（2）、（3）和（4）通过外周快反应化学感受器为主实现的呼吸幅度调控，遵循"弱－弱"、"强－强"，"快－快"、"慢－慢"和"中－中"方式由本次呼吸诱发下一次呼吸。

（6）上述呼吸调控是非稳态的，趋于动态恒稳的呼吸模式需要慢反应中枢化学感受器与快反应外周化学感受器相互协同而实现。

为便于理解较为复杂的系统神经系统调控呼吸和循环的工作模式而采用简单的"音响系统调控模式"类比之（见"神经系统在呼吸循环调控中的模式"）。

（三）血液循环和呼吸（心肺）联合一体化调控的新理论及其证据

1. 氧气为血液循环的自主调控的核心　血液循环的首要目的，与呼吸的目的相同，是向需要的组织运送所需要的氧气，机体必然有相应的信号（氧气为主体，CO_2 和 $[H^+]$ 三位一体）系统对血液循环功能进行调控，与同时被调控的呼吸功能达到呼吸和循环两者完美的优化匹配，从而使机体组织氧气需/控的动态平衡得以实现。由此完全符合中医学的"血为气之母，气为血之帅"理念。

2. 心肺调控的相互联系　与血压和心率调节相关的压力感受器、上传下传神经及其调控中枢（所谓的延髓背侧）系统与呼吸化学感受器和调控系统相互重叠，至少互为辅助。法国心血管医生 Corneille Jean Franoois Heymans，1938 年就是研究心血管压力感受器以发现颈动脉体化学感受器而获得诺贝尔奖，提示压力（物理）和化学感应体系在生物体内的紧密关系。

3. 心肺调控体系的重合　压力感受器和化学感受器分布位置、向中枢神经系统上传的纤维通路及延髓的呼吸和循环调控区在结构位置上完成重合（图 2 - 16）。

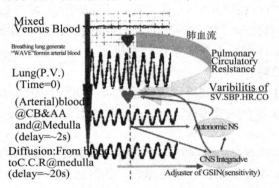

图 2 - 16　血液循环系统受气体分压调控示意图

4. 血液循环功能在呼吸（呼吸循环整合）调控中的作用　如下所述。

（1）左心室的"混合室"效应和射血分数对呼吸调控信号（PO_2，PCO_2 和 $[H^+]$ 三位一体的动态变化幅度）的影响（图 2 - 17）。

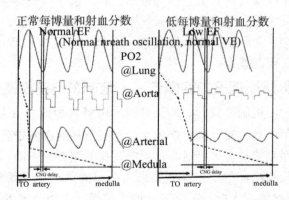

图 2 - 17　左心室的"混合室"效应，及每搏量和射血分数对跨左室信号转送到影响示意图

（2）每搏量的影响与神经系统在呼吸调控中的作用模式。

（3）心率/呼吸频率的匹配比值［简称比率，（4～8）∶1］的优化机制。

5. 心肺联合调控的临床证据　如下所述。

（1）心脏衰竭患者发生不稳定性呼吸（C - S 呼吸，即 Oscilatory Pattern）模式的临床机制（图2-18）：①左心室射血分数和每搏量的降低导致血液中呼吸调控信号传输衰减（幅度）。②肺通气（体动脉）与延髓调控信号的时相错位，幅度衰减和时相错位结合起来诱发出异常的潮式呼吸模式。

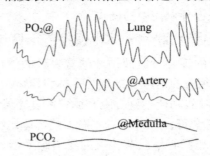

图 2 - 18　左心衰竭患者陈施呼吸发生机制的示意图

（2）心血管患者易于表现出睡眠呼吸障碍综合征。

（3）肺源性心脏病：初始原发于发展的疾病长期得不到有效的纠正从而表现出继发性的心脏病。

6. 其他　如下所述。

（1）肺泡内氧分压（与 CO_2 和 ［H^+］ 三位一体）随着吸气、呼气过程逐渐地上升和下降通过对肺循环的血管张力/阻力进行直接和（或）间接的调节控制从而达到/实现对体循环（血流、血压、心率）的调控。由此可以对收缩压、心率和自主神经系统张力 3 个变异性（varilibity）都随着呼吸节律而改变的发生机制进行合理的解释。

（2）可以合理地解释出生后呼吸出现导致心血管结构和功能上的巨大改变的机制。

（3）以氧气供需平衡和能量代谢来解释运动过程中的血流再分布，和运动肌肉局部血流量高达 30 ~ 40 倍的增加。

总之，有机体生命过程应该就是以呼吸循环代谢等多功能系统通过神经体液系统调节下在消化吸收排泄泌尿等系统协同配合下实现自主联合一体化调控，从而达到以氧气代谢供能为核心的需求/供应趋向于平衡却永远没有达到真正平衡状态的动态过程。

在传统的系统生理学和病理生理学中，我们研究和学到的是在呼吸、血液循环和代谢系统之内各种功能测试参数的改变对本系统内其他参数的影响，实际上已经将我们完全限制在这样一种系统框框中，而我们自己也就理所当然地变成了该框框范围中的"专家"。人体整体系统之间的有机一体化功能是绝对没法以系统区分开来的，中医学就是秉承这样的理念；心肺系统的重要性就在于人体代谢需求和内环境稳定都是直接通过心肺协同完成，缺失其中任何一个环节生命必然终止，也即心肺一起共同完成生命"灵"气之运输。所以如果坚持"专家"理念仅在单一系统内研究探讨呼吸或者血液循环等的调控机制，我们肯定不能得到全面正确的答案。

（四）神经系统在呼吸循环调控中的模式 - "音响系统调控模式"简化类比

为了完成人体心肺联合调控机制，我们必须正确理解以氧气为核心（与 CO_2 和 ［H^+］ 三位一体）调控信号在体液中并不是水平信号，其在肺脏产生之后经过循环的血液带到不同部位感受器时的时相和作用方式不同，通过中枢神经系统整合之后对心肺功能发挥的调控也不同，为便于理解极为复杂的有机整体中神经体液系统调控呼吸和循环的工作模式而采用简单的"音响系统调控模式"类比之（图 2 - 19）：①由肺通气产生经循环血液带入循环系统的波浪式信号比作喇叭或者讲话产生的声波信号。②将多处外周化学感受器和压力感受器比作能够感受声波的麦克风分布/放置在不同的部位，他们可以将以不同时相信号分别收集上传。③中枢神经系统相当于音量放大器调控系统。④中枢化学感受器作用相当于音量调节器的调控旋钮，而对中枢整合的传入/传出进行平衡调控。⑤呼吸肌胸廓肺共同扮演喇叭的角色。

由此基本上可以解释为什么 HR、SV、SBP、CO 及自主张力变异性的节律完全与此时的呼吸节律相同。由于呼吸的吸气（呼吸肌收缩）- 呼气（呼吸肌舒张）交替转换和心脏的收缩 - 舒张交替转换模式相同，收缩压 - 舒张压交替转换的压力波浪信号与上述血液中气体分压波浪信号极为相似只是其中的波动频率快了 4~8 倍，这样可以部分解释压力波浪信号对心脏收缩－舒张转换调节和控制的机制。

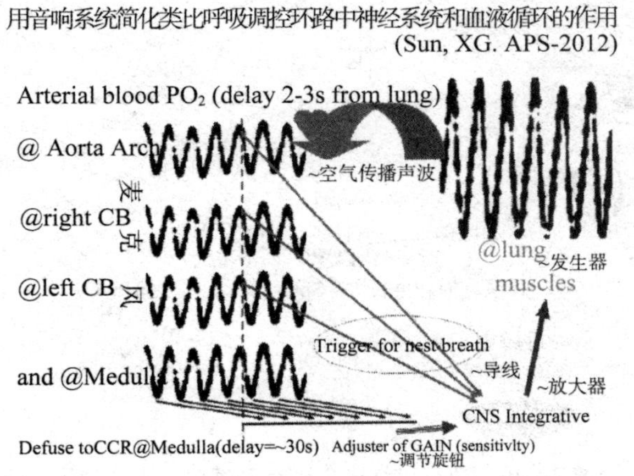

用音响系统简化类比呼吸调控环路中神经系统和血液循环的作用
(Sun, XG. APS-2012)

图 2-19　呼吸调控环路中的神经系统和血液循环所扮演的作用不同

　　以呼吸血液循环代谢等为主的多系统功能活动在神经体液调节下整体一体化联合调控研究得到开展，会使我国在生命科学和临床医学领先于西方各国独立自主地将这一全新概念上的"整体整合生物学－生理学－病理生理学－医学"完整理论体系创立起来，使世界对生命和各种生理功能整合的发生发展、调节控制的认知得到突破性进展，会对人体生长发育、衰老、健康和亚健康，各种疾病的预防、诊断、治疗、评估和预后提供正确的理论依据，继之创立"整体整合医学"、"数字医学"和"个体化医学"的新理论体系，更新提高"运动生理学/医学"、"睡眠生理学/医学"、"高原生理学/医学"和"康复医学"理论知识，并可能有望实现真正意义上的"中西医结合"，即在传统中医整体论指导下的现代医学实践，使国人的健康保护和疾病防治得到更为有力的支持，并以期使生命真谛的探索有所突破，使我国科学研究和健康服务的水平真正领先于世界。

　　在正确理解"整体整合生理学－医学"的精髓和核心：以氧气需求－供应平衡为纲的呼吸、血液循环和代谢等系统联合一体化调控体系的基础之上，要花大力气和更多时间重点开展直接联系整体生理学基础的两种改变代谢状态的临床功能性检测方法：心肺运动试验和睡眠监测试验。

　　1. 心肺运动试验　首先在静息状态下测定人体的肺功能，继之连续动态监测记录进出气流、O_2、CO_2、全导联心电图、袖带无创血压、脉搏氧饱和度、甚至动脉和（或）静脉置管直接测定血压及抽取血液样本以分析血液中的气体和各种化学成分（图 2-20），从静息状态（≥3min），无功率负荷热身运动（≥3min），根据性别年龄和功能状态等选择 10~50W/min 的功率递增速率进行症状限制性最大负荷运动至运动受限，并继续记录≥5min 的恢复情况。心肺运动试验应该就是该个体的呼吸、血液循环和代谢系统联合完成的一个氧气代谢为核心的整体生理学的主要信息，只要耐心细致地正确判读就可以为呼吸系统、血液循环系统和代谢系统等为主的人体整体功能状态得到科学的评估，从而达到区分健康、亚健康和疾病的目的。仅临床医学而言，可以为上述主要系统疾病的诊断、病情状态和功能状态、治疗效果的客观评估和疾病预后的预测提供科学的客观依据（图 2-21）。

　　2. 睡眠呼吸异常/暂停及睡眠实验　睡眠实验检查记录的指标很多，但最有意义的核心信息就是睡眠中呼吸低通气所致的缺氧。睡眠呼吸异常/暂停的疾患从肥胖，鼻咽喉、声门、气管、肺、心血管病、神经肌肉、中枢神经等除了呼吸系统之外，还包括心血管、脑血管、内分泌、五官、泌尿生殖、小儿及老年等学科而诱发；反过来睡眠呼吸异常/暂停又可以使上述系统的病变和损伤加剧，形成一个恶性循环。目前多学科联手对于睡眠呼吸异常/暂停进行研究和防控已经是大势所趋，比如 AHA/ACC、ATS/ACCP、ERS、EHS 及 IDF 等学科组织都为此形成"共识"或者"指南"，各方面专家虽然认识到整合的重要性和必要性并开始了许多初步的整合和合作，为此传统的系统生理学对人体生理功能一体化调控的误读和医学科学过度和片面分科的危害也更加暴露无遗。

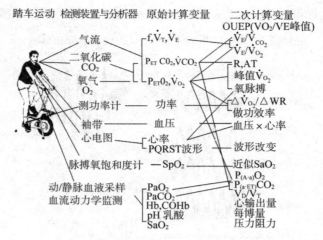

图 2-20　功率自行车心肺运动试验系统示意图

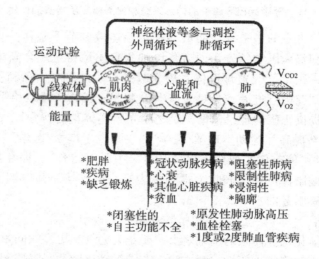

图 2-21　心肺运动试验的整体整合生理学解释和临床应用价值示意图

三、心肺运动试验的临床应用

（一）心肺运动试验实验室条件要求和设备

1. 运动心肺功能检查实验室要求　如下所述。

（1）对环境的要求：运动实验室应有较大的房间面积，不仅要容纳运动试验相关的各类检查设备、急救设备设施及药品，还要为患者和工作人员留有足够大的活动和治疗空间，保证通畅的急救通道以及应急出口。实验室应该具有良好的采光和通风，环境整洁，有温度和湿度控制系统。实验室温度一般控制在 20～22℃，相对湿度 50% 左右。实验室合适的温度、湿度、气压对自动心肺运动测试仪等医疗设备的正常运转、患者舒适和实验结果的评定具有重要的作用。实验室的环境应相对安静，以减少对患者的干扰。

房间布置要温馨舒适，可在患者运动时所面对的墙面上悬挂风景画等图片，使患者在较轻松的状态下完成检查。检查台应备有毛巾、计时器等物品。并保护患者的隐私（如配置拉帘）。

应在运动试验室内（或等待处）悬挂运动试验方法学介绍、试验的目的、适应证和禁忌证、注意事项等，使患者理解并积极配合完成实验。在室内的墙面上悬挂大小适中、字迹清晰的"自我感觉用力评分法"，即"Borg 记分表"，以便准确的评估患者的主观用力程度。

（2）人员配置：运动试验应包含临床执业医师、医师助理或技术员、护士，可酌情配备运动训练师。所有人员均需经过专业训练和心肺复苏培训，以应对检查过程中突发的紧急情况，并能按照应急流程操作，对患者进行基础及高级的生命支持施救。

2. 运动心肺功能检查设备选择　如下所述。

（1）运动测力设备：从临床应用角度看电磁负荷功率自行车用于运动心肺功能检查明显优于运动平板，应作为首选。功率自行车直接有精确的功率输出；安全性高，如出现受试者不能耐受的情况，可以自行终止运动，也可避免倒地引起严重外伤；少年、老年人、身体虚弱及心力衰竭4种患者也适合开展。功率自行车踏车运动试验心电图、血压和血氧测量较少干扰，对于以氧气需求－供应动态失衡为特征的缺血心血管疾病早期诊断和诊断精确度更为有利；身体动度小还比较利于测定气体交换和呼吸功能。缺点是下肢力量不够或活动受限者较难完成测试。活动平板运动负荷试验测得的最大心肌摄氧量高于踏车试验（约10%）。缺点是运动平板没有实际功率，只能从理论上根据体重、速度和斜率推算出功率估计值，受试者主观干扰作用多（如抓不抓扶手），且运动中心电图、血压和血氧测量干扰较大，影响判断，特别是容易误导心肌缺血判断。运动测力设备要求：①活动平板（跑台），应该由电驱动并能根据患者体重调整运动方案，最大承重可达157.5kg。同时应该有一个较宽的速度调节范围，从1～8mph（mph：每h1英里）。高度可调节从0°～20°的坡度。平板至少127cm长、40.64cm宽，为安全起见，前部应该有扶手，两侧有保护装置。紧急停止按钮应该醒目并能够在患者要求停止时迅速起到作用。活动平板的代谢当量可以通过速率和坡度按照公式计算求得。②自行车，踏车试验作为平板运动试验的补充一般对如下患者可选用：有关节炎的患者，有外周血栓性疾病的患者，或神经系统疾病使下肢运动受限等情况。在欧洲常用作标准试验。踏车试验设备比较便宜，也能够通过记录运动的分级来量化评定运动试验的结果。③上臂测力计，上臂运动试验测定对以下患者可选用：被诊断为下肢血栓性静脉炎的患者，或有下肢活动障碍的患者，或有神经异常导致下肢运动障碍的患者等。对于经常以上半身运动为主的患者进行上臂运动试验测定也是比较好的方式。上臂运动试验测定可以通过主动和被动的机械测功方式进行分级评定，但对冠心病的诊断价值尚有争议。

（2）气体分析及肺功能仪：现代计算机代谢测定系统使准确评估肺通气肺换气成为可能，使用此设备能够准确评估心肺功能，因此设备最佳选择是同时具备全套标准静态肺功能测定选项。尽管最大运动量或亚极量时的耗氧量能够测定，而其他的一些变量如肺活量和CO_2产生比，正常潮气量末时CO_2压力以及摄氧率等在诊断和分析时也是非常有价值的。肺通气和肺换气经常性地被用于临床心肺功能研究，尤其在进行运动试验时进行肺功能评定，其价值更大。

受试者通常使用咬口器和鼻夹以保证所有吸入和呼出气体都经流量计进入气体分析器。临床上也有使用面罩代替咬口器的，但是作者不建议这样做，主要有两个原因：①咬口器的死腔容积远小于面罩。一般而言，咬口器的死腔约为50ml，而面罩约为200ml，考虑到鼻腔本身也有约50ml，当我们用鼻夹封闭鼻腔之后咬口器的死腔可以忽略不计，这样就更能真实地反映实际的肺通气状态。②咬口器的气流方式更加合理。由于人体面部轮廓的原因，面罩中口鼻的呼出气流形成湍流，不利于流量计对气流的计算，而咬口器的气道短直，直接与流量计相对，呼出气形成层流更有利于气流的测定。

（3）心电图记录仪：对运动试验进行中和恢复阶段的心脏节律、心率的监测，以及对缺血心电图改变的正确识别，选用符合要求标准的心电图仪器是必须的。选购大型的心电监测计算机应该能够准确反映ST段的改变，并且能够及时比较前后的心电数据。3导或12导的运动心电监测分析系统是十分必要的，而12导心电能够提供更多的信息（推荐）。12导心电记录仪能更好区分部分特殊的心律失常：如区分室性心律失常还是室上性心律失常。有时ST段的改变仅孤立地出现于一个导联，如下壁导联，这时12导心电监测仪要优于3导的心电监护仪。尤其需要注意的是在进行运动试验前行静息12导心电图是必须的。运动伪差的甄别对计算机的要求更高，患者皮肤的准备、电极的良好接触、电极导线的恰当固定是获得良好稳定图像的关键。

（4）血压监测仪：在运动检查过程中检查人员手测血压是一种简单易行的监测血压的方法。目前有许多自动血压检测仪，但这些仪器价格昂贵，且在高运动强度的运动中测量数值有可能不准确，尤其是对舒张压的测量。因此如果准备在试验中常规应用自动血压监测仪，应在使用前进行校对，并对检查中出现的异常血压变化，检查人员应进行手动测量血压复查。血压计及其袖带应保持整洁，每次应用后均应使用消毒剂擦洗，并备有不同型号的袖带以便于检查。

（5）脉搏氧饱和度仪。

（6）其他：动静脉血管通路的开放，压力测定装置，血液气体分析及血液生化物质分析测定仪器。可以根据需要而配置。

3. 运动心肺功能检查设备系统定标　如下所述。

（1）功率自行车负荷输出功率定标：从目前各个心肺运动试验设备系统生产厂家定标要求来看，都明确要求对功率自行车的输出功率分别定标。由于功率自行车输出功率具有相当高的稳定性，一般在设备安装调试完成后没有明确重复定标的时间要求，但是只要功率自行车进行搬动等则需要重复定标。临床上反复大量的运动测试则需要进行年度定标。注意：机械输出功率的标定还需要正常人氧耗量程度来进行功能匹配确定。

（2）气流、氧气和二氧化碳气体浓度的单项分别反复定标：从目前各个心肺运动试验设备系统生产厂家的气流、氧气和二氧化碳测定采样频率多在 50～200Hz 范围，气流、O_2 和 CO_2 分析装置的稳定性都不是很高且精准测定寿命有限，都明确要求至少每日对气流、氧气和二氧化碳气体浓度的单项分别定标。气流定标一般使用 3L 容量的注射筒按照缓慢、较慢、中、较快和快共 5 个（或者 3 个）不同的速度分别抽/推而得到相同的约等于 3L 的读数来定标。氧气和二氧化碳气体浓度的单项定标分别采用两点式标定：①参考气（含 0% CO_2 和 21.0% O_2 的氮气平衡混合气）。②定标气（含 5.0% CO_2 和 10.0%～15.0% O_2 的氮气平衡混合气）。国内各实验室多数没有购买参考气标准品而以房间内空气做参考，一般海平面 1 个大气压下良好通风房间 CO_2 为 0%～0.04%，O_2 为 20.93%，因此对实验室房间大小和通风情况要求都相对要高一些，房间较小人员/患者拥挤则务必购买参考气。气流、氧气和二氧化碳分别定标的频率生产厂家多建议 1～2 次/d。实验室一直采用每次试验 1 次定标来保证测定精确度。

（3）心肺运动试验系统气体交换综合定标—代谢模拟器定标：自从 Beaver 1973 年首次介绍计算机基础之上的每次呼吸（B－by－B）肺通气肺换气计算系统问世以来，对于气流、氧气和二氧化碳测定的要求则不仅局限于精确度的准确，同时还对氧气和二氧化碳对应于气流的时间延迟提出了更高的要求，上述单项分别定标就不能保证气体交换测定的精确度，因此 Huszczuk，Whipp 和 Wasserman 自 20 世纪 80 年代末期开始设计一代谢模拟器来对心肺运动系统的分钟通气量、氧耗量和二氧化碳排出量进行全面整合测定精确度的评估，自此 20 余年来我们 Harbor－UCLA 心肺运动实验室一直坚持每日必须通过代谢模拟器定标之后才进行心肺运动试验，期间共计发现 40 余次单项分别定标通过之后的系统错误，经过维修处理修复了系统，从而避免了垃圾/错误数据的收集。每日必须通过代谢模拟器定标。基本工作原理就是用 20.93% 或者 21.0% CO_2 氮气平衡的标准气体按照高、中、低的流速向可以调控通气频率和潮气量的机械通气泵中供气，心肺运动气体交换测定系统连接到机械通气泵的进出口测到的分钟通气量＝频率×潮气量，氧耗量和二氧化碳排出量＝供气量×21.0%，二氧化碳排出量和氧耗量的比值＝1.0。

（4）心肺运动试验系统综合定标－正常人测定定标从实验室工作的正常人较为固定地选择为心肺运动试验者。一般分别选择两种不同的运动方案进行测试：①普通的功率递增最大极限运动。②无氧阈之下的一阶梯或两阶梯恒定功率运动（0W/min－6min＋50W/min－6min，或者 0W/min－6min＋30W/min－6min＋60W/min－6min）。恒定功率运动阶梯后 3min 平均氧耗量的差值除以功率的差值应该约等于 10ml/（min·W），极限最大氧耗量与既往试验的结果非常相近，表明心肺运动气体交换系统工作正常。一般重复正常人标定的间隔应该在 1～2 周，不能超过 1 个月。

4. 建立心肺运动试验严格的质量控制体系　为临床服务和医学科研提供客观定量的科学依据。

（1）首先对国家心血管病中心各个心肺运动试验系统进行严格的 4 级定标规定，并对定标结果通过网络对社会公众公开发布，并逐步实现对全国所有心肺运动试验系统提供全面和严格的质量控制服务，并将质量控制信息公开地发布以供国家医疗管理系统、医生和别人参考。

（2）标准统一的规范化心肺运动试验操作及实验数据的分析与判读。使我国心肺运动试验能够领先于世界，为临床医疗和医学科研提供值得信赖的客观定量功能性测定依据。

（二）心肺运动试验检测指标及其意义

1. **峰值摄氧量（peak VO₂）** 正常人的峰值摄氧量随年龄、性别、躯体大小、体重、日常活动水平和运动类型的不同而不同。峰值摄氧量随年龄的增长而下降，在 Astrand 等的一项纵向研究中，66 例 20～33 岁健康的男性、女性进行心肺运动试验，均测得峰值摄氧量，21 年后再次测试发现，35 例女性的峰值摄氧量的平均下降速度为 22%，而 31 例男性的速度为 20%。Bruce 等采用逐步回归分析确定性别、年龄、运动水平、体重、身高是否会影响成人平板运动的峰值摄氧量预计值。结果发现，性别和年龄是两个最重要的影响因素。当体重和运动水平被校正后，女性的峰值摄氧量约为男性的 77%。Astrand 等报道称，18 例女学生和 17 例同等身材的男学生相比，前者的峰值摄氧量较后者低 17%。日常活动水平与峰值摄氧量密切相关，酷爱运动者的峰值摄氧量下降速度明显降低，而即使是短时间的运动锻炼都能使峰值摄氧量增加 15%～25%。运动类型是峰值摄氧量的一项重要决定因素。臂式测功计由于参与的肌群较少且达到的最大功率较低，所以其峰值摄氧量约为腿部踏车运动的 70%，而腿部踏车运动的峰值摄氧量约为平板运动可达到的最大值的 89%～95%。

典型的正常人在优化递增功率运动试验方案中的 VO₂ 反应过程如图 2-22 所示。

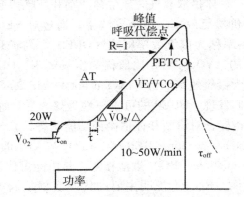

图 2-22 心肺运动线性递增功率试验的摄氧量反应示意图

2. **无氧阈（AT）** 这是心肺运动试验中最重要的亚极量运动指标之一。随着负荷功率不断增加，由于氧供不足导致有氧代谢再生 ATP 的方式不能满足机体对能量的需求，无氧代谢将代偿有氧代谢的不足，从而使乳酸及乳酸/丙酮酸比值（L/P）升高，此时的 VO₂ 被定义为无氧阈。测定方法：①在 VCO₂-VO₂ 关系曲线中，VCO₂ 突然增加时的 VO₂，这是最常用的标准方法，称为 V-slope 法。②在 VE/VO₂ 增加而 VE/VCO₂ 不变时刻的 VO₂。③在 $P_{ET}O_2$ 增加而 $P_{ET}CO_2$ 不变时刻的 VO₂。另外，AT 占峰值摄氧量的比例为 53%～65%，女性的 AT/峰值摄氧量较男性高，都随着年龄的升高而升高。

3. **氧脉搏（VO₂/HR）** 氧脉搏等于动静脉血氧含量差 $[C_{(A-V)}O_2]$ 和每搏输出量（SV）的乘积。动静脉血氧含量差依赖于可利用的血红蛋白量、肺部血流氧合和外周组织的氧摄取能力。在任一设定功率下的峰值氧脉搏预计值，都取决于个体的躯体大小、性别、年龄、健康程度和血红蛋白浓度。踏车运动中的峰值氧脉搏预计值的正常波动范围很大：7 岁小孩均值约为 5ml/（beat·min），身高 150cm 的 70 岁女性为 8ml/（beat·min），身高 190cm 的 30 岁男性为 17ml/（beat·min）。服用 β 受体阻滞剂的患者，由于心率增加受限，他们的峰值 VO₂/kg 的实测值可能明显高于预计值。

4. **摄氧量与功率的关系（△VO₂/△WR）** 负荷递增试验开始之后，功率递增的最初阶段 VO₂ 并不能线性增加，这一延迟在计算 △VO₂/△WR 必须排除在外，其正常一般为 0.75min。计算公式为：△VO₂/△WR =（峰值 VO₂ - 热身期 VO₂）/［（T - 0.75）×S］，其中 T 代表递增运动时间，S 代表功率递增（W/min）的斜率。△VO₂/△WR 随功率增加的斜率、受试者心血管的功能状态和试验的持续时间不同而存在较小的差异。一项研究中，10 名正常青年男性均接受心肺运动测试，分别行 15min 左右运动方案和 5min 左右运动方案（递增功率分别为 60、15W/min），前者得出的 △VO₂/△WR 为（11.2 ±0.15）ml/（min·W），后者为（8.8 ±0.15）ml/（min·W）。由于在较长时间的运动测试

（功率递增更慢）中，运动能量所耗氧大部分来自大气，小部分来自于体内的氧储备，因此 $\triangle VO_2/\triangle WR$ 的值稍高。后续研究发现，中等强度运动负荷时，不同性别健康青年的 $\triangle VO_2/\triangle WR$ 平均为 10.3ml/（min·W），波动范围很小，因此该值可以作为判断心肺功能紊乱的敏感指标。造成 $\triangle VO_2/\triangle WR$ 下降的原因有很多，如肌肉摄氧能力降低，肌肉血流量受限和心排量降低等。

5. 通气有效性（VE/VCO_2） 传统呼吸生理学认为，通气功能与 CO_2 排出的关系较之与 O_2 摄取的关系更加密切，所以用单位 CO_2 排出所需的通气量作为评价呼吸功能的指标，但是，通过前面整体生理学的介绍我们应该明白，无论是在呼吸还是在循环中，O_2 都扮演着最为重要的作用，CO_2 和 H^+ 尽管也很重要，但它们绝不是最重要的。我们之所以推荐 VE/VCO_2 作为通气有效性的指标是因为 VE/VCO_2 在无氧阈之后有一个很长的平台期，这个平台值既是最低值（Lowest VE/VCO_2），稳定性和重复性很好，而且与 AT 时刻的 VE/VCO_2 有很高的一致性。另外，低于呼吸代偿点（VCP）之前的 VE（BTPS）与 VCO_2（ATPS）之间的斜率（VE - VCO_2 斜率）也是反映通气效率的一个传统指标，但是与 Lowest VE/VCO_2 相比，它的变异性较大，而稳定性较差。因此，我们推荐 Lowest VE/VCO_2 作为评价通气效率的主要指标。

6. 摄氧有效性（VO_2/VE） 机体摄取氧气完成生命活动和新陈代谢是呼吸循环的核心功能。我们通过 VO_2 与单位 VE 的比值来评价摄氧效率。传统方法中，通过对 VE 进行对数转化，可以使 VO_2 与 VE 间关系变为线性，其线性的斜率称为摄氧效率斜率（OUES），对循环功能障碍有诊断和评估价值。VO_2 与 VE 之间的关系是非线性的，VO_2 与 VE 比值称为摄氧效率，OUE 在无氧阈附近可以达到最大值，且形成稳定的峰值平台，称为摄氧效率平台（oxygen uptake efficiency plateau，OUEP），它与 AT 时刻的 VO_2/VE 有高度相关性。我们发现，OUEP 的可重复性最好、变异性最小、方便计算，因此，我们推荐 OUEP 作为摄氧效率的主要指标，对诊断和评估循环功能状态具有十分重要的临床意义。

7. 呼吸交换率（respiratory exchange ratio，RER） VCO_2 与 VO_2 的比值称为 RER。在正常安静的状态下，它与呼吸商（respiratory quotient，RQ）近似相等，是由能量代谢物质的种类决定的。RQ 是用在描述组织细胞水平上的气体代谢，RQ = 1 说明主要的代谢底物是糖类，如果是与脂肪（RQ = 0.7）和蛋白质（RQ = 0.8）的混合物，则 RQ < 1。但是临床上测定 RQ 很困难，可以用心肺运动试验测得的 RER 近似反映 RQ。但是，除了代谢底物外，乳酸酸中毒或过度通气也可以造成 RQ > 1，这是由于 CO_2 和 O_2 在血液中的溶解度曲线不同造成的。有心脏科医生建议 RER > 1.2 作为终止运动的指征或达到最大运动耐力的标志，这其实是错误的。如果是呼吸功能受限的患者，在 RER 较低甚至 < 1 时就可能达到了自身的最大运动极限，相反，如果是训练有素的运动员，其 RER 可能达到 1.4 甚至更高，以 1.2 为终止运动指征显然是不对的。

8. 潮气末二氧化碳/氧分压（$P_{E-F}CO_2/P_{ET}O_2$） 静息时 $P_{ET}CO_2$ 和 $PaCO_2$ 差距并不大，但是随着运动强度和通气量增大，$P_{ET}CO_2$ 和 $PaCO_2$ 的差值越来越大。一项针对 10 例正常青年男性的研究发现，$P_{(a-ET)}CO_2$ 值在静息时约为 +2.5mmHg，在峰值运动时降至 -4mmHg。事实上，在 >115W 负荷功率时，$P_{ET}CO_2$ 总是 > $PaCO_2$ 的，其差值 > 2mmHg。虽然正常人的 $PaCO_2$ 不能通过 $P_{ET}CO_2$ 准确预测，但是测定 $P_{ET}CO_2$ 对判断 $PaCO_2$ 趋势还是有一定帮助的。需要引起注意的是，对于阻塞性通气功能障碍的患者，由于 CO_2 排除受限，导致 $P_{(a-ET)}CO_2$ 值在峰值运动时有可能是正的，气道阻塞越严重，$P_{ET}CO_2$ 的增大趋势越不明显。$P_{ET}O_2$ 的变化趋势与 $P_{ET}CO_2$ 大致相反。

9. 平均反应时间（MRT） VO_2 在运动中的动力学反应有 3 个时相。I 相的特征为运动开始时 VO_2 即刻增加，持续 15s 左右，这是由于运动开始时每搏量和心率的增加导致的肺血流突然增大。II 相的 VO_2 从运动开始大约 15s 后持续到 3min 左右，反映了细胞呼吸增长的时期。如果运动强度低于 AT，则健康青年受试者大约在 3min 时出现稳态。III 相反映的是 VO_2 稳态的开始，若运动强度在 AT 以上，VO_2 的增高速率与乳酸的增高速率强度相关。结合 I 相和 II 相的 VO_2 动力学特征，假定从运动开始 VO_2 呈单指数增长关系，对整个反应曲线进行单指数拟合，指数的时间常数（63% 时的 VO_2）即定义为平均反应时间（mean response time，MRT）。从整体整合生理学 - 心肺一体化自主调控来解释，我认为正确的解释应该 I 相就是仅仅有快反应的外周化学感受器开始起效人体心肺等系统对运动反应；II 相就是在仅有快反应的外周化学感受器基础之上，慢反应的中枢化学感受器也开始起效参与，由快、慢两种感受器共同参与整合调控下人体心肺等系统对运动反应；Ⅲ相则是运动强度超过 AT 以上代谢酸性产物逐渐增加而出现的复合反应。

10. 通气功能及其运动中的反应　运动过程中呼吸反应的模式不是一成不变的。运动过程中 VE 的增加由潮气量 VT 和呼吸频率 Bf 两部分组成。一般而言，正常人在低运动强度时是以 VT 升高为主，无氧阈附近当 VT 接近最大时，VE 进一步增加主要依靠 Bf 升高，因此，Bf 与 VT 呈曲线关系。我们发现有部分正常人在低运动强度时就以 Bf 升高为主，继而随运动强度增加 VT 逐渐升高，这种呼吸模式较为少见。运动过程中正常人的最大 VT 一般不会 >70% IC，Bf < 每分钟 50 次，但是限制性通气功能障碍患者的 VT 可能接近 100% IC，Bf > 每分钟 50 次，提示 IC 可能限制了 VT 的增加。另外，阻塞性通气功能障碍患者的吸气时间/呼气时间明显降低，单次呼吸时间不能随运动强度增加而缩短，因而 Bf 增加受限，最大通气量 Max VE 降低。两种通气功能障碍类型患者的呼吸储备都明显下降。我们将呼吸储备定义为在运动过程中达到的最大通气量 Max VE 与最大自主通气量之间的差值（MVV – Max VE）或在 MVV 中所占比例（MVV – Max VE）/MVV，代表的是理论上肺通气功能的最大代偿能力，正常人的（MVV – Max VE）/MVV 在 20% ~ 50%，（MVV – Max VE）平均值为（38.1 ± 22）L/min，当 <11L/min 时提示存在通气功能受限。在严重阻塞性通气功能障碍患者中，（MVV – Max VE）甚至可能小于零。我们建议 MVV 应该使用实测值，而不是由 FEV_1 估测。

11. 心电图、血压、心率及其运动中的反应　运动过程中观察气体交换有助于更好地解释心电图。运动时心肌氧需求较静息时更大，更容易发现潜在的心肌缺血，由于心肌氧供需失衡，引起乳酸堆积，心肌细胞离子通道通透性改变，氧供不足部位的膜电位复极速率下降，ST – T 波发生改变，此时若 △VO_2/△WR 下降、△VO_2/HR 曲线斜率变缓和 HR 反常增高等，有助于确诊不典型的异常心电图表现。另外，运动刺激心率不断加快，舒张期缩短，冠脉灌注不足较静息时更明显，因此心肺运动试验具有早期诊断意义。而且运动中异位搏动（如室性期前收缩）异常频繁的出现也提示心肌氧供需失衡，但是，我们也发现有些人静息时偶发的异位搏动不具有病理意义，它会随着运动负荷增加而减少或消失，同时 VO_2、VCO_2 等曲线无异常表现。此外，心肌氧供需失衡可以在心肺运动试验中直观的测定，VO_2 曲线的异常变化较心电图更加敏感，两者结合可明显提高诊断心肌缺血/心肌氧供需不平衡的准确性和敏感性。需要指出的是，我们并不建议把达到预计最大心率作为终止运动的指征，因为预计最大心率的变异性很大，而且容易受到心理、药物等多方面因素的影响，所以在患者能够耐受的前提下，即使超过最大预计心率我们也应该鼓励患者尽力达到其运动峰值。同样，我们也不建议将动脉收缩压 >200mmHg 和舒张压 >120mmHg 作为终止运动的指征。在立位踏车时，交感神经兴奋，心输出量增加，非运动肌肉血管收缩导致血流阻力升高，血压升高，血流重新分布，大量血液积聚在下肢，此时，包括心、脑在内的主要脏器均处于相对"供血不足"状态，因此担心运动引起的暂时性血压升高对靶器官的损害是不科学的。相反，如果随运动负荷升高而血压不升反降则应该引起高度重视，密切观察，避免不良反应的发生。

（三）心肺运动试验的临床应用范围、适应证和禁忌证

1. 禁忌证　首先需要明确一点是，适度的非极限运动心肺运动试验没有绝对的禁忌证。症状限制性极限心肺运动试验，出于安全目的考虑，分为绝对禁忌证和相对禁忌证。①绝对禁忌证：急性心肌梗死（2d 内），高危不稳定型心绞痛，未控制的伴有临床症状或血流动力学障碍的心律失常，有症状的严重主动脉狭窄，临床未控制的心力衰竭，急性肺栓塞或肺梗死急性心肌炎或心包炎，急性主动脉夹层分离。②相对禁忌证：冠状动脉左主干狭窄，中度狭窄的瓣膜性心脏病，血清电解质紊乱，严重高血压［静息状态收缩压 >200mmHg 和（或）舒张压 >110mmHg］，快速性心律失常或缓慢性心律失常，肥厚型心肌病或其他流出道梗阻性心脏病，精神或体力障碍而不能进行运动试验，高度房室传导阻滞。

2. 提前终止运动的指征　出于安全的目的，在患者没有达到症状限制出现下列危险征象中的一个或者多个时可以考虑提前终止运动：①头晕、眼花或者眩晕等中枢神经系统症状。②运动中血压不升反而下降超过基础收缩血压 >10mmHg。③心电图出现病理性 Q 波或者严重心律失常，如多源频发的室性

心律失常。④严重高血压反应（血压升高虽系正常代偿反应，但收缩压 >300mmHg 可以考虑停止）。

3. 适应证　心肺运动试验作为人体整体生理学客观定量功能测定的唯一方法适用于所有正常人和各种疾病患者。心肺运动试验的临床适用范围非常广泛，针对呼吸疾病、心血管病、代谢及神经系统等疾病心肺运动试验可提供如下信息。

（1）麻醉手术危险性评估和患者围术期管理：在 CPET 的应用中，围术期的风险评估已成为人们广泛关注的一个课题。运动心肺功能检查，尤其是峰值 VO_2/kg 和 AT 的测定，对于手术患者风险分层具有十分重要的作用，尤其是针对那些静息状态下被评估为心肺功能正常的患者。对于那些怀疑有心肺疾病（尤其是心脏病）的患者，在术前都应该接受运动心肺功能检查，选择良好运动心肺功能的患者可以明显降低手术风险和术后并发症发病率。Older 等经过对大型腹部手术的老年患者的心肺运动试验进行回顾性分析，证明 AT 对确定术后并发症发病率至关重要。该试验包括 187 例年龄 >60 岁的老年患者，AT 平均值为（12.4±2.7）ml/（min·kg）。结果发现，AT <11ml/（min·kg）的患者（占总体 30%）的术后心血管并发症的死亡率为 18%。相对应的是，AT >11ml/（min·kg）患者的术后心血管并发症的死亡率仅为 0.8%，尤其是对于心电图有明显心肌缺血征象的患者，如果并发 AT >11ml/（min·kg），其死亡率高达 42%。

（2）"早"早期诊断：心肌缺血和肺动脉高压。临床上心肌缺血和肺动脉高压患者的首发症状多为疲劳、活动后气促等非特异性表现，患者就诊时往往已经比较严重，早期诊断这类患者、及时阻断渐进性病程是临床的一大难题。静态心电图是早期筛查心肌缺血和肺动脉高压的重要手段。但是，患者早期在静息状态下多无明显不适症状，因此，心电图也常为阴性反应。如果不予及时干预，患者的活动耐力下降和劳力性气促是呈进行性加重的。运动心肺功能检查可以"早"早期发现这类患者的运动能力减退和气体交换异常，因为运动状态下心肌负荷增加，缺血导致的心肌不同步收缩引起心搏量增加障碍，随着功率增加而摄氧量不能相应的增加，典型的 CPET 表现包括峰值 VO_2/kg 下降、$\triangle VO_2/\triangle WR$ 和氧脉搏出现平台，这些表现可以早于心电图出现异常（ST 段压低）。Sun 等发现，心肺运动试验可以发现仅在运动中出现肺动脉高压患者的气体交换异常，这部分患者中有的在若干年后发展为静息肺动脉高压，由于心肺运动试验异常表现早于静态心电图、心脏超声等常规早期筛查手段，因此可能为这类患者的"早"早期诊断提供临床依据。

（3）诊断与鉴别诊断：区分左心衰竭和右心衰竭。临床上多种疾病并存的患者并不罕见，如心脏疾病（冠心病、高血压病等）和肺部疾病（如肺动脉高压、COPD 等）同时存在，这类患者到晚期阶段的共同表现都是心力衰竭。鉴别诊断左心衰竭和右心衰竭是临床实践中常见的疑点和难点，但两者在运动试验中的表现有着明显差异。震荡呼吸是左心衰竭患者在运动过程中最常见的异常气体交换模式。震荡呼吸即陈 - 施呼吸，在九图上表现为 VO_2、VCO_2、VE 的波动性变化。震荡呼吸联合其他心肺运动指标可以为心力衰竭患者的预后提供可靠的参考依据。右向左分流现象是右心衰竭患者常见的心肺运动异常。右向左分流在九图上的表现为呼吸交换率（RER）、VE/VCO_2、VE/VO_2 和 $P_{ET}O_2$ 的突然升高，$P_{ET}CO_2$ 和 SpO_2 突然降低。Sun 等证实，这种方法确定右向左分流的敏感性、特异性均在 95% 以上。后续研究证实，右向左分流现象联合 Lowest VE/VCO_2 升高强烈提示肺动脉高压患者预后不良。

（4）疾病功能受限严重程度客观定量分级：目前对心肺疾病的功能受限严重程度评估的检查方法包括 NYHA 心功能分级、6 - MWD、运动平板试验和肺功能等。NYHA 心功能分级带有很强的主观色彩，医生的个人经验和患者的自我体验存在较大差异，大致评估结果的变异性较大；6 - MWD 结果受到医生的鼓励，对终止运动指征的判断有直接影响；运动平板试验不能直接测定摄氧量；肺功能减退和患者的运动耐力降低并不平行，直接用肺功能结果预测运动耐力存在很大风险。心肺运动试验不仅可以直接测定峰值 VO_2/kg 和功率，而且还能全面监测运动过程中的气体交换和血氧饱和度。心肺运动试验对疾病严重程度进行客观定量分级的常用指标是峰值 VO_2/kg 和 AT，根据是其占预计值的百分比。除此以外，最新研究证实，震荡呼吸、通气效率（lowest VE/VCO_2）和摄氧效率（max VO_2/VE）也是很可靠的预测心力衰竭患者生存期的独立预测因子，如果联合其他指标，则 OR 值明显增高。对于肺动脉高压患者而言，右向左分流现象也是独立的风险预测因子。

（5）心力衰竭严重程度：心功能分级：Ⅰ级：患者患有心脏病但活动量不受限制，平时一般活动不引起疲乏、心悸、呼吸困难或心绞痛。Ⅱ级：心脏病患者的体力活动受到轻度的限制，休息时无自觉症状，但平时一般活动下可出现疲乏、心悸、呼吸困难或心绞痛。Ⅲ级：心脏病患者体力活动明显限制，小于平时一般活动即引起上述的症状。Ⅳ级：心脏病患者不能从事任何体力活动，休息状态下也出现心力衰竭的症状，体力活动后加重。心力衰竭死亡/存活预后的预测和心脏移植选择：NYHA 心功能分级系统是目前临床上常用的心力衰竭严重程度的评估方法，它根据患者的自我感觉的活动水平分为 4 级（Ⅰ~Ⅳ级）。Matsumura 等发现 NYHA 心功能分级与 AT 和峰值 VO_2/kg 的相关性很好，提示患者的自觉症状与机体摄氧能力是密切相关的。然而，值得注意的是，在同一 NYHA 级别的峰值 VO_2/kg 和 AT 值的波动范围非常大。这种现象可能是由于患者对症状的感受不同和医师对患者所述症状严重程度解释的不同而引起的。正是由于 NYHA 心功能分级的主观性和变异性，以峰值 VO_2/kg 和 AT 为基础的评估系统被认为更加客观合理。根据峰值 VO_2/kg 的下降程度而建立的 A~D 分级系统已被国际社会认可。后续研究发现，该分级方法如果加入性别、年龄及体表面积校正后可能更加理想。其中，与 MYHA 心功能分级或射血分数相比，峰值 VO_2 占预计值的百分比是预计生存期的良好独立预测指标。此外，心肺运动试验也为优先选择心脏移植患者方面提供了重要指标。Mancini 等的一项前瞻性研究中，将拟作心脏移植的患者分为 3 组：峰值 $VO_2 > 14ml/$（min·kg），峰值 $VO_2 < 14ml/$（min·kg）接受心脏移植，峰值 $VO_2 < 14ml/$（min·kg）但因心脏以外的原因而未接受手术。如果峰值 $VO_2 > 14ml/$（min·kg），医学干预（药物）下的 1 年生存率为 94%；如果峰值 $VO_2 < 14ml/$（min·kg），其 1 年存活率为 70%。Osada 等研究发现，当峰值 $VO_2 < 14ml/$（min·kg）并收缩压不能达到 120mmHg，其 3 年生存率从 83% 降至 55%。Myers 等报道了对 644 例慢性心力衰竭患者超过 10 年的研究结果发现，峰值 VO_2 优于右心导管术提供的数据、运动时间和其他常规临床指标，因此，当需要评估心力衰竭程度和决定优先选择心脏移植患者的时候，都应该直接测定峰值 VO_2。1993 年 Bethesda 心脏移植研讨会列出了心脏移植的适应证，"达到无氧代谢时，峰值 $VO_2 < 10ml/$（min·kg）"是选择适合心脏移植的首要标准。但是，当患者用力不够或检测人员过早终止试验时，峰值 VO_2 可能会被低估，故对亚极量运动功能指标的研究也受到了重视。研究证实，AT、VE/VCO_2 斜率、lowest VE/VCO_2 和 max VO_2/VE 都可以用于心力衰竭患者的风险分层和评估预后。Gitt 等对 223 例患者的一项队列研究表明，峰值 $VO_2 < 14ml/$（min·kg），AT $< 11ml/$（min·kg），VE/VCO_2 斜率 > 35 时，患者存在高风险。Sun 等最新研究证实，lowest VE/VCO_2 和 max VO_2/VE 是不依赖于患者努力程度的亚极量指标，对心力衰竭患者的早期死亡率有着很好的预测作用，具有良好的应用前景。

（6）发现高危现象：对于某些高危疾患严密监测运动中可以发现高危现象，继而提出预防措施，以减少患者工作和居家猝死可能。心肺运动试验作为一项敏感的、全面的、经济的无创性检查是现阶段临床医生可利用的最好的高危疾病监测手段。不同功能障碍类型的高危疾患的异常气体交换都具有明显特征。在运动中出现的异常功能反应一般都早于静息状态，任何造成功能障碍的疾病都会造成峰值 VO_2、AT 和 $\triangle VO_2/\triangle WR$ 等指标的异常，而且这些指标对于病程进展都非常敏感。对肺栓塞、冠心病、高血压病等高危人群进行定期心肺运动测定是十分必要的。

（7）指导运动康复治疗的处方：耐力运动锻炼无论是对正常人还是患者都是有益的。运动训练方案，即运动处方是康复锻炼最重要的组成部分。心肺运动试验是评价运动训练与康复效果关系的唯一检查手段，可以揭示患者或正常人由运动刺激所引起的生理变化，避免不合理的运动方案造成的不良反应。AT 以上的运动训练可以增加肌肉和线粒体数量，增加对儿茶酚胺类物质的敏感性，降低心脏负荷，降低乳酸生成，改善通气需求，但 AT 以下的运动不能达到理想的康复目标。运动训练对 COPD 患者的治疗作用已被广泛接受。心肺运动试验显示，经训练后，COPD 患者运动耐量增加，设定运动强度下的通气需求降低，生活质量提高。另外，对于心脏病患者而言，AT 点的运动负荷也是安全有效的，既不会产生明显的乳酸酸中毒，心脏负荷不至于过重，而且在该强度下患者可以坚持锻炼更长时间。

（8）客观定量评估各种治疗效果：心肺运动已被广泛用于手术、介入、药物等疗效的客观定量评估。以评估西地那非对肺动脉高压疗效为例。将 28 例肺动脉高压患者分为西地那非治疗组和对照组。

所有患者均接受华法林和利尿剂治疗，治疗组中的 13 例患者在接受西地那非治疗前 - 后均进行心肺运动试验，结果发现，治疗前峰值 VO_2、峰值 VO_2/HR、VE/VCO_2 斜率和 $P_{ET}CO_2$ 分别为（0.84 ± 0.1）L/min，（6.1 ± 0.7）ml/beat，（49 ± 2）mmHg 和（26 ± 1.5）mmHg，治疗后较对照组明显改善，分别为（0.91 ± 0.1）L/min，（6.8 ± 0.8）ml/beat，（43 ± 2）mmHg 和（30 ± 1.9）mmHg（$P = 0.012$，0.008，0.008 和 0.0002）。另外，经药物和运动训练有效治疗后，COPD 患者的运动耐力、通气效率等指标均能得到有效改善，甚至可能早于肺功能的改变。

（9）劳动能力丧失的客观定量评估/鉴定：临床上多数功能检查都是针对患者的静息状态，特别是当患者的症状或主观运动能力与静息功能检测结果有差异时，就只有依赖心肺运动试验对其运动能力进行评估。虽然有研究提示静息时指标（如 FEV_1、DLCO）与运动指标（峰值 VO_2 和峰值 WR）有很好的相关性，但是，静息肺功能对运动能力的预测结果经常是错的。静息肺功能检查、X 线胸片和其他检测手段预测峰值 VO_2 降低的敏感性只有 31%。除了能够直接测定峰值 VO_2 对劳动能力丧失进行客观定量评估外，心肺运动试验还能鉴别劳动力降低的原因。Agostoni 等研究发现，120 例石棉工人中，有 37% 工人的运动受限原因不是通气功能受限而是循环功能受限。目前，心肺运动试验是公认的评估运动耐力的金标准，是劳动能力丧失的客观定量评估的最有价值的功能检查。

（10）确认功能正常与异常，健康及亚健康管理目前，医学对健康的认识已经不仅仅局限于血液生化指标、影像学检查等无异常，对亚健康的评估和及时干预逐渐受到重视。人体亚健康应排除器质性病变，疲乏无力、纳差等临床表现多与心肺功能状态下降有关，常规实验室检查难以发现其异常，而心肺运动试验是客观评估机体功能状态的重要工具。心肺运动试验不仅可以评估亚健康人群的心肺功能，还能发现潜在的病理生理改变，是亚健康和健康预防评估的重要工具。目前，我们正在筹建远程人体功能学健康信息管理中心，心肺运动试验是其重要的组成部分，将为国家制定全民健康管理政策提供客观依据。

（四）常见问题及解决和优化方案

为了全面正确的推广心肺运动试验，我们还必须选择临床适用、简便易行的优化实施方案，制定严格的质量控制体系和心肺运动数据分析基本要求和原则。优化实施方案如下。

1. 运动心肺功能检查优化方案　目前临床上应用最多的检查方案是在负荷功率自行车上进行症状限制性的功率递增运动试验。该运动方案包括静息状态（$\geq 3min$），无功率负荷热身运动（$\geq 3min$），根据性别、年龄和功能状态等选择 $10 \sim 50W/min$ 的功率递增速率，令受试者进行负荷运动直至出现运动受限，并继续记录 $\geq 5min$ 的恢复情况（图 2 - 23）。我们选择合适负荷功率递增幅度的目的是将总运动时间控制在 10min 以内。如果功率增幅过低，可能导致受试者不明原因的终止运动，而且由于疲劳过度以至不能重复试验。如果功率增幅过大，则运动时间过短，必要时可以稍作休息后重复试验。由于患者在运动过程中说话会对数据造成很大干扰，因此试验前与受试者的沟通十分必要。如技术人员可以与受试者约定拇指向下表示无法继续坚持，并示意不适（疼痛）部位。通常，在安全的前提下，技术人员和医生应鼓励受试者尽可能坚持运动直至极限，强调达到最大运动水平的重要性。运动结束移开咬口器之后，医生应立即以非诱导的方式询问患者终止运动的原因，用于评价患者运动受限症状的意义。值得注意的是，恢复期早期应嘱患者继续做无负荷缓慢踏车至少 20s，以免剧烈运动突然终止时出现血压骤降和头部不适。该检查方案已经能够满足大多数临床检查的需要，它是我们所推荐的适合绝大多数医院和科研机构开展运动心肺检查要求的检查方案。另外还有几种方案可用于特殊目的的检查，以下简单说明以供选择。

恒定功率运动试验方案主要用于确定最大摄氧量（VO_2max）、MRT 和 AT，其诱发支气管痉挛的成功率更高，也可用于评估颈动脉体在运动性过度通气的作用。它的主要缺点是所需时间较长，需要花费医生、技师和患者很多的精力，使人筋疲力尽。平板试验已广泛应用于临床监测心肌缺血，与运动中气体交换相结合能更好地检查心肺功能。

2. 运动平板方案　我们虽然并不主张选择运动平板方式，但是如果运动试验室只有运动平板，那么仅推荐新 Harbor - UCLA 方案，其他运动方案都有相当明显的缺陷，仅供参考和备选。

（1）新 Harbor - UCLA 方案：3min 静息，3min 热身（0%，最低速度），根据 VO_2 线性递增斜率计算推出功率斜率和速度的非线性每分钟递增速率，从而在临床试验中得到较好的 VO_2 反应曲线，我们认为这是目前最佳的平板运动方案。

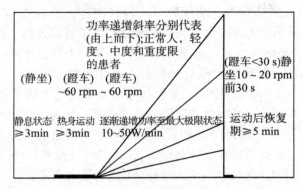

图 2 - 23　心肺运动试验的优化实施方案示意图

（2）Bruce 方案：前 9min 以 1.7mph 速度步行，初始梯度为 0，每 3min 增加 5% 直至 10%，之后每 3min 梯度递增 2%，速度递增 0.8mph，直至达到梯度 18% 和速度 5mph，然后速度每分钟递增 0.5mph 直至运动结束。虽然该方案是目前心血管病学使用最多的，但是，我们认为每 3min 递增功率的方案是最不值得提倡的。

（3）Ellestad 方案：包括 7 个阶段，速度递增，依次为 1.7、3、4、5、6、7 和 8mph，前 4 个阶段的梯度为 10%，持续时间分别为 3、2、2 和 3min，最后 3 个阶段的梯度为 15%，持续时间均为 2min。

（4）Naughton 方案：包括 10 个运动时段，相邻运动时段间均有 3min 用于休息，前 3 个时段梯度为 0，速度依次为 1、1.5 和 2mph，然后第 4、5 时段速度保持 2mph 不变，梯度依次为 3.5% 和 7%，最后 5 个时段速度均为 3mph，梯度递增依次为 5%、7.5%、10%、12.5% 和 15%。

（5）Astrand 方案：速度保持在 5mph，3min0 级运动后，梯度每 2min 增加 2.5%。

（6）Ballke 方案：第 1min 梯度为 0 级，第 2min 为 2%，然后每分钟增加 1%，速度始终保持在 3.3mph。

（7）旧 Harbor - UCLA 方案：先以舒适速度步行 3min 后，选择适当恒定速率（每分钟增加 1%、2% 或 3%）递增梯度，以保证受试者在大约 10min 内达到其峰值 VO_2。

3. 心肺运动检查及气体交换为主的数据分析基本要求和原则　心肺运动试验在仰卧位记录静态心电图后，全面测定肺容量、肺通气和肺换气等静态肺功能；继之在连续动态监测记录进出气流、O_2、CO_2 全导联心电图、袖带无创血压、脉搏氧饱和度，甚至根据需要动脉和（或）静脉置管直接测定血压及抽取血液样本（以分析血液中的气体和各种化学成分）从静息 - 热身 - 极限运动 - 恢复各功能状态的连续动态数据和其 2 次、3 次计算数据，共同组成能够反映患者整体生理学功能状态和基本信息的收集整理，如何正确分析处理目前临床上最为繁杂、能同时反应整体和心肺等多系统功能是我们临床应用的重要一环。

（1）每次呼吸（breath - by - breath）为基础的原始数据首先需要每秒（s - by - s）数据切割：目前各专业心肺运动系统生产厂家存储的基本原始数据都是以每次呼吸（breath - by - breath）为基础的，而以 50 ~ 200Hz 频率的初始监测数据都没有存储记录下来。由于每次呼吸的时间跨度和呼吸幅度都不一致，且多数生产厂家（仅少数软件除外）基本上没有在分析计算软件中计算时间平均值时首先进行每秒数据切割。因此，应当牢记首先将每次呼吸原始数据进行每秒数据切割，然后再进行任何需要的单位时间平均值计算。

（2）不同目的、不同状态的数据需要进行不同时间周期的平均计算：从优化临床应用的角度出发，各主要指标的静息状态值平均其最后 120s；热身状态值平均其最后 30s；最大极限运动状态值平均其最后 30s。各指标在无氧阈（AT）状态时的值则基本上以 10s 值为准；$P_{ET}CO_2$@ AT 和 VE/VCO_2@ AT 则平均 AT 及之后的 60s 值，即 AT 点及之后 50s 值的平均；但 $P_{ET}O_2$@ AT 和 VE/VO_2@ AT 则平均 AT 及之前的 60s 值，即 AT 点及之前 50s 值的平均。VE/VCO_2 最低值则选 90s 移动平均值的最小数值；氧气吸收通气有效性峰值（OUEP），即 VO_2/VE 最大值，则选 90s 移动平均值的最大数值。VE 对 VCO_2 的斜率则选择从运动开始至通气代偿点（VCP）数据通过（$Y = a + bX$）线性回归分析得出（b），但应当特别注意截距（a）的大小及其对 b 可能的影响。

4. 正常人预计值计算公式的选择和% 预计值　心肺代谢各主要功能与个体的年龄、性别、身高、体重和运动方式等有着密切的相关关系，因此为我们进行正常值计算提供了根据。我们体会以 Harbor - UCLA 以办公室工作人员和海港码头工人（非重体力劳动者）为人群得出的计算预计公式比较适合于临床疾病诊断和功能整体评估。近年热点指标 OUEP（EJAP2012 和 Chest2012），VE/VCO_2 最低值、VE/ VCO_2@ AT 值及 VE 对 VCO_2 的斜率的预计公式主要是对患者研究发表的参考资料。由于整个心肺运动开展很少，国人正常值还没有比较合适的参考数据，希望大家共同努力尽早建立起国人预计值。

5. 心肺运动数据的基本图示　用心肺运动试验的 10s 平均数据选择最重要的指标按新九图展示，以便于对各指标运动中的反应方式进行直观的判读（图 2 - 24）。此外，将 VO_2 对 VCO_2 相等标尺放大到整页图（图 2 - 25），以便于用 45°线和三角板进行 AT 值的直观测定。

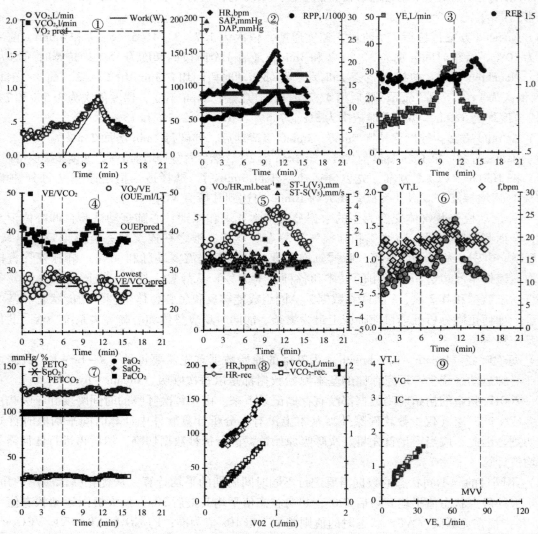

图 2 - 24　中国国家心血管病中心心肺运动试验新版本九图：重度心力衰竭患者完全无创的症状限制性最大极限运动试验结果图示

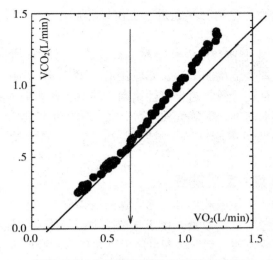

图 2 - 25 心肺运动试验 AT 测定示意图

6. 心肺运动数据的基本表格展示 依据心肺运动试验收集信息的 10s 平均值选择主要的指标列表以供数据的查阅。另外还可以将各主要指标在不同状态（如上述静息、热身、AT、极限等）的平均值归纳为测定指标功能状态简表。

7. 心肺运动数据分析的最基本临床应用报告要点 首先要对静态肺功能、静态 + 运动心电图和血压进行判读。然后心肺运动是否达到最大静息状态和患者努力程度进行描述，患者不能继续运动的主、次要原因是什么和如果医生因安全因素停止运动要注明，如果能够判明患者运动受限主要是何系统（心肺代谢等）可以提出建议，最后给予最大氧耗量和 AT 的测定值和预计值作为客观定量的功能评估。根据整体生理学 - 整体病理生理学 - 整体医学新理论体系对心肺运动试验数据而进行的耗时、详尽和复杂的多系统功能整体评估判读则另文讨论之。

（郭长城）

第四节 气道反应性测定

一、概述

气道反应性（airway responsiveness）是指气管和支气管对各种物理、化学、药物以及变应原等刺激引起气道收缩、气道阻力变化的反应。通过吸入某些刺激物诱发气道收缩反应的方法称为支气管激发试验，可测定受试者的气道反应性。目前常用的方法是乙酰甲胆碱或组胺吸入激发试验，通过 Yan 氏简易手捏式雾化吸入法或 APS 气雾激发给药法吸入不同浓度和剂量的乙酰甲胆碱或组胺，采用肺功能仪测定气道反应性。最常用的肺功能指标是当 FEV_1 或 PEF 较基础值下降 $\geqslant 20\%$，为激发试验阳性。以 FEV_1 下降 20% 的最低累积剂量（$PD_{20} - FEV_1$）为反应阈值，表示其敏感性，判断气道高反应性的程度。支气管激发试验较为安全，可能出现的不良反应一般较轻微，经休息或吸入 β_2 - 受体激动剂可缓解。激发试验用于哮喘的诊断和鉴别诊断、哮喘严重度的评估及指导哮喘治疗。

二、气道高反应性产生机制及特点

（一）气道高反应性产生机制

吸入某些刺激物或变应原可通过刺激气道平滑肌细胞的受体或感受器直接引起气道平滑肌收缩，也可激活气道炎性细胞释放炎性介质和细胞因子引起气道黏膜充血水肿、气道平滑肌收缩，导致气道管腔狭窄和阻力增高，即气道反应性增高。气道反应性增高的机制有以下几个方面。

1. 气道慢性炎症 各种因素作用于气道，使得气道黏膜炎性细胞增多、聚集，释放炎性介质和细胞因子，造成气道黏膜充血水肿、腺体分泌亢进、上皮细胞脱落、气道平滑肌收缩，引起气道管腔狭窄，从而出现气道反应性增高。

2. 气道神经受体的影响　迷走神经反应性增高，释放乙酰甲胆碱使气道平滑肌收缩，导致气道高反应性。哮喘患者的气道在长期炎症刺激下和长期应用 β_2 - 受体激动剂的情况下，使得气道内 β_2 - 肾上腺能受体数量和功能低下，从而导致气道反应性增高。非肾上腺素能非胆碱能神经失平衡，释放神经肽类递质增高，引起气道平滑肌收缩，黏膜充血水肿，使气道反应性增高。

3. 气道平滑肌力学改变　慢性哮喘气道平滑肌肥大、增生，管壁变厚、管腔狭窄，使气道反应性增高。

（二）气道反应性的剂量 - 反应曲线

气道反应性的改变可表现为气道的收缩和舒张，通过气道管径的大小反映出来，临床和实验室常用测定气道阻力的大小来反映气道管腔的改变。由于气道阻力与气体流量呈反比，气体流量的指标如第 1 秒时间肺活量（FEV_1）、呼气峰流速（PEF）等也用于反映气道管腔的大小。

在不同人群中气道反应性的剂量 - 反应曲线不同，随着刺激药物量的增大，气道阻力上升，呈"S"形改变。气道阻力对较低浓度的刺激无明显反应，为曲线的低平台部，随着刺激剂量的增加，当达到一定的阈值后，气道阻力开始增加，但当反应达到最大值时，即使再增加刺激剂量阻力也不再增加，为曲线的高平台部分。不同受试者剂量 - 反应曲线不一样，气道反应性越高的人如哮喘患者，曲线越陡直，正常人曲线较平坦。

（三）气道反应性的影响因素

各种物理、化学及生物的刺激均可影响气道反应性，致喘因子的强弱程度及作用时间的长短，决定气道收缩反应的强弱、是否发病及发作程度。气道高反应性是支气管哮喘的重要病理生理特征。哮喘患者气道对各种刺激物的敏感性是正常人气道的 100 ~ 1 000 倍。气道高反应性并非都是哮喘，但哮喘患者的气道高反应性程度较非哮喘的其他气道高反应性要严重，且症状越重，其剂量 - 反应曲线越左移，斜率越大。

气道表面液体渗透压的改变亦能影响气道反应性，哮喘患者吸入高渗或低渗液体会发生支气管收缩；运动、过度通气亦可引起气道表面渗透压改变，使气道反应性增高。气道反应性的昼夜变化较大，清晨 4 时明显高于午后 4 时。另外，任何改变支气管平滑肌舒缩反应和气道炎症反应的药物均对气道反应性有明显影响，糖皮质激素、抗胆碱药、抗变态反应药能使反应性降低，而 β_2 - 受体阻滞剂则使气道收缩，反应性增高，故测定气道反应性前须停用这些影响气道反应性的药物 12 ~ 72h。

三、支气管激发试验的分类及方法

气道反应性通过支气管激发试验测定，采用某种刺激物诱发气道平滑肌收缩及气道炎症反应，然后借助肺功能指标判断支气管收缩及气道炎症反应的程度来测定气道反应性，再通过刺激物的量化及相应的反应程度，判断气道高反应性的程度。临床上的支气管激发试验方法较多，分类也不统一，大体上有 4 种不同的分类方法：①从激发物来分，分为特异性激发试验和非特异性激发试验。非特异性激发试验有吸入激发试验、运动激发试验和 CO_2 过度通气激发试验等。吸入激发试验中，根据吸入物的不同，又分为乙酰甲胆碱激发试验、组胺激发试验、高渗盐水激发试验、蒸馏水激发试验等。②从吸入方法来分，分为 5 次深吸气法、潮气呼吸法、简易手捏式雾化吸入法、APS 气雾给药法和连续呼吸 Astograph 法。③从应用的仪器来分，有肺功能仪测定法和 Astograph 测定法。④从判断指标来分，有测定第 1 秒时间肺活量（FEV_1）、峰流速（PEF）、气道阻力（Raw）、气道传导率（sGaw）、呼吸阻力（Rrs），以及用 IOS 测定 R5 等指标。

下面从应用仪器的不同分别介绍肺功能仪测定和 Astograph 仪测定 2 种方法。

（一）肺功能仪测定方法

采用一定标准的雾化器和动力源，雾化吸入激发剂后，用肺功能指标来判断试验结果。

1. 药物及制备　激发试验常用的药物为氯化乙酰甲胆碱（methacholine chloride）和磷酸组胺（histamine phlosphate）。乙酰甲胆碱是胆碱能药物，与支气管平滑肌细胞上的胆碱能受体结合，使平滑肌收缩，从而使气道阻力增高。组胺是生物活性介质，直接刺激支气管平滑肌及胆碱能神经末梢，反射性引起平滑肌收缩。两者在相同剂量的刺激反应程度一致，激发效应和安全性相似，两者所用药物剂量也相似，临床可比性较高，但大剂量时组胺的不良反应较乙酰甲胆碱大。组胺和乙酰甲胆碱为干燥的晶体，用前先配成溶液，一般用生理盐水配制。国外常用含 0.4% 苯酚溶液配制，因含酚防腐，保存时间较长。乙酰甲胆碱在偏酸的溶液中稳定性好，在中性溶液中容易降解。故需保存的乙酰甲胆碱不宜为中性溶液。高浓度乙酰甲胆碱偏酸，低浓度乙酰甲胆碱 pH 增高，不易保存。一般先配制成 5% 组胺或 5% 乙酰甲胆碱的原液（可用于激发试验的最高浓度激发液）。原液可低温（4℃）保存较长时间，用时再按需要倍增激发浓度配制。激发物的剂量、浓度目前国内外尚未完全统一，不同吸入法其剂量和浓度递增不同，起始剂量和终止剂量亦不一致。一般先吸入稀释液后测定肺功能，如 FEV_1 无下降，且基础肺功能正常，可适当提高起始浓度，也可以 2 倍或 4 倍浓度递增。

2. 吸入方法　雾化吸入的方法有多种，各有优缺点，临床使用可根据实验室条件和设备选用。

Chai 氏 5 次深吸气法（间断吸入法）：是 1975 年由美国哮喘与变态反应疾病中心（AADC）制定的支气管激发试验的标准方法，吸入激发剂前首先测定基础肺功能以及吸稀释液的肺功能，如激发剂为乙酰甲胆碱，其药物浓度分别为 0.062 5、0.25、1、4、16mg/ml（美国 FDA 推荐的浓度为 0.025、0.25、2.5、10、25mg/ml），受试者从低浓度到高浓度逐次吸入激发剂，每一浓度从功能残气位作 5 次缓慢深吸气，每次吸入时间约为 0.6s，于吸入后 30s 和 90s 分别测肺功能，如不符合质量控制标准，应重做。

Cockroft 潮气呼吸法：采用射流雾化器持续产生雾液，释雾量可通过气体流量进行调节，一般要求为 0.13ml/min ± 10%。乙酰甲胆碱的浓度分别为 0.03、0.06、0.125、0.25、0.5、1、2、4、8、16mg/ml，受试者对每一浓度激发剂从低到高潮气呼吸 2min，于每次吸入后 30s 和 90s 分别测定肺功能。潮气呼吸法产生持续雾液，药物随呼气释放在空气中较多，易导致环境污染，影响工作人员的安全。

Yan 氏简易手捏式雾化吸入法：该法使用手捏式雾化器来输送一定雾粒直径和剂量的激发剂，药物浓度分别为 3.15、6.25、25、50mg/ml，雾化器每揿平均排放量为 0.003ml，控制每一浓度的揿数，以此计算累积剂量（mg）。起始剂量为 3.15mg/ml，吸入 1 次，最大剂量为 50mg/ml 吸入 8 次。每一剂量吸入后 60s 测定肺功能，以 FEV_1 下降 20% 时的最低累积剂量（PD_{20}）为定量指标。该方法是 1997 年中华医学会推荐的气道反应性测定方法，其浓度及剂量见表 2-3。Yan 氏法较为简单，故在国内外使用较广泛，但由于采用简易手捏式雾化，吸入气道的药物剂量难以精确掌握。

表 2-3　中华医学会推荐的浓度和剂量（Yan 氏法）

浓度（mg/ml）	揿数（次）	组胺（累积剂量，mg）	乙酰甲胆碱（累积剂量，mg）
3.125	1	0.03	0.05
3.125	1	0.06	0.10
6.25	1	0.12	0.20
6.25	2	0.24	0.40
25	1	0.49	0.80
25	2	0.98	1.60
25	4	1.8	3.20
50	4	3.9	6.40
50	8	7.8	12.8

APS 气雾激发给药法：近年德国 Jaeger 公司生产的 APS 气雾激发系统，在 Yan 氏简易手捏式雾化吸入法的原理上采用计算机化精确给药系统，控制吸气的流速和雾化的时间，从而精确控制每次吸入剂量，采用 2 个浓度 10 步法，药物浓度为 4mg/ml 和 32mg/ml，通过调整每步吸入的次数控制每步吸入药物的剂量，还可根据具体情况增加或减少步骤，是一种既精确又安全方便的雾化吸入给药法，但需要配

备特殊的装置，目前国内各医院使用较广泛。

3. 测定指标及结果判断　采用肺功能仪测定气道反应性，最常用的肺功能指标是用肺量仪测定 FEV_1 和 PEF，以 FEV_1 或 PEF 较基础值下降 $\geq 20\%$，为激发试验阳性。除此之外，尚有用体描仪测定 Raw、sGaw，以 sGaw 下降 $\geq 35\%$ 为激发试验阳性。

以 FEV_1、PEF 较基础值下降 20% 或 sGaw 较基础值下降 35% 的最低累积剂量（$PD_{20} - FEV_1$，$PD_{35} - sGaw$）或最低累积浓度（$PC_{20} - FEV_1$，$PC_{35} - sGaw$，）为试验的反应阈值，反映气道的敏感性。敏感性指气道对刺激物初始反应值的高低，阈值越低，气道越敏感。剂量 - 反应曲线斜率是指最后一个剂量相应的肺功能指标下降百分率与总吸入剂量之比，表示气道的反应性，斜率越大，反应性越高。

近年国内外尚有以脉冲振荡法（IOS）测定呼吸阻抗为指标，R5 达到基础值 1.8～2.0 倍的 PD 值或 PC 值为反应阈值。

FEV_1 是最常用的指标，测定较简单，结果稳定，重复性好，但需要反复用力呼吸，易导致呼吸肌疲劳，有可能诱发 FEV_1 下降，易出现假阳性。IOS 测定呼吸阻抗，尚未广泛用于临床，该技术无需患者用力，可用于不能得到理想 FEV_1 的患者。

（二）强迫振荡连续描记呼吸阻力法（Astograph 法）

采用日本 Chest 公司生产的 Astograph 气道反应性测定仪测定气道反应性，其原理是通过强迫振荡法，在受试者的口腔侧施加一正弦波形的振荡压力，连续监测其呼吸阻力。该仪器由雾化发生器、定压正弦波发生装置、呼吸阻力连续运算及显示、记录组成，目前新一代的仪器已将其并为一体。其中气雾剂提供系统包括 12 个雾化罐，第 1 个雾化器盛生理盐水，第 2 至第 11 个盛不同浓度的激发剂，第 12 个盛支气管扩张剂，各 2ml，如激发剂为乙酰甲胆碱，其浓度由低至高分别为 0.049、0.098、0.195、0.39、0.781、1.563、3.125、6.25、12.5、25mg/ml；如激发剂为组胺，浓度分别为 0.032、0.063、0.125、0.25、1、2、4、8、16mg/ml。测定时受试者取坐位，夹鼻，含口件，连续作潮气呼吸，由电脑控制自动依次更换雾化器，每一浓度吸入 1min，自动描记出剂量 - 反应曲线，当呼吸阻力增加到起始阻力的 2 倍时停止吸入激发剂，改吸支气管扩张剂。如呼吸阻力未增加至起始阻力的 2 倍，则继续测定直至吸入最高浓度，结束时也给予支气管扩张剂吸入。判断指标为如下。①起始阻力（初期抵抗，Rrs. c）：吸入生理盐水时的基础呼吸阻力，单位为 $cmH_2O/L \cdot S$。②基础传导率（初期反应，Grs）：为 Rrs 的倒数，单位为 $L/(s \cdot cmH_2O)$。③传导率下降斜率（sGrs）：单位时间内 Grs 的变化，单位为 $L/(s \cdot cmH_2O \cdot min)$，表示气道的反应性。④sGrs/Grs：表示气道的反应性。⑤反应阈值（Dmin）：指呼吸阻力开始呈线性上升时的药物累积量，用 1mg/ml 药物浓度吸入 1min 的量为单位来表示，反映气道的敏感性，阈值越低，气道越敏感。⑥PD_{35}：使 Grs 升高至基础水平的 35% 时所需激发剂的累积剂量，也反映气道敏感性。该方法操作简单，患者平静呼吸，一次连续描记出剂量 - 反应曲线，灵敏度高、省时、省力，同时测定气道敏感性和反应性。因能直接显示气道阻力，及时发现气道痉挛的发生，故较肺功能仪测定安全，但仪器较昂贵。

（三）几种常用激发试验操作程序

1. 吸入性非特异性激发试验　目前使用 Jaeger 肺功能仪 APS 给药法进行支气管激发试验，在国内应用较广泛，以此为例，以乙酰甲胆碱为激发物，以 FEV_1 为测定指标，介绍吸入性非特异性激发试验的操作程序。

药物制备：乙酰甲胆碱以生理盐水或含 0.4% 苯酚的稀释液，配制成 4mg/ml 和 32mg/ml 2 种浓度。

吸入规程：采用 2 个浓度 10 步法规程，吸药前先测基础 FEV_1，然后通过 APS 气雾给药法吸入生理盐水，2mm 后测定 FEV_1，以此作为基础对照值，随后按照计算机提示，逐步吸入药物，通过改变每步吸药次数，调整每步吸入剂量，当 FEV_1 下降 $\geq 20\%$ 基础值，为激发试验阳性，改吸支气管扩张药，使 FEV_1 恢复至激发前的 80% 以上。当 FEV_1 下降 $< 20\%$ 基础值，继续吸入下一剂量的激发药，直至最大剂量，结束后也吸入支气管扩张剂。

结果判断：当 FEV_1 下降 $\geq 20\%$ 基础值，为激发试验阳性，以 FEV_1 下降 20% 的最低累积剂量

（PD_{20} - FEV_1）为反应阈值，表示其敏感性。判断气道高反应性的程度，PD_{20} - FEV_1 < 0.03mg，为极重度气道高反应性；PD_{20} - FEV_1 0.03 ~ 0.24mg，为重度气道高反应性；PD_{20} - FEV_1 0.25 ~ 1.32mg，为中度气道高反应性；PD_{20} - FEV_1 1.32 ~ 2.28mg，为轻度气道高反应性。

2. 运动激发试验 大多数哮喘患者运动后可以诱发哮喘发作，在儿童更加明显。运动诱发气道痉挛目前认为与运动时过度通气、支气管黏膜表面温度降低、水分丢失有关。

试验前应详细询问病史，进行体格检查，有心脏病者不宜做此试验。试验过程中应监测心电图，试验前测定肺功能，FEV_1 < 70%预计值者不宜做此试验。常用运动器械为平板或脚踏车，以氧耗量或心率决定运动量，应在2 ~ 4min内使氧耗量逐渐达到30 ~ 40ml/（min·kg）或使心率达到最大预计值的90%，在此水平上运动5 ~ 8min停止。运动后第2、4、6、8、10、20、30min再测肺功能，多数人在运动后5 ~ 10min，FEV_1 下降达到高峰，以 FEV_1 或 PEF 下降≥15%基础值为阳性诊断标准。运动激发试验虽然特异性高，但哮喘患者平板运动试验阳性率只有60% ~ 80%，不如药物激发试验敏感，且对成人患者，运动量过大时，有一定风险。

3. CO_2 过度通气激发试验 包括冷空气、室温下 CO_2 过度通气。过度通气可使气道黏膜降温、水分丢失，从而刺激平滑肌收缩。哮喘患者对此刺激较正常人敏感。因过度通气时，受试者 $PaCO_2$ 将下降，血 pH 改变也将刺激平滑肌收缩，故在吸入的空气中混入一定量的 CO_2，以保持 $PaCO_2$ 正常。受试者通过一定装置的压缩空气过度通气，调节每分通气量从40%最大通气量（MVV）开始，依次增加至60% MVV、80% MVV，每种通气量通气3min，间歇5min后测肺功能，以通气后 FEV_1 下降≥10%基础值为阳性诊断标准。本法特异性及敏感性均较高，但仪器较昂贵。

4. 蒸馏水或高渗盐水激发试验 哮喘患者吸入低渗的蒸馏水或高渗的盐水（3.6%）会引起气道收缩，这主要是与支气管黏膜表面渗透压改变有关。通过雾化器让受试者吸入一定量的蒸馏水或高渗盐水，其吸入量按吸入时间计算，每次吸入剂量倍增，每次吸入后30s测定 FEV_1，间隔2min再吸下一剂量，直至 FEV_1 下降≥20%基础值，或吸入最高剂量达30ml为止。本法敏感性、特异性均较高，且所需仪器简单，耗时少，安全，故值得推广。

5. 特异性激发试验 特异性激发试验是指吸入已知的变应原进行支气管激发试验，测定气道对变应原的特异性反应。测定前应详细询问病史，并进行变应原皮肤试验和血清特异性 IgE 测定，以选择激发用的特异性变应原。常用的变应原有尘螨、花粉、真菌等。试验前先制备变应原，吸入方法同非特异性吸入激发试验。特异性激发试验风险较大，有可能引起严重的气道痉挛，目前很少使用。

以上各种气道反应性测定方法各有优缺点，其测定方法的比较见表2-4。

表2-4 各种气道反应性测定方法的比较

项目	乙酰胆碱	组胺	变应原	运动	过度通气	高渗盐水	蒸馏水
实用性	高	高	低	中	高	高	高
敏感性	高	高	中	中	中	中	中
特异性	中/高	中/高	高	高	中/高	高	高
重复性	高	高	中	中	高	高	高
不良反应	低	低	高	高	低	低	低
费用	低	低	低/中	高	高	低	低

四、气道反应性测定的临床应用及其意义

（一）适应证

（1）用于临床怀疑为哮喘，常规肺功能为 FEV_1 ≥70%，支气管扩张试验阴性的患者，包括咳嗽变异性哮喘、职业性哮喘、运动性哮喘等，以协助临床诊断。

（2）用于慢性咳嗽的鉴别诊断，支气管激发试验阳性者为咳嗽变异性哮喘。

（3）对于已确诊为哮喘的患者，一般不用于进一步确诊，但可用于疗效评估，指导治疗。

（二）禁忌证

1. 绝对禁忌证 ①对激发剂吸入明确过敏者。②基础肺通气功能严重损害（$FEV_1 < 60\%$ 预计值或 $< 1.0L$）。③哮喘急性发作期；④心功能不稳定、近期内（< 3 个月）有心肌梗死、心动过缓、严重心律失常、正在使用拟副交感神经药物等。⑤严重的未控制的高血压（收缩压 $> 200mmHg$，舒张压 $> 100mmHg$）。⑥近期有脑血管意外。⑦主动脉瘤。⑧严重甲状腺功能亢进。⑨严重荨麻疹。⑩有严重肺大疱、气胸等不适宜作用力肺活量测定者。

2. 相对禁忌证 ①基础肺功能呈阻塞改变，$FEV_1 < 70\%$ 预计值者，如严格观察并做好充分准备，对于 $FEV_1 > 60\%$ 预计值者仍可予以激发试验。②不能做好基础肺功能测试者（肺功能基础值测定不符合质控要求）。③近期有呼吸道感染者（< 4 周）。④妊娠、哺乳期妇女。⑤正在使用胆碱酶抑制剂的重症肌无力患者。

（三）临床意义

1. 协助支气管哮喘的诊断 典型的哮喘通过典型的症状和体征诊断并不困难，但对于症状不典型者，气道反应性测定有助于确定哮喘的诊断。

2. 哮喘严重度的评估 气道反应性增高程度与哮喘的严重度呈正相关，气道反应性越高，哮喘越严重。PC_{20} 或 PD_{20} 值可用于判断哮喘的病情严重度，PC_{20} 或 PD_{20} 值越低，哮喘越严重。气道反应性很高而哮喘症状不明显的患者，发生哮喘猝死的危险性较有喘息而气道反应性较低的患者大，对此类患者，应积极抗炎治疗。

3. 指导哮喘的治疗 气道反应性越高，越需要积极抗炎治疗。哮喘患者经抗炎治疗后气道高反应性下降，说明气道炎症得到控制，可降级治疗。目前已有学者提出将气道反应性降为正常作为哮喘完全控制的指标之一，将气道反应性恢复正常作为哮喘治疗的最终目标，如果哮喘患者经长期抗炎治疗后临床症状完全控制，气道反应性下降至正常水平，可停止抗炎治疗。

4. 哮喘的鉴别诊断 慢性支气管炎、COPD 与哮喘的鉴别有时有一定困难，通过气道反应性测定可以发现它们之间的不同，慢性支气管炎和 COPD 患者的气道反应性测定常呈阳性，但其反应性以及反应阈值与哮喘明显不同，哮喘的反应阈值较慢性支气管炎和 COPD 要低得多，而反应性较慢性支气管炎和 COPD 明显增高，故其剂量 - 反应曲线形态不同，哮喘者曲线的坡度大，不能达到平台，而慢性支气管炎和 COPD 的剂量 - 反应曲线在 FEV_1 下降至 $30\% \sim 50\%$ 时出现一平台，其形态与正常人相似。

慢性支气管炎并发哮喘、支气管扩张并发哮喘者其气道反应性与单纯的慢性支气管炎和支气管扩张不同，气道反应性明显增高，与哮喘类似。对这些患者用吸入糖皮质激素抗炎治疗，比单纯对症治疗疗效要明显提高。

慢性咳嗽中的咳嗽变异性哮喘，其气道反应性明显增高，支气管激发试验阳性，借此可以与其他病因的慢性咳嗽鉴别。

5. 临床应用价值 气道反应性测定，阴性的价值较阳性更大。阴性者基本上能排除哮喘，阳性者并不能诊断为哮喘，应结合反应阈值以及激发时的症状，如阈值较低，激发时发生气喘症状，则能明确哮喘的诊断。慢性支气管炎、COPD、过敏性鼻炎、过敏性肺泡炎、长期吸烟者等，其气道反应性测定常为阳性，但反应阈值一般较高。

过敏性鼻炎与哮喘密切相关，常同时存在，或以后发生哮喘。过敏性鼻炎患者中有 75% 气道反应性增高，气道反应性增高者中发生哮喘的可能性更大。

（四）不良反应及其安全措施

支气管激发试验可能会出现一些不良反应，一般较轻微，常见的有咳嗽、咽痛、头痛、面红等非气道痉挛症状，不伴通气功能下降，30min 可自行缓解。吸入组胺引起的这些症状较乙酰胆碱多。还有由于气道痉挛引起的咳嗽、胸闷、喘鸣，伴有通气功能下降，吸入 β_2 - 受体激动剂可缓解。罕见的出现严重的气道痉挛，导致哮喘急性发作，应积极治疗。

支气管激发试验过程中还应注意对工作人员的防护，因为在激发剂雾化过程中药物容易污染室内环境，工作人员中如有气道高反应者，容易诱发其哮喘发作。曾有在激发过程中工作人员出现哮喘发作的报道。

支气管激发试验时应有相应安全措施。吸入药物浓度应从小剂量开始，逐步增加剂量。现场应备有抢救措施，包括吸入型 β_2 - 受体激动剂、注射用肾上腺素、地塞米松、氧气和气管插管设备。试验时需要有经验的临床医师在场。试验结束时应使受试者肺功能恢复至试验前水平才能让受试者离开。对于特异性激发试验，应特别重视迟发相气道反应的发生，严密观察至少24h。

（五）质量控制

1. 药物的影响因素 某些药物会影响气道的舒缩功能和气道炎症，从而影响气道反应性，导致假阳性或假阴性，故在试验前应停用这些药物，表2-5是气道反应性测定前应停用的药物及其时间。

表2-5 气道反应性测定前应停用的药物及其时间

药物	试验前停用时间（h）
短效吸入性支气管扩张剂	8
如沙丁胺醇、特布他林	
中效吸入性支气管扩张剂	24
如异丙托溴胺	
长效吸入支气管扩张剂	48
如沙美特罗、法莫特罗	
口服支气管扩张剂	12 ~ 48
如茶碱、特布他林	
色甘酸钠	8
抗组胺药	72
白三烯调节剂	24
口服、吸入糖皮质激素	不详 *
咖啡、茶、含咖啡因化合物	试验当天

注：*：口服和吸入糖皮质激素会影响气道反应性，试验前应停用，具体时间不详。

2. 控制激发药物的剂量 雾化器装置和压缩空气都必须标准化，以使雾化吸入的剂量精确可靠。

3. 控制肺功能测定值 基础肺功能测定要准确无误，以免假阳性和假阴性。

（郭长城）

第三章

纤维支气管镜介入治疗

随着支气管镜（bronchoscope）在临床上的广泛应用，不仅积累和总结了大量的实践经验，亦研发出更多更新的实用工具，使得其适应证明显增加，不仅用于诊断，而更多地在治疗领域发挥重要的作用。目前，纤维支气管镜介入技术（interventional bronchoscopic techniques），不仅用于处理气道管腔内病变如治疗性纤维支气管镜检查（therapeutic bronchoscopy）治疗气道狭窄，亦用于治疗肺部疾病如支气管肺泡灌洗（bronchoalveolar lavage，BAL）治疗肺泡蛋白沉着症和肺尘埃沉着症，以及取代外科手术的经支气管镜肺减容术（bronchoscopic lung volume reduction，BLVR）用于慢性阻塞性肺疾病等的治疗。

第一节　治疗性纤维支气管镜检查

近30年来，治疗性纤维支气管镜检查（therapeutic bronchoscopy），已在临床上广泛开展，常规用于气道异物的摘除、多种方式开放气道，如热疗以及气道支架技术对气道内疾病进行有效的治疗，在缓解患者的呼吸困难、改善其生活质量和延长生存期方面均获得了显著的疗效，本节着重对有关的操作方法进行介绍。

一、异物摘除或钳出

异物（foreign body）吸入是一种临床上常见的危及生命的急症，有较高的发病率及死亡率，可致气道狭窄、死亡及严重的并发症，如肺部感染、肺不张以及支气管扩张。研究表明，气道异物吸入的发病具有两个年龄高峰，即3岁以内的儿童和大于70岁的成人，儿童所占比例约为90%。吸入异物的种类与年龄相关，高达55%的儿童吸入异物为有机物（如花生和种子），而78%左右的成人吸入异物为无机物（如牙齿），当然，其种类也取决于文化、社会经济因素及饮食习惯。据多数文献报道，异物吸入后多位于右侧气道。而儿童主支气管的大小及角度相同，异物位于两侧的概率较为相似。

（一）病因

婴幼儿气道异物发生率较高，主要原因是由于该年龄段儿童年龄小，磨牙尚未萌出，咀嚼功能不全，干硬食物不易嚼碎，喉的保护功能不健全，因而易误入气管；另一原因是儿童喜欢将物品置入口中尝试，当欢笑或哭闹时容易发生误吸；另外，亦有家长对儿童监管放松警惕等因素。成人的危险因素包括酒精中毒、牙列不良、高龄、创伤、吞咽障碍、癫痫发作、帕金森病及全身麻醉状态，以及镇静剂、安眠药的使用等。

（二）解剖及病理改变

气管在约平第四胸椎下缘水平分成左右主支气管。右主支气管男性平均长2.1cm，女性平均长1.9cm。其外径男性平均约为1.5cm，女性平均为1.4cm，与中线夹角约25°。左主支气管男性平均长4.8cm，女性平均长4.5cm。其外径男性平均1.4cm，女性平均1.3cm，与中线夹角40°~50°。与左主支气管相比，右主支气管的特点是短粗而走向陡直，故异物易于吸入，尤其右下肺。但异物沉积部位不仅与气管、支气管树的解剖特点有关，亦与吸入时患者体位和姿势有关，异物沉积的最常见部位为右下叶支气管，接下来依次是左下叶支气管、右主支气管、左主支气管、右中叶支气管、左上叶和右上叶气管、支气管。80%的异物位于一侧支气管内，少数位于声门下及气管内。多数回顾性调查发现，右侧支气管异物多于左侧，但亦有文献报道两侧的发生率相近。

异物吸入气管、支气管后，可引起局部的炎症反应，但其程度则与异物的大小、形状、感染的严重程度及存留时间密切相关。较小的金属性异物进入小支气管后局部少有反应，较大的金属性异物则在支气管内产生局部黏膜肿胀，引发支气管炎、肺炎、支气管扩张或肺气肿，严重者可形成肺脓肿。而植物性异物具有刺激性，可引起支气管黏膜的炎性肿胀，脓性分泌物的增加，造成支气管活瓣状阻塞，开始为支气管的部分阻塞，以后为支气管的完全阻塞，导致肺不张以及肺毁损等的发生。在异物阻塞的早期，病变可能仅限于一侧、一叶或一段支气管，以后随着炎症的进一步扩散，可波及同侧其他肺叶。较大异物可阻塞较大的气道，常导致迅速出现梗阻、窒息或死亡等并发症。

（三）诊断

1. 病史、症状、体征　依据患者有明确的异物吸入史、急性发作的咳嗽、窒息、发绀，后出现喘息、咳嗽或咳痰、呼吸困难、休息时发绀，体格检查发现呼吸音减低、哮鸣音、局限性湿啰音，可高度怀疑异物吸入。反复发生的局限部位阻塞性肺炎、肺不张需排除有无气道异物吸入。

患者的症状与异物的形态、大小、性状、嵌顿部位及在气道的存留时间有关。较大的固体异物易沉积于喉、气管或两侧主支气管，患者吸入后迅速出现刺激性咳嗽、焦虑、喘鸣、或呼吸窘迫，局部可有疼痛，可伴呕吐、咯血。少数患者迅速出现喉头水肿、窒息和心搏骤停。较小的固态异物吸入则是在支气管树的某一固定位置，反复出现各种症状和体征。液体或液体固体的混合食物，如胃内容物，可引起更为弥漫的气管、支气管及肺实质的损伤。在异物吸入较长一段时间后，患者的症状主要是一些慢性并发症（如肺不张、支气管扩张等）的表现。除此之外，患者的临床表现还常受年龄、基础疾病、药物引起的意识障碍等因素的影响。

体征亦同样与异物大小、沉积部位及时间等有关，可表现为单侧或局限性肺气肿、肺不张等体征。双肺听诊可闻及异物呼吸音减低。

2. 影像学检查　X线胸片及CT等影像学检查可帮助诊断，但仅约10%的异物能在X线上显影，约25%的患者胸透正常。大对数情况下，胸片显示的多为提示存在气道异物的间接征象，如肺不张、肺气肿等。一般认为胸透见呼吸时纵隔摆动对诊断具有较大意义，但目前已较少应用。CT三维成像技术可以显示第6~7级支气管内的异物，研究提示，CT三维重建可准确地识别异物，检查结果与传统硬支气管镜相比，具有较高的符合率。

3. 支气管镜检查　对于不能通过病史、体征和影像学获得诊断的患者，支气管镜检查兼具诊断与治疗的作用。一般认为，对于诊断明确的病例，首选硬质支气管镜检查、定位并取出异物，对于可疑病例，首选纤维支气管镜检查、诊断或排除异物。硬质支气管镜下取异物仍是目前最常用的手术方法。

（四）麻醉

一般成人或12岁以上儿童的患者，行可曲性纤维支气管镜取出异物时，多采用局部表面麻醉，先予2%利多卡因10ml雾化吸入，术中可在声门部、隆突上方、异物周围等处喷洒1%利多卡因以追加麻醉，但应注意控制麻药的总剂量。对于术中耐受性差、剧烈咳嗽的患者，可在术中辅助静脉注射咪达唑仑、丙泊酚，但应注意是否出现呼吸抑制。对于12岁以下儿童及拟行硬质支气管镜的患者，则需采用全身麻醉。全身麻醉时，对于术前有明显呼吸窘迫或高度怀疑异物嵌顿在声门周围和声门下时，尽可能保留自主呼吸；术前无明显呼吸窘迫、考虑异物在一侧支气管内时，可使用肌肉松弛药控制呼吸。

（五）支气管镜的应用

1. 所需器材　纤维支气管镜、硬质支气管镜及其配套的异物摘除装置。

2. 术前准备　详细询问病史及体格检查，同时了解患者的一般情况、血常规、凝血功能，行X线或CT了解异物部位。对于有心肺疾病的患者，术前还应行心电图、血气分析及肺功能等项目，以评估患者对手术的耐受程度以及风险。综合分析患者的资料，选择适当的支气管镜种类和型号，异物摘除的方法和工具，预测所需时间及并发症。

术前需禁食4~6h以上，以防止胃内容物反流而导致误吸，可术前肌内注射阿托品0.5mg，地西泮5~10mg，必要时可肌内注射哌替啶50mg，儿童则根据身高、体重酌减。对于异物吸入后，出现明显呼吸功能障碍的患者，应立即行急诊异物摘除术，此时可让患者取坐位行纤维支气管镜检查，以减少误吸的发生。

3. 术式 可采用经口插入法、经鼻插入法及经人工气道插入法。纤维支气管镜经口进入时适用于一些体积较大的异物摘除，经鼻法则适用于成年患者或不适宜经口插入法者。人工气道包括气管插管、气管造口、喉罩等，主要适用于已行气管插管或气管切开患者，或异物较为锋利（如刀片、破损或断裂的金属支架等），预计异物摘除较为困难的患者。不同插入法的主要优缺点如表3-1所示。

表3-1 三种纤维支气管镜插入法的优缺点

方法	优点	缺点
经口插入法	①能插入外径较粗的治疗性支气管镜。②操作空间大，视野好，患者能耐受，能对分泌物及异物摘除所致出血进行有效地吸引。③异物取出过程可避免对鼻腔黏膜的损害及异物嵌顿于鼻腔内	多数患者出现恶心反射及舌头卷动，使纤维支气管镜不易固定，有时不易插入而失败
经鼻插入法	①操作方便，成功率高。②耐受性好。③对体位要求低，无论患者取仰卧、半坐或坐位均可进行操作	①鼻腔狭窄患者，可能支气管镜插入困难，另外，外径较粗的支气管镜也不易插入。②较大异物可嵌顿于鼻腔内，拔出时易造成鼻部损伤
经人工气道法	①确保呼吸道通畅，可随时进行机械通气支持。②支气管镜进出方便。③避免锋利的异物对气管壁、喉、声门造成损伤	①患者多需全身麻醉。②颈椎病、颌面部损伤者不适用

目前，可曲性支气管镜及硬质支气管镜都可应用于异物取出，前者成功率为86%~91%，后者成功率为99.9%。条件允许的情况下，推荐硬质支气管镜用于各种异物吸入所致的急性呼吸衰竭患者，因成功率接近100%，且操作可快速进行。但可曲性支气管镜的优点为广泛的实用性，且不需要全身麻醉。

4. 异物摘除方法

（1）器械选择：异物摘除器具包括鳄鱼口型钳、V形、W形异物钳、篮形钳、圈套器、球囊导管等。V形是最常用的异物钳，对于体积较大的异物可采用W形异物钳，对于易碎或表面光滑异物，可采用冷冻探头将其冷冻后取出，亦可用球囊逐步将其驱赶至气管或支气管，然后用其他辅助工具取出。而对于表面光滑的异物则可选用套篮钳。

（2）操作规程：经纤维支气管镜取异物常采用经口插入法，同常规支气管镜检查类似，操作过程中都应仔细观察咽喉壁、声门、气管及其各级结构。顺序一般是先检查健侧，后检查患侧。若不知道异物的确切部位，则先右侧，后左侧。发现异物时，注意勿将异物推向更远端。若异物完全被肉芽组织包裹，可在取异物之前，采用微波、高频电刀或冷冻等方法清除肉芽组织，并充分暴露异物后再行取出。

5. 并发症及预防

（1）大出血：为异物摘除过程中损伤血管所致，注意手法轻柔，必要时局部喷洒止血药，防止窒息。

（2）支气管壁的损伤：在操作过程损伤支气管壁可导致支气管瘘、纵隔气肿和气胸。为术中电灼或异物损伤支气管壁所致。在电灼异物周围支气管壁时避免损伤支气管壁，异物完全松动后才用工具拉动异物。

（3）呼吸道梗阻：在手术操作过程中或完成后，可发生喉痉挛、喉头水肿及异物滑脱，落在声门下区，造成呼吸道梗阻。预防措施为取出异物时确保被固定，经过声门时嘱患者深吸气。

（4）心律失常：缺氧可致各种类型的心律失常，严重者心搏骤停，故在操作过程中应保持良好的氧合。

（5）异物移位：术中避免推顶异物、选择合适的取异物工具。

二、电凝治疗

（一）概述

在 1926 年，物理学家 William Bovie 和神经外科专家 Harry Cushing 共同研制出第一台高频电刀应用于临床。初期该法仅应用于少数外科科室，随着设备技术的完善和发展，其本身的优越性如止血效果好、组织切割快等，逐渐显现，并也广泛应用于内镜下的微创手术。对于呼吸系统患者，气道阻塞可引起咳嗽、咳痰、呼吸困难，甚至窒息。支气管镜下使用高频电刀切除气管内肿物，可明显缓解症状。1982 年日本首次使用纤维支气管镜下高频电刀切除气管内良性肿瘤，并取得成功。我国于 1984 年开始经支气管镜高频电刀对气管支气管肿瘤进行治疗，效果较好。目前，对于气道的良性肿瘤尤其是带蒂的腺瘤或息肉，高频电流切割摘除已成为首选的腔内治疗方式。

（二）技术原理

人体组织为电导体，当有电流通过人体组织时能产生热效应、电力效应和法拉第效应（肌肉痉挛、心脏纤维颤动等）。普通的照明电源为低频电源，会对人体造成神经刺激、疼痛感，严重时可使心脏停搏而危及生命。随着电流频率的增大，其法拉第效应明显减低，超过 300Hz 时可忽略不计。

高频电治疗仪是一种高频射频源，利用高频振荡回路，产生频率为 500kHz 左右，电压输出峰值在 1kV 以上的高频电流。这种高频电流对人体无刺激作用，但会使人体组织产生热效应。若电流为持续的高频电流，接触处细胞受到的热量会持续上升，当达到某个程度时，细胞会受热破裂，其成分则成为水气，随着电极移动，接触处的细胞依次破裂产生切割作用。若电极输出的为间断电流，间断的热效应不会导致细胞破裂，但会使之慢慢脱水，水分干燥后细胞亦干燥凝固、结痂，从而止血。因此，可电切、电凝、电灼，并达到诊断和治疗的目的。组织破坏的程度取决于使用的功率、接触时间、接触点的表面面积和组织的含水量。

氩等离子凝固术（argon plasma coagulation，APC）是一种非接触式的特殊高频电流技术，使用电离氩气流（等离子体）将高频电流的热效应通过探针传到相应的组织上。带正电荷的氩气电流可流向带负电荷的组织，可在轴向或径向方式引导治疗。组织越干燥，电流阻力越大，使组织穿透限制在 2～3mm。APC 探针可经硬质或可曲性支气管镜通过。

（三）适应证

其适应证与激光治疗相似，主要包括以下几点：

（1）不能行外科手术的气管、支气管管腔内恶性肿瘤的姑息性治疗。

（2）气管或支气管内的良性肿瘤。

（3）肉芽肿：包括炎性肉芽肿、结核性肉芽肿及异物肉芽肿等。

（4）止血：纤维支气管镜直视下能看到的气管或支气管内的出血病变，在出血量不大时可用电刀止血。

（5）其他良性病变：如原发性气管 - 支气管淀粉样变、全身性淀粉样变并影响到气管支气管，尤其是病变广泛外科无能为力时，高频电刀可割除较大的淀粉样变形成的肿块。

（6）APC 对中央气道的出血、肉芽肿组织过度生长（包括支架相关肉芽肿）、感染后气道狭窄和支气管内乳头瘤病有较好的治疗作用。

（四）禁忌证

（1）安装心脏起搏器、除颤仪者。

（2）管外型肿瘤。

（3）血管瘤。

其相对禁忌证为烧灼部位附近存在金属物体。

（五）操作方法

1. 术前准备

（1）器械准备：所需器械包括高频电治疗仪（一般由高频功率源、探针、中性电极和脚踏开关等组成），探针分为单极、双极，单极主要用于切割，双极主要用于止血。还包括具有良好绝缘和耐高温性能的支气管镜，蘸有生理盐水的湿棉纱布等。高频电治疗仪将普通电流转换为高频电流，由探针输出，通过人体后再由中型电极返回。将中性电极置于患者一侧下肢肢体远端，并辅以电极耦合膏或温水浸泡过的大纱布块，以避免人体灼伤，并保证电极与人体有良好的接触。依据患者情况的不同，选择不同的支气管镜。对于APC而言，除了功率源，还需氩气源及微电极导管以便于同时输送气体和电流。

（2）患者准备：常规对患者进行一般状况和凝血状态的评价，术前禁饮禁食6小时以上。停用抗凝药物，根据患者的情况，建立静脉通道，术中密切监测患者心电、呼吸、血压和氧饱和度。

2. 操作步骤

（1）先按常规进行支气管镜检查，确认病变及其表面情况及管腔周围情况，选择最佳治疗模式和治疗电极。选择治疗模式后，再调整高频电治疗仪的输出功率。一般选用电切割时输出功率为30~35W，选择电凝时输出功率为35~40W。

若新生物与气道之间有一定间隙、新生物基底部较小或以蒂相连者，可选用电圈套器，将其前段伸出支气管镜约1cm，套住新生物基底部，感有阻力时启动脚踏开关，启动电切割，缓慢收紧圈套器，直至新生物切除；若新生物较大，与气道支架空隙小且基底部较大，可使用电探针或电刀自新生物表面或侧面由浅入深进行电灼或电切，每次深入5mm左右，持续5~10s。切割组织时，注意正常组织和病变组织的界限，逐层切割，避免损伤正常组织。

（2）新生物被切除或炭化，再以大号活检钳、异物钳回收肿物、清理焦痂组织。若肿物较大，可将异物钳或冷冻探头连同支气管镜一起拔出。对于较大病灶，治疗应分次进行，每次间隔3~7d，电灼治疗3~4d后应进行复查，对坏死组织进行清理。

（3）术后可予以地塞米松5mg雾化吸入或静脉滴注，并可予以少量利尿剂以减轻局部水肿。并密切观察患者生命指征。

（六）并发症

1. 大出血　对血管丰富的病灶行电烧灼治疗时，易发生出血。术中一旦出血，应立即停止治疗，快速吸引出血和凝血块，保持气道通畅。可局部喷洒冰生理盐水、肾上腺素及血凝酶。必要时气管插管，快速清理凝血块并局部采用球囊压迫止血，静脉快速予垂体后叶素等。

2. 气管或食管穿孔　高频电刀导致气道及食管穿孔的可能性低于激光，出血常为切割角度偏离了支气管的走行方向所导致。操作时应逐渐由中央到四周进行，若肿物靠近管壁或肿物位于管壁呈浸润性生长时，应严格掌握治疗深度。一旦发生上述并发症，应立即停止操作，行胸部X线或CT，根据气体多少予以胸腔穿刺抽气或接闭式引流装置。

3. 气管着火　吸入氧浓度过高时可发生，故吸入氧浓度一般不超过40%。

（七）临床疗效

高频电疗有效且安全地应用于良性或恶性气道阻塞。有文献报道，应用高频电刀治疗后症状改善持久，FEV_1提升约53%，与激光和其他烧灼治疗方法在通畅气道与改善症状方面效果相当。此外，由于仪器的低成本和配件的可重复利用，高频电疗是一项成本-效益好的支气管镜介入治疗方法。Coulter和Mehta选择了一组支气管内小息肉样病变的患者进行研究，结果发现局部麻醉下的高频电刀治疗成功率高达89%，因此避免了昂贵的激光治疗。

三、激光治疗

（一）概述

20世纪50年代，美国物理学家首先发现了微波波段的光子。1958年，美国学者将之命名为激光。

1960 年，Maimon 研制出世界上第一台红宝石激光器，20 世纪 70 年代开始将激光用于治疗气道内病变，起初是使用 CO_2 激光，具有迅速打开气道和缓解呼吸困难的作用，但它无适当光导纤维耦合，无法在内镜直视下操作，且其只能凝固毛细血管及管径小于 0.5mm 的淋巴管，对肿瘤所致大出血的疗效差。此后，Toty 等人以石英光导纤维传导能量，发明了钕钇铝石榴激光器（Nd ∶ YAG）弥补了这一缺陷，从而使激光治疗的临床应用更为广泛。

（二）技术原理

激光定义为光受激辐射放大。由原子、分子中处于高能亚稳态的电子在入射光线的诱发下，大量电子由高能级向低能级跃迁而产生的大量特征完全相同的光子聚集而成光束。具有单色性、相干性、方向性好的特性。其生物学效应包括热效应、电磁场效应、光化效应、机械效应、压强效应，应用最多的为热效应。激光能量密度极高，激光束直接照射下，几毫秒即可使组织局部温度高达 200 ~ 1 000℃，使组织出现凝固坏死、气化、液化或炭化。另外，激光的电磁波效应亦可使组织离化和核分解。依赖于使用波长的不同，激光可以特定的形式对支气管内病变进行切割、凝结和气化。

激光器的种类多样，不同种类的激光作用原理、主要用途及临床应用均有差别。常用的激光器主要有三种，包括掺钕钇铝石榴激光器（Nd ∶ YAP）、CO_2 激光器及氩离子激光器。Nd ∶ YAP 是一种固体激光器，由 Nd ∶ YAP 中的 Nd + 吸收氪灯的光能后由基能态跃至高能态再自动跃迁到亚稳态进行聚集。其吸收输出功率大，转换率高，多数组织中烧灼深度可达 3mm。Nd ∶ YAP 产生激光为波长 1.06μm 的近红外光，可经导光系统及光学耦合器到达内镜所到之处，故可用于可曲性支气管镜。CO_2 激光器输出波长为 10.6μm 的红外激光，功率也较大，易于被 200μm 的组织表层吸收，可产生热效应而引起组织破坏。二氧化碳激光器虽止血作用微弱，但其结构简单，且极为精确（穿透深度小于 1mm），这种精准度可用于精确的操作如网状狭窄的切割和围绕在气道支架旁肉芽组织的移除，但其产生的光束不能经可曲性支气管镜传导，所以仅适用于硬镜下喉部及大气道的介入治疗。氩离子激光器为目前可见激光中连续激光功率最高的激光器，可输出波长为 514.5nm 绿光和 488nm 蓝光，光度最强，具有良好的穿透性，在人体中被血红蛋白吸收，穿透性限制在 0.2mm 左右，常用于止血、治疗眼内各层血管性疾病以及诊治腔内肿瘤。

（三）适应证

气道内的各种良、恶性病变，以及各种原因引起的气道内狭窄，均可使用激光治疗，与冷冻及近距离放射治疗相比，激光治疗起效迅速。其具体适应证如下。

1. 气管、支气管内良性肿瘤　包括息肉、错构瘤、脂肪瘤、乳头状瘤、血管瘤及神经纤维瘤等，多数病灶较局限，激光易切除，治疗效果亦较好，对某些部位的良性肿瘤可替代手术进行治疗。

2. 气管、支气管内恶性肿瘤　包括引起气道狭窄的所有原发性或转移性恶性肿瘤，如支气管肺癌、类癌、腺样囊性癌、畸胎瘤、淋巴瘤、浆细胞瘤等，此时激光治疗多为姑息性治疗，通常用于无手术机会或肿瘤晚期大气道阻塞而出现呼吸困难者，可缓解呼吸困难症状。

3. 其他良性病变　如气管插管或切开后所致的瘢痕狭窄，气管、支气管结核性肉芽肿，气道的局灶性出血，气管支气管瘘的封闭。

（四）禁忌证

除支气管镜检查的一般禁忌证外，激光治疗的禁忌证还包括气道的外压性狭窄，因在此情况下易造成气道穿孔。

（五）操作方法

1. 术前准备

（1）器械准备：所需器械包括激光发射机、硬质支气管镜或可曲性支气管镜、石英光导纤维、防护眼镜，活检钳、异物钳及其他辅助器械。

（2）患者准备：术前常规对患者进行一般状况、心肺功能及凝血状态的评价，并结合胸部平片及胸部 CT，了解病变性质及部位、程度及范围，从而选择不同类型的支气管镜。麻醉方式采用全身麻醉及局部麻醉均可，但使用硬质支气管镜治疗必须在全身麻醉下进行。

2. 操作步骤

（1）根据患者情况及病变性质选择麻醉方式，需注意激光治疗时应避免吸氧或保持吸入氧浓度＜40%，以免发生气管内着火，操作过程中密切监测患者生命体征。

（2）预热 Nd ∶ YAG 激光机，其最大功率为 100W，波长为 1.06μm。

（3）将支气管镜送至病变部位，经支气管镜工作孔道插入石英光导纤维，伸出镜端 0.5~1.0cm，应用红色光定位，对准病变部位，在距离目标 1cm 处发射激光，若光导纤维距离病变组织过近（小于 3mm），则易造成组织烧焦、炭化。烧灼时从病变中心开始向下、向外进行照射，脚踏开关由操作者自己控制。坏死组织通过活检钳或吸引及时清除，间断用生理盐水冲洗以保持视野干净。每次照射 0.5~1s，间隔 0.5s，激光治疗能量依病灶大小而定，通常选择低功率，为 30~40W，为保证安全，病变较大者以分次照射为宜，一般治疗 2~3 次，治疗间隔为 1~2 周。

（六）并发症

与激光操作直接相关的死亡率极低，文献报道小于 1%，气道内 Nd ∶ YAG 激光治疗的主要并发症有低氧血症、大出血，较为严重的为气道或食管穿孔、气胸、纵隔气肿、氧燃烧，心血管并发症如心肌梗死、心搏骤停、心动过缓或过速，发热，感染及死亡等。死亡为最严重的并发症，文献报道死亡率为 0.35%~0.4%。

1. 缺氧　治疗早期，由于麻醉对呼吸的抑制，气道内分泌物的阻塞，可发生一过性的低氧血症，后期随着气道被打开，低氧血症缓解。但大量出血及过多分泌物及烟雾会刺激气管引起痉挛，导致通气障碍，引起缺氧。

2. 大出血　当使用大功率（＞80W）时发生，较低功率（＜40W）则发生率较低，不易控制的大出血易导致窒息死亡，严重者可穿透主动脉、肺动脉，引起心包填塞。发生大出血时，立即停止激光治疗，尽快清除远端血凝块，保证呼吸道通畅，患者取患侧卧位，局部使用冰盐水、凝血酶止血，待视野干净后再采用激光止血。

3. 支气管及其邻近部位的穿孔　可表现为气胸、纵隔气肿、气管-食管瘘等，为严重并发症。为避免此项并发症发生，操作者需熟悉支气管的走行及其相应脏器的毗邻关系，治疗时需严格控制激光的治疗功率、照射方向和照射时间。

4. 心血管系统并发症　主要表现为低血压、室性、室上性心律失常，一般在停止治疗后及对症处理后均可恢复，但亦可发生一些难以预料的并发症，如心肌梗死、心脏停搏等，因此，术前充分评估患者基本情况尤为重要。

（七）临床疗效

激光治疗起效迅速，作用持久，并有效改善症状，提高了大气道阻塞患者的生存率和生存质量。对于恶性肿瘤所致的气管、主支气管狭窄，成功率可达 90%，但若阻塞位于远端气道，成功率下降至 60%~70%。对于良性瘢痕狭窄，治疗成功率高（＞90%），但可能需要反复治疗或联合支架置入。

四、冷冻治疗

（一）概述

冷冻疗法（cryotherapy）是利用超低温度破坏组织的一种方法。冰所具有的止痛和抗感染效果已被人熟知，且广泛应用。早在 1851 年，Arnott 等报道了采用浸有冰块的 -8~-12℃ 盐水对可接触部位的进展期肿瘤实施治疗，结果提示，局部疼痛明显减轻，肿瘤体积亦明显缩小。1899 年，开始将液态气体用于治疗多种皮肤病。到 20 世纪三四十年代，冷冻技术开始应用于治疗妇科不能切除的肿瘤。1968 年 Gage 进行了第一例冷冻疗法，治疗因肿瘤引起的支气管阻塞取得较好的效果。但冷冻疗法具有延迟性，局部组织需要数天才能逐渐坏死脱落。2004 年，Hetzel 等借助一种新型冷冻探头，可直接黏取肿瘤组织，迅速开通阻塞气道，从此提出了冷冻切除的概念。现在，冷冻治疗已在呼吸科、妇产科、泌尿外科等科室得到广泛的应用，并与其他方法如放疗、化疗联合应用。具有简单有效、易操作以及价格低廉等优点。

（二）技术原理

依赖于反复的冻－融循环破坏组织，达到治疗目的。迅速、深入的冷冻与相对较慢的消融可导致大量的细胞破坏。在反复冻融过程中，细胞内和细胞外将同时结晶，由于冰晶的研磨作用，将造成细胞内细胞器的严重破坏。冷冻和再结晶都依赖于细胞内的含水量，因此软骨和纤维组织都对冷冻相对耐受，使其在治疗过程中比其他热能更少导致气道受损。组织对冷冻的敏感性除了细胞所含水分的多少外，还与该区域的微循环密切相关。被冻组织与未被冷冻的组织之间存在明显的分界线，冷冻区域内的细胞结构遭到破坏，随后，冷冻区域开始出现微血管血栓形成，从而导致组织的缺血和坏死。

冷冻治疗后，即刻病理检查并不能发现明显的组织病理学改变。完全的血管内血栓形成要在冷冻治疗后 6～12 小时发生，以后的数天内，细胞将发生变性、坏死。组织的非出血性坏死则发生在治疗后的 8～15 天。

（三）设备组成

主要包括：制冷源、控制装置和冷冻探头。制冷源通过其内部的制冷剂而发挥作用，目前最常用的制冷剂为一氧化二氮、液氮及二氧化碳。后者价格较便宜，应用也较广泛。大量研究表明，要使组织达到 90% 坏死的毁灭性损害，其所需的核心温度要达到 $-20℃ ～ -40℃$。探头是主要的治疗部分，可分为可弯曲式冷冻探头和硬质冷冻探头。以一氧化二氮冷冻探头为例，探头顶部的温度最低可达 $-89℃$，离顶端的距离每增加 1mm，温度会增加大约 10℃（升温效应），所以其有效的破坏范围为 5～8mm。

（四）适应证

（1）气管、支气管腔内恶性肿瘤的姑息性治疗。

（2）气管、支气管良性病变的根治性治疗，如良性肿瘤、炎症、术后瘢痕狭窄等。

（3）支架置入后，支架两端及腔内再狭窄的治疗。

（4）气管、支气管异物，坏死物、黏液栓及血凝块的清除。

（5）管壁病变或活检后引起的出血。

（五）禁忌证

（1）管外型狭窄。

（2）主支气管重度狭窄。

（3）由冷冻耐受组织（如纤维组织、软骨）所致的气道狭窄。

（六）操作方法

1. 术前准备　同常规支气管镜。

2. 操作步骤

（1）在局部麻醉或全身麻醉下，行常规支气管镜检查，确认病变及其表面情况和管腔周围情况。

（2）将冷冻探头经支气管镜的工作孔道插入，冷冻探头的金属末端需离支气管镜远端 5mm 以上，操作者可采用探头顶端或探头的侧壁对病灶实施冷冻，将探头前端插入组织内部 1～2cm。探头的金属末端要尽可能置于病灶上或深入病灶内，以便产生最大的周围冷冻效果。

（3）冷冻时间为 30～60s，消融时间取决于所使用探头的类型，硬质支气管镜探头仅需几秒，而可曲性支气管镜探头消融时间为 ≤60s。通常可曲式探头完成一次冻融循环的时间约 2min，硬质探头只需 25s。

（4）根据肿瘤的大小，确定几个冷冻点。在每一点应反复冻融 2～3 次，每次冻融过程应在 2～3min。

（5）冷冻术后 1 周内行支气管镜复查，术后 1～2 个月可再次行支气管镜随访。必要时可再次或多次行冷冻治疗。

（七）并发症

经支气管内冷冻治疗的并发症很少，总体并发症 <10%。因软骨对冷冻治疗耐受，不存在气道穿孔的风险。主要为术后气道阻塞的一过性加重，小部分患者行冷冻治疗后会出现中等程度的出血、纵隔炎或瘘管形成，但它的出血风险可能低于其他治疗方法，因为冷冻具有血管收缩作用及使血小板凝集的特性。有文献报道，在冷冻治疗后有轻度发热或心律失常，这在常规支气管镜检查中亦易发生。

（八）临床疗效

冷冻疗法对咯血效果较好。据文献报道，可使 61%~91% 患者实现气管及支气管再通，使 57% 的全肺不张及 76% 的小叶性肺不张得以缓解，65.2% 的 FEV_1 得以提升，71% 的患者氧分压在治疗后升高。多次行冷冻治疗后可使作用持久，这与冷冻治疗的细胞毒性有关。

五、球囊扩张术

（一）概述

球囊导管扩张术（balloon dilation）在治疗管腔狭窄性病变具有其独特的优势，已广泛应用于多个学科，如心脏介入领域中经皮球囊二尖瓣成形术治疗单纯二尖瓣狭窄，眼科中鼻泪管阻塞成形术治疗鼻泪管阻塞等。受上述临床应用的启示，亦将其引入到支气管镜介入治疗领域。

早期该技术都是在硬质支气管镜引导下完成。1984 年，Cohen 等对一例 4 个半月大的婴儿因支气管袖状切除术后气道手术吻合口的狭窄进行了球囊扩张并取得成功。随后相继报道，将其应用于解除支气管狭窄，并取得了良好的效果。直到 1991 年，日本学者 Nakamura 才首次报道了采用纤维支气管镜为介导，在局部麻醉下为结核性支气管狭窄进行球囊扩张治疗。此后，该技术在呼吸内镜的介入治疗中得到广泛应用。

（二）操作原理

将球囊导管放置于气道狭窄段，通过高压枪向球囊导管内注水或注气，使球囊扩张并呈高压状态，将对狭窄部位产生张力，导致狭窄部位迅速扩大。对于瘢痕性狭窄，有望使管腔持续扩张，避免再狭窄；对于其他原因所致的狭窄，在球囊扩张后需尽快行支架置入或冷冻等治疗。

（三）所需器材

1. 支气管镜 硬质支气管镜或可曲性支气管镜，均可用于实施球囊导管扩张术，但前者因过程繁琐目前已较少应用。开展此项技术，应具备大操作孔道的治疗型纤维支气管镜，以及常规支气管镜和超细型纤维支气管镜。

2. 球囊导管 根据狭窄部位、程度以及范围的不同，选择适当的球囊导管行球囊扩张术。球囊导管由球囊和双腔导管的头端相对封装而成，球囊为最主要的部分。

3. 导引钢丝 有斑马导丝及不锈钢导丝两种。前端是柔软部，以避免导丝将远端支气管或胸膜刺破。

（四）适应证

1. 良性气道狭窄 综合有关气道良性狭窄病因的文献报道，可将其归纳为以下几种：①气管、支气管结核。②肺移植或袖状切除吻合术。③气管内插管或造口术后插管。④气管内长期的异物刺激。⑤创伤。⑥吸入性损伤。⑦Wegener 肉芽肿病。⑧气道的淀粉样变。⑨结节病。⑩复发性多软骨炎。⑪铍中毒。⑫气道内的良性肿瘤。球囊扩张术最佳适应证为中心气道结核所致的瘢痕性狭窄。

一般来说，发生于主支气管和叶支气管者，治疗的效果最好，发生于段及段以下支气管的狭窄疗效次之。非炎性病变如纤维化等，扩张极易成功；而急性炎性、气管壁的软化等，效果则较差。

2. 恶性气道狭窄 球囊导管扩张常作为一种辅助手段，恶性气道狭窄的主要治疗措施为支架置入、热消融或冷冻等介入技术。对于恶性气道狭窄，球囊导管扩张术主要应用于以下几种情况：①外压性恶性气道狭窄，当估计外压压力比较大时，宜先用球囊导管扩张，再置入支架。②气道支架置入后扩张不理想时，可用球囊导管协助扩张支架。③为其他介入治疗创造条件。

（五）禁忌证

（1）禁忌证与常规支气管镜检查相似。

（2）管腔完全闭塞或狭窄严重致球囊导管无法通过狭窄段者，不能进行球囊扩张。

（六）操作步骤

主要包括球囊的导入、定位，球囊扩张，球囊退出。

1. 球囊导入

（1）经支气管镜直接导入法：选用大工作孔道的治疗型纤维支气管镜，经鼻或口将支气管镜送入狭窄气道上端，将球囊导管的球囊部分经工作孔道送至气道狭窄段。球囊置入狭窄部位后，应该使球囊均匀超出狭窄两端，确保在球囊充盈后使整个狭窄段被均匀地扩张。其定位可在支气管镜直视下进行。

（2）支气管镜联合 X 线导入法：采用常规支气管镜，同样，经鼻或口将支气管镜送入狭窄气道上端，追加麻醉药后，将导丝送入工作通道，并使其顶端超过狭窄部位的远端。再通过 X 线确定导丝的位置，确认位置无误后，将球囊沿导丝导入，根据球囊两端的不透 X 线标记确认球囊已送至狭窄段。再经另一鼻孔或口腔插入支气管镜，即可在支气管镜直视下监控球囊扩张。

2. 球囊扩张　确认球囊中部位于气道最狭窄段后，将高压枪泵与球囊连接，并将充填剂注入球囊。可供选择的充填剂为水、气体或者稀释的显影剂，最常用的是水。压力应缓慢上升，根据所选用球囊的特性，保持囊内压力在 3~5 个大气压，膨胀状态维持 1~3min。通常第一次保持膨胀状态为 1min 以内，随着操作进行时间可逐渐延长。根据狭窄程度的不同，可反复填充球囊，一次操作可反复充填 3~4 次。

初次扩张时由于支气管壁弹性差，纤维组织坚硬，宜选用较细的球囊，扩张数次后再选用较大直径的球囊。第二次扩张宜在一周后进行，否则会加重气道壁充血水肿。

3. 球囊退出　若在球囊充填剂完全回抽后，气道直径明显增大，则可将球囊连同导丝一起退出。退出后应仔细检查各支气管有无出血，经扩张部位的少量出血可在支气管镜下对创面灌注 1：10 000 的冰肾上腺素生理盐水或滴注凝血酶溶液后多可止血。

（七）并发症

球囊扩张严重并发症少。其主要并发症包括胸痛、出血、气道痉挛、肺不张、气胸、纵隔气肿、纵隔炎、气管软化等。多数患者术后会有轻微的胸骨后隐痛，随着治疗的终止一般会自然缓解，大多数患者可耐受，不需处理。出血情况与扩张时间、扩张的压力及病变性质有关，一般用上述方法即可达到较好的止血效果，若因严重气道撕裂伤所致的大出血，则需特别的处理。少数患者因支气管撕裂可形成纵隔气肿或气胸，所以在选择球囊时注意球囊直径不应超过狭窄部位气道在正常状态下的直径。另外，球囊长度一般以 2~4cm 最佳，可减少球囊发生滑动移位的风险。

六、气道内支架

（一）概述

支架是用于固定体内管腔结构的装置。最初，Bond 医师在外科手术中放置 T 型管以治疗气道狭窄。1960 年，现代管状支架的先驱 Montgomery 设计了硅酮 T 型管气管支架，经气管切开置入治疗声门下狭窄。1986 年，Wallstentace 首先报道了 Gianturco 支架在动物及患者气道内的应用。之后直到 1990 年，气管支架才取得突破性进展，Dumon 成功地制造出第一个通过硬质镜置入的气管内支架。随着血管、食管及胆管等支架技术的延伸拓展，同时得益于材料学的发展和制作工艺的进步，气道内支架技术得到了迅速发展，临床应用越来越广泛。

（二）气道支架的种类

气管支架的分类标准较多，按制作的材料分为非金属支架、金属支架和混合型支架，非金属支架又可分为塑料（Polyflex 支架）、硅酮（Dumon 支架）或硅胶；金属支架可分为不锈钢支架（包括网状不锈钢支架、Z 型不锈钢支架和动力学支架等）和镍钛记忆合金支架（包括螺旋丝支架、针织样支架、网状支架等），目前以镍钛合金支架应用较多。按扩张方式分为自动膨胀式、球囊扩张式和温度控制式支架等；按是否覆膜可分为（全、半或部分）覆膜、裸支架；按支架的形态可分为筒形、L 形及 Y 形。目前国内外使用较多的气管支架主要有 4 种，分别为 Dumon、Gianturco、Wallstent、Ultraflex 支架，国内使用较多的镍钛合金自膨式支架和 Wallstent 支架构型相似。单纯的支架治疗只能缓解症状，不能控制病变进展，从而出现了特殊设计具有局部治疗作用可降解药物缓释支架、放射性支架等。

1. 金属支架　早期临床使用的 Palmaz、Strecker 等金属气管支架均为球囊扩张式支架，但当患者咳嗽或用力呼吸时，气管壁对支架瞬间会产生较大的压力，从而导致支架变形、塌陷和移位。改进后的新一代 Palmaz 支架，边缘圆钝，避免陷入气道壁或肉芽组织形成，成为儿童气道狭窄治疗的首选。虽然未成年患者使用球囊扩张式支架，一定程度上与气管继续生长相协同，但因可能形成致命性的气管肺动脉瘘，且步骤烦琐，故逐渐被自膨式金属支架所替代。

（1）Gianturco 支架：也称 Z 型支架，始用于 1980 年，由直径 0.41~0.46mm 的医用不锈钢丝 316L 或 3J21 等材料 Z 行弯曲形成单节骨架，两节或两节以上骨架连接成支架。该支架的优点是支撑力强，释放时无长度变化，金属丝间距大，对气流和黏液排送功能影响小，带支架放疗时散射线少，治疗气管远端小气道的狭窄有一定的优势。缺点在于硬度较大，对气管机械性刺激强，患者不适感明显；支架较短，释放时易产生跳跃而不易定位；组织易向裸支架内生长，对气管瘘无效，不可回收。

以后出现了改进型 Gianturco 全覆膜或部分覆膜支架，骨架直径为 0.4~0.5mm；支架直径为 10~24mm，长度为 12~100mm。据需要，可制成直管型支架、分叉型支架（L 型和 Y 型），后者可用于隆突附近的瘘或狭窄的封闭及内支撑。该支架的优点是支撑力强，释放时无长度变化，可阻挡肿瘤及肉芽组织向支架腔内生长，可回收，带支架放疗时散射线少，可以用于封堵气管瘘。缺点是对分泌物的排出有一定的影响，尤其是当支架较长、直径较小或患者咳嗽功能减弱时，痰液可能在支架内黏附。

（2）Wallstent 支架：Wallstent 支架早期是用超级钴合金制作的自膨胀式支架，现在是由 1 根或多根直径 0.2~0.3mm 的镍钛记忆合金丝网格状编织而成。该支架具有形状记忆功能（低温下柔软，能被任意塑形，当处于等于或高于设定的相变温度的环境时，即可恢复所记忆的形状），柔韧性较好，对管壁的剪切力小，极少引起管壁破裂穿孔，置入后允许用球囊进一步扩张支架与管腔，对分泌物排出影响较小。缺点是支架放置时长度会发生变化，不利于准确定位；裸支架不能阻止肿瘤或肉芽组织向支架内生长，对气管瘘无效；支撑力较弱，带支架放疗时散射线多，置入两周后不易再回收；且随着患者呼吸或咳嗽，支架长度不断变化，支架两端和气管黏膜反复摩擦，肉芽组织增生明显。其亦可制成被摸支架用于治疗气道瘘或防止支架内再狭窄，但所被的膜一般不坚固易于破裂，效果一般不持久。

（3）Ultraflex 支架：Ultraflex 支架是由直径 0.16~0.2mm 镍钛合金丝针织样编织而成。该支架的优点是质地柔软，纵向顺应性好，能适应不规则的管腔，后期扩张力强，同样亦具有形状记忆功能。缺点是刚释放时支撑力较弱，置入较硬的气道肿瘤性狭窄部位时，支架膨胀性差，容易受挤压而变形；组织可向裸支架内生长，一旦释放，不能回收和再定位；支架结构密集，带支架放疗时散射线多；而且价格昂贵，限制了其临床应用。Ultraflex 支架独特的编织方式允许金属丝作轴向及冠向运动，因此该支架适用于不规则、表面凸凹不平或成角的气道狭窄。

2. 非金属支架

（1）Dumon 支架：Dumon 支架由硅酮或硅胶制成，据形状不同，又分为直筒型和 Y 型。其内壁表面光滑，外壁每隔一定距离有钉状突起，借此增加摩擦系数，便于固定在狭窄段支气管，也有利于清除支架周围的分泌物；具有价格便宜、容易重新定位、移出或更换的特点。Y 型 Dumon 支架亦是治疗累及气管下端、隆突区及主支气管近端的狭窄及瘘常用的支架，自 20 世纪 80 年代至今，在西方发达国家，特别是在欧洲已被广泛接受，应用于成人和儿童的气管、主支气管以及叶支气管的各种器质性狭窄，成为评价其他各种新型支架优劣的"金标准"。但其放置时需使用硬质支气管镜，所以限制了其临床使用。最大的优点是可被移走和重新放置，但抵御高强度压迫的能力较差。

（2）Polyflex 支架：是一种薄壁的自膨胀式多聚酯支架，表面被覆硅酮。与 Dumon 支架相比，具有壁薄腔大的优点，但由于外表面光滑，动物实验及小样本的临床研究均表明其移位的发生率较高，主要用于良性气道狭窄。此后有学者对其结构进行改良，有学者将 27 个外表面带有钉状突起的新型 Polyflex 支架置入 26 例恶性气道狭窄患者，术后呼吸困难明显改善，随访 1 ~ 3 个月，支架移位率仅为 3.7%，耐受性良好，但此款支架最终没有上市。

3. 混合型支架

（1）Dymanic 支架：由 Freitag 等模拟人气管生理解剖设计而成，呈 Y 形，结构类似人的气管，前部的硅胶内有马蹄形金属丝加强，后部模拟气管膜部为较薄的硅胶单独构成。在患者呼吸或咳嗽时，支架膜部随气管的运动而运动，患者舒畅度提高。可应用于气管、隆突区和主支气管的狭窄及瘘等，但受到与 Dumon 支架同样原因的限制，未能在临床广泛应用。

（2）AERO 支架：一种新型的自膨式支架，融合了金属支架和硅酮支架两者的特性，优点是可在纤维支气管镜下置入，容易重新定位、移出或更换。关于 AERO 支架的应用报道较少，Alveolus 公司进行了一次临床试验并作为试验用器械豁免申请的一部分，旨在评价安全性、有效性和并发症发生率等，收集了美国和欧洲 11 个医疗中心的 56 例患者，置入此款混合型支架后，88% 患者的狭窄程度缓解达到 50% 以上，经 7d、30 天随访呼吸困难明显好转，3 例患者见肉芽组织形成，与支架相关的并发症明显减低，AERO 支架于 2007 年 1 月获美国 FDA 批准上市。

（三）适应证

安置气道内支架的绝对适应证是管外型结构性狭窄、良性气道狭窄和气道－食管瘘等气道壁瘘的封闭，还包括肺移植后吻合口狭窄，亦应用于内科肺减容术及近距离放射治疗。而对管内型、管壁型结构性狭窄则以消融治疗为主，必要时再放置支架。

（四）禁忌证

（1）同支气管镜检查的禁忌证。

（2）用于治疗良性疾病时，禁止使用不可回收的金属裸支架。

（五）操作方法

1. 术前评估　术前行气管、支气管的断层 CT、胸部 CT、纤维支气管镜检查等，精确掌握病变段气管、支气管长度、狭窄程度及与周围组织的毗邻关系。

操作者置入支架前，需重新评估以下问题：

（1）患者是否必须行支架置入治疗，有无其他替代支架的方法。选择哪一种支架最合适，支架的直径和长度要多大。

（2）评估患者目前的病情及气道情况，评估置入支架是否可行。

（3）术者的经验、助手们的素质及器械装备是否能安全地进行支架置入。

（4）是否对术中及术后出现的风险有足够的应急方案及应急能力。

2. 支架种类及规格的选择　个体化的应用对于提高支架置入的治疗效果及并发症的预防具有重要的意义。良性气道狭窄患者主要放置可回收支架（被膜金属支架或硅酮支架），择期取出；亦可选择放置 Wallstent 裸支架，但必须短期内于肉芽组织包埋支架合金丝前取出。

对于恶性气道狭窄患者，在支架置入前可先行激光、高频电刀或机械挖除切割等减瘤术，以利于肿瘤的远期控制。病变距声门较近的高位气管狭窄，宜选刺激性小的硅胶支架，避免声嘶和难以忍受的异物感。对于腔外压迫引起的气道狭窄，支架仅起到重塑气管通道的作用，此种情况宜选裸金属支架；管内型及管壁型恶性气道狭窄宜选择覆膜支架，避免裸支架的置入后肿瘤沿金属网眼向腔内生长引起再狭窄；对于气管胸膜瘘或伴有气管食管瘘的恶性气道狭窄患者，则必须选择覆膜支架或硅酮支架，以封堵瘘口。一般认为，采用覆膜支架会影响呼吸道的纤毛活动和黏液清除功能，从而导致气道的分泌物堵塞，同时覆膜支架移位发生率高于裸支架，但目前采用的覆膜支架在制作时支架两端采用裸露段的方法，大大降低了支架移位和黏液滞留的发生率。支架直径通常为相邻正常段管径的 110% ~ 120%，选择过小容易发生移位，过大会导致局部压力增大，管壁缺血坏死和继发肉芽组织增生，引起再狭窄。急症支架植入，已成为解除危重恶性气道狭窄患者濒临窒息的一项有效急救措施，能迅速改善通气，获得继续治疗的机会。当然，并不是所有患者置放支架都可以改善症状，例如长时间肺塌陷患者（大于2周），由于支架置入后管腔通畅、感染扩散反而导致病情加重。

对外压性气道狭窄或狭窄程度较重的患者，宜放置张力较大的支架，如Z型支架或金属丝较粗的网状支架，而对动力性狭窄或良性气道狭窄则宜选用张力较小的网状支架。

3. 操作步骤　支架的置入方法有两种：手术置入法与非手术置入法。前者是在患者实施手术的同时，将支架置入病变部位；后者为借助支气管镜及特殊的支架推送装置将支架置入到体内。本章主要介绍非手术置入法。

1）非金属支架置入法

（1）管状支架置入方法：将管状支架卷曲，置于专用的推送器内。通过硬质支气管镜将载有支架的推送器送入至病变段支气管，采用推送杆将支架推出并置入病变段支气管。再使用异物钳调整支架至最佳位置，再通过硬镜插入可曲性纤维支气管镜，对支架两端及管腔进行清理。

（2）Y形管状支架置入方法：采用与硬质支气管镜相配套的异物钳将Y形支架收拢，再将支架送入到气管，再插入较细的可曲性支气管镜，将支架送至隆突上方后松开异物钳，使支架恢复成Y形，在可曲性支气管镜视野下将其置入隆突上。

2）金属支架置入法

（1）支架导入：首先用支气管镜对病变部位进行定位，再通过工作通道将引导钢丝送入病变远端，然后退出支气管镜，将导丝留在气道，沿导丝将装有支架的推送器送入到病变部位。

（2）支架定位，可在X线透视下及支气管镜直视下定位。

（3）支架置入：主要介绍常用的Ultralflex支架。首先用上述方法将支架送至病变段支气管，通过拉扯支架推送器末端的尼龙线使支架逐步释放开，释放完毕后，撤出导丝钢丝和推送器。

（六）术后处理

术后观察患者症状是否改善，如呼吸困难、咳嗽是否减轻，查体哮鸣音是否消失、肺部呼吸音有无改善。用于封堵气道－食管瘘时，饮水呛咳症状有无明显好转。并于24～48h后复查支气管镜，观察支架扩张情况，清理支架腔内分泌物。术后可适当予以抗感染、雾化生理盐水湿化气道。

（七）并发症

1. 术中并发症　可发生低氧血症、心律失常、大出血等，严重者可出现心搏骤停。支架置入后扩张差，与气道管壁贴合欠佳，与支架选择不当、气道管腔不规则有关，易导致局部痰液潴留。

2. 术后并发症　主要是分泌物潴留、黏膜炎症反应和支架移位、再狭窄、支架穿透气道壁。早期亦可发生肉芽肿，晚期则程度加重，良性病变患者重于恶性患者。相对而言，硅酮支架有更大的移位风险，而覆膜金属支架更易感染。尽管安置硅酮支架需硬质支气管镜，但取出却相对简单。但是金属支架，特别是未覆膜或部分覆膜支架的取出极为困难，常伴随明显的并发症和巨大的花费。因此，在支架安置后约6周行支气管镜检查的复查，以评估支架相关的并发症，因为并发症在早期比在出现症状后的晚期更容易处理。

（八）临床疗效

大多数患者置入支架后，改善了症状、肺功能，提高了生存质量，但不能改善远期生存率。Husain等报告使用Ultraflex金属支架治疗中心性气道狭窄，结果表明，良性狭窄患者症状改善高于恶性气道狭窄者（分别为92%、75%），且早期（<12h）内并发症少。

七、微波治疗

（一）概述

微波（microwave）为波长1mm～1m范围、频率为300～300 000MHz的高频电磁波。医学中常用的微波频率为 433MHz、915MHz、2 450MHz。微波不具有电离作用，利用细胞组织丰富的水性成分发热，可使局部温度达到 65 ~ 100℃，使阻塞管腔的病灶凝固、变性、坏死。另有研究证明，微波可刺激产生 Th1 细胞依赖性抗肿瘤免疫效应，抑制肿瘤细胞的转移。微波进入人体后被组织吸收，随着进入深度的增加，能量被途中组织所吸收的部分亦越大，据生物组织的介电性质，可将人体划分为两种不同类型的组织：其一为含水量较低的骨骼、脂肪组织，其二为含水量高的肌肉和各种内脏器官。由于水分子的固有震动频率与波长 3cm 的为微波频率接近，能产生共振而产生不导电的热，故含水量越多的组织可吸收更多的微波能。微波为一种内部加热法，与高频波、激光相比，作业范围极小，对周围正常组织损伤小。

肿瘤组织与周围正常组织均能吸收热量使其温度升高，但肿瘤组织血流量较少且含水量较多，故肿瘤细胞能吸收较多的微波能量，但散热却比正常组织慢，提示肿瘤细胞壁正常细胞对微波辐射更敏感。

（二）设备组成

主要包括支气管镜及微波治疗仪。生产厂家不同，其所使用的微波治疗仪的发电机频率亦有所差别，包括 915MHZ 和 2.45GHZ 两种，通过同轴导线将电流传递到直径为 0.6 ~ 4mm 的微波天线，再由辐射探头传出，起到治疗作用。开机前连接各项装置，按下电源开关，预热 3 ~ 5min，一般调节微波治疗机的输出功率为 40 ~ 60W。

（三）适应证

（1）中央型肺癌致支气管狭窄、阻塞而无手术指征者。

（2）肺癌术后复发伴大气道阻塞。

（3）支气管镜可视范围内的出血。

（4）局部放疗后复发的病灶。

（四）禁忌证

（1）有支气管镜检查禁忌证者。

（2）气道重度狭窄。

（3）气道外压狭窄。

（4）支气管镜无法到达的周围性病变。

（5）弥漫性出血等。

（6）安装心脏起搏器、除颤仪者。

（五）操作步骤

（1）按常规支气管镜检查方法，经口或鼻插入气道，观察病变部位情况，并将病变部位的分泌物及坏死组织予以清理。

（2）将支气管镜置于距病灶上端 2 ~ 2.5cm 处，然后经支气管镜工作孔道导入微波辐射天线，自病灶中心由近及远、自内向外多点进行凝固治疗。微波功率 40 ~ 80W，每次时间为 6 ~ 10s，操作者可根据不同需要调节输出功率，一次治疗可选择 2 ~ 3 个点进行。

（3）微波治疗后，局部组织由于受热而变性、凝固，待病变部位呈灰白色凝固坏死后退出。

一般经 2 ~ 5 次的微波治疗后，可取得良好的效果。

（六）并发症

1. 支气管壁穿孔　多由于针状辐射器刺入支气管壁过深、微波治疗时输出功率过大，治疗时间过长所致，故功率不得超过 80W，辐射时间不宜超过 7s。可致气胸、纵隔气肿及支气管胸膜瘘等，多由于微波治疗后，管壁型癌组织坏死脱落而引起。

2. 出血　少量出血多为血管内血栓形成，大出血多为微波治疗范围过大或凝固坏死组织脱落有关，少见的为气管镜冷光源烧伤等。术前选择合适的治疗对象、掌握适应证，严格控制微波治疗的功率和时间，可避免上述并发症的发生。

（七）临床疗效

经纤维支气管镜微波治疗在气道内疾病的治疗有良好的效果，据白冲等回顾性分析长海医院收治的657 例气道内疾病患者，恶性肿瘤患者中完全显效者占 66.8%，良性肿瘤及支气管内肉芽肿均成功清除病灶，支气管结核患者经微波治疗后管腔增大，对于镜下可视的出血，微波治疗成功率为 84.6%。

八、射频消融热成形术

（一）概述

研究表明，无论是在急性发作期还是缓解期，哮喘患者气道壁均存在不同程度的炎性细胞浸润及炎性介质增多。气道炎症刺激下，气道平滑肌（airway smooth muscle，ASM）增生肥大，分泌多种细胞因子、趋化因子，参与气道炎症、气道重构及气道高反应性，除炎性反应的刺激，ASM 本身的反复持续痉挛也可诱导平滑肌细胞的增速肥大。因此，ASM 导致气道狭窄是哮喘的主要发病机制之一。支气管镜下射频消融支气管热成形术（bronchial thermoplast，BT）能在指定的部位精确地控制能量释放、作用时间和所需温度，达到去除增生的 ASM，恢复气道通畅的目的。其物理原理是通过治疗电极，将高频交流电磁波（350~500kHz）导入组织，通过电磁转换使组织中带电离子发生振荡后产热，当局部温度达到预设值时，就能使正常的细胞膜溶解，细胞内蛋白变性，细胞内外水分丧失，导致组织凝固性坏死。除 ASM 改变外，其他病理改变均为短暂性的，黏膜上皮、黏液腺及软骨组织很快再生，并完全修复，ASM 最终被一薄层的胶原组织所代替。目前所有研究均未发现 ASM 的再生和瘢痕现象。

（二）设备组成

它由射频发生器及一根独特的导管组成。导管顶端有四个可张开的电极臂和温度感受器，可通过直径 5mm 的支气管镜工作通道到达肺内，并将恒定温度的热度传递到气道壁。BT 分三个治疗期，每一疗程间隔 2~3 周。最初两个治疗期分别治疗双肺下叶，第三治疗期处理双上肺叶。一般不用于右中叶治疗，因为理论上有进展为右中叶综合征的风险。BT 治疗范围应包括所有可视范围内气道，每次热能释放作用范围约为 5mm，由气道远端向近端逐一烧灼。

（三）适应证

（1）BT 适用于使用大剂量药物治疗后，包括高剂量吸入药物（>1 000mg 丙酸倍氯米松联合长效支气管扩张剂）或长期口服激素，症状仍不缓解的重度持续性哮喘，开始 BT 治疗前，应搜索并治疗可以导致哮喘症状的可能因素。

（2）FEV_1 需 >50% 预计值。

但其长期的安全性及有效性尚未被评估，故 BT 并不能用于药物治疗的替代。

（四）禁忌证

除支气管镜检查的禁忌证如凝血功能异常、麻醉药物过敏等以外，还包括以下条件：

（1）活动性呼吸道感染。

（2）过去 2 周内哮喘恶化或激素剂量发生变化（包括类固醇用量增多或减少）。

（3）体内置入电子设备（起搏器、除颤器、其他电子设备）。

（4）已行热成形术（重复进行 BT 治疗的安全性及有效性有待考证）。

（5）<18 岁的儿童。目前没有用于儿童的支气管热成形术适应证，也没有相应的热成形设备，在一定程度上限制其应用。

（五）操作方法

（1）在进行 BT 操作前，需对患者进行局部或全身麻醉。

（2）将支气管镜从患者的鼻腔或口腔插入支气管中，常规纤维支气管镜检查后，置入导管，张开电极臂。选定部位后，充气使末端金属丝导管扩张形成"篮状"，当 4 个电极臂张开接触到气道壁黏膜层时，射频发生器即被激活，产生可控的射频能，通过导管电极臂直接作用于气道壁组织。

（3）随后电极臂复位到达另一治疗部位准备再次激活射频发生器。通过导管的进退和电极臂的反复张开，能够在所有可以到达的支气管内最大限度地进行连续操作，实现对整个支气管树（直径 > 3mm）的治疗。

（六）并发症

已被报道的并发症有哮喘恶化、急性鼻窦炎、上下呼吸道感染、焦虑、咯血、头痛、发热、咽喉疼痛、咳嗽、胸痛等；目前没有发现与器械相关的器械故障或安全问题，亦没有出现危及生命不良事件。林江涛等对门诊行支气管热成形术患者研究发现，术后 3 周内主要不良事件为咳嗽、咳痰、PEF 短暂下降、喘息、痰中带血丝、肺炎。术后 2~4d 内 PEF 较术前有一定程度下降，随后逐渐恢复术前水平甚至高于术前。多数不良事件在术后 1 周可自行缓解或经对症治疗消失。3 周内没有气管插管、恶性心律失常及死亡等严重不良事件发生。然而，随着支气管热成形术的临床推广，越来越多的不良事件被发现，如治疗失败、术后出现急性肺脓肿等。

（七）临床疗效

哮喘患者行 BT 治疗的有效性及安全性研究广泛开展，较为大样本的 RCT 包括 AIR、RISA、AIR2 研究，前两者均提示 BT 后患者的重度急性发作次数减少、气道峰流速增加，但由于为非盲法研究，其结果饱受争议。后开展了随机、双盲、多中心的 AIR2 研究，共纳入了 288 例重度哮喘患者，BT 治疗组的重度急性加重次数减少、AQLQ 评分显著提高、需急诊治疗的发作次数减少。基于上述研究，FDA 于 2010 年批准其应用于重度哮喘治疗。对 BT 患者进行为期五年的随访，其不良事件发生较少，且无肺功能及胸部影像学的恶化。

九、放射性粒子置入

（一）技术原理

放射性粒子置入属于组织间置入近距离治疗范畴，是放射治疗的方法之一。近距离放疗于 1913 年最先应用于宫颈癌。1922 年，Yankauer 使用硬质支气管镜将镭剂送入支气管进行近距离放疗，成功缓解了一例因肺癌所致的支气管阻塞。1983 年，Mendiondo 首次报道，经纤维支气管镜将带有 ^{192}Ir 的装置置入支气管腔内进行放疗。

组织间近距离放射性粒子植入是将具有包壳的放射性核素直接植入到肿瘤组织内，通过放射性核素持续释放射线达到对肿瘤细胞杀伤的一种治疗手段。目前国内常用的放射性粒子是 ^{125}I 和 ^{103}Pd。放射性 ^{125}I 粒子能以 27~35keV 能量发射出 γ 射线，半衰期为 60.2d。γ 射线有效辐射半径 10~15mm 内肿瘤细胞的 DNA，干扰肿瘤细胞 DNA 合成，诱导细胞凋亡，从而治疗肿瘤。近年来，通过经皮穿刺或术中置入放射性粒子国内已应用较多，但经支气管镜置入放射性粒子仍较少开展。

（二）设备组成

包括支气管镜、放射性密封粒子源、植入软枪及防护设备，植入软枪包括远端带穿刺针的金属软管、针针芯推进器及塑料外套管四部分。

（三）适应证

放射性粒子置入的适应证包括：①心肺功能差或高龄不能耐受外科手术的肺恶性肿瘤患者。②拒绝行外科手术者。③术后复发而不能再次手术者。④放化疗后肿瘤进展或残留。⑤功能状态评分（PS）≤2 分，预期生存期≥3 个月。

（四）禁忌证

因为肺恶性肿瘤患者对放射性 ^{125}I 粒子置入治疗具有良好的耐受性，除无法纠正的凝血障碍性疾病以外，肺肿瘤放射性 ^{125}I 粒子置入的绝对禁忌证较少。支气管镜下放射性 ^{125}I 粒子置入治疗肺恶性肿瘤的禁忌证包括：①凝血功能障碍，抗凝治疗和（或）血小板药物应在粒子置入前至少停用 5~7d。②粒子置入病灶同侧恶性胸腔积液没有很好控制者。③肝、肾、心、肺、脑功能严重不全者，严重贫血、脱水及营养代谢严重紊乱等无法耐受纤维支气管镜者，严重全身感染。④PS 评分 > 3 分。

（五）术前准备

认真评估患者的一般情况及其影像学检查结果，完善一般术前检查，如血常规、凝血常规、肺功能、心电图等，胸部 CT 可用于观察肿瘤的大小、位置及其与邻近重要脏器、血管、气管或支气管的关系。评估患者的放射性^{125}I 粒子置入的适应证。适应证的选择建议多学科共同讨论作出决定。应用三维立体定向放射治疗计划系统（TPS），勾画临床靶体积（CTV），同时勾画肿瘤周边危及器官，计算达到处方剂量所需的粒子数和活度。根据治疗计划订购^{125}I 粒子。肿瘤与血管关系密切时，应行增强 CT 扫描。

局部麻醉前 4h 禁食，全身麻醉前 12h 禁饮食。建立静脉通道。术前口服镇咳剂。术前半小时常规予 2% 的利多卡因 10ml 雾化吸入，术中经鼻或口吸氧 5 ~ 10L/min，监测血氧饱和度及脉搏。

（六）操作方法

1. 体位固定与麻醉 据患者状况，采用合适的体位，可以采用静脉全身麻醉或局部麻醉进行放射性粒子置入。

2. 粒子置入 对于管腔内新生物者，先行高频电刀、支架置入等，在 CT 引导下进行，常规层厚0.5cm 扫描，确定肿瘤部位，根据 TPS 治疗计划，常规鼻腔和气管黏膜麻醉后，在肿瘤表面喷洒含肾上腺素的利多卡因液，导入 FFB 至肿瘤部位，以 5 ~ 6 号导管抵住肿瘤表面 12 点、3 点、6 点和 9 点等 4个互成 90°的点后，用导丝刺入瘤体作为通道。

把装好粒子的软枪经支气管镜插入到病变气道，远端的穿刺针刺入病灶，推进针芯置入粒子，退出软枪。软枪每次装 1 粒粒子，如需置入多粒粒子，重新在防护箱内装粒子再行置粒。粒子分布间距在1cm 左右。分腔内、管壁上及管壁外三种置粒分法。腔内置粒适用于腔内新生物者即把置入软枪直接刺入新生物深部置粒，如已置入支架者在支架与管壁之间置粒；管壁上置粒即把粒子置入到肿胀增厚的气道壁上；管壁外置粒即把粒子置入到管壁外的新生物内。置入的粒子与大血管的距离应≥1cm，与脊髓的距离≥1cm。粒子置入过程中，及时进行 CT 扫描，以判断已置入的粒子是否符合治疗计划，并及时对治疗计划进行修正。

（七）并发症

术后可发生如下的并发症：①气胸：少量气胸可嘱患者休息，继续观察，大量气胸、患者症状重时安置胸腔闭式引流。②出血：可局部喷洒冰盐水、冰肾上腺素、血凝酶止血，必要时可行支气管动脉栓塞。③粒子移位和迁移：粒子在术后移位迁移至远端细支气管或脱落游离至胸腔，可严密观察。④继发感染。⑤局部放射性肺炎及放射性肺纤维化。⑥其他少见并发症：如肺栓塞、神经损伤、空气栓塞、针道种植等，需个别特殊处理。

（刘永娟）

第二节 支气管肺泡灌洗治疗

（一）概述

支气管肺泡灌洗（bronchoalveolar lavage，BAL）是一项支气管镜检查方法，广泛用于肺部疾病的诊断与治疗。通过支气管镜向支气管肺泡内注入生理盐水并充分抽吸，从而获得或清除远端细支气管和肺泡上皮表面的一些物质。根据灌洗的范围，可分为全肺灌洗（whole - lung lavage，WLL）和肺段肺泡灌洗。前者主要用于治疗某些肺部疾病如肺泡蛋白沉积症和肺尘埃沉着症，后者则是肺部疾病诊断的重要方法之一。本节主要介绍支气管肺泡灌洗对肺泡蛋白沉着症（pul - monary alveolar proteinosis，PAP）及肺尘埃沉着症的治疗。

（二）治疗原理

PAP 是以肺泡表面活性物质的异常堆集和低氧性呼吸衰竭为特征的一种罕见的综合征。尽管已有文献报道吸入或皮下注射粒细胞－巨噬细胞集落刺激因子、利妥昔单抗能有效治疗PAP，但支气管肺泡灌洗仍为PAP的经典治疗方案，因其不仅可直接清除肺泡及支气管内的磷脂蛋白样物质，并可清除功能异常的巨噬细胞，故广泛使用。经纤维支气管镜分段肺泡灌洗在改善症状及肺功能方面较全肺灌洗效差，故多应用于不能耐受全肺灌洗术的患者。

肺尘埃沉着症定义为在职业活动中长期吸入矿物质生产性粉尘并在肺内潴留，引起的肺脏形成以胶原纤维为主要成分的矽结节与弥漫性、进行性间质纤维化的一种疾病。目前尚缺乏明确疗效的药物治疗方法，支气管肺泡灌洗疗效较明确，能清除肺泡腔及细支气管内的粉尘，清除肺泡巨噬细胞及相应的致炎因子，从而改善患者呼吸困难等症状，并延缓肺部病变进展。1982年Mason等首次采用全肺灌洗术治疗混合性肺尘埃沉着症患者，初期为单肺分期灌洗，后发展为同期双肺灌洗。

（三）适应证

1. PAP　明确诊断为PAP患者，出现重度呼吸困难及低氧血症，呼吸空气时动脉血氧分压<60mmHg、肺泡动脉氧分压差<40mmHg，运动时血氧饱和度显著下降（>5%），分流量>10%～12%。

2. 肺尘埃沉着症　包括硅肺、煤工肺尘埃沉着症、电焊工肺尘埃沉着症等各种无机肺尘埃沉着症，Ⅰ、Ⅱ、Ⅲ期肺尘埃沉着症均可行WLL。而小容量肺叶灌洗适用于各期肺尘埃沉着症及粉尘作业查体者，尤其是肺尘埃沉着症早期。

（四）禁忌证

（1）严重气管及支气管畸形。

（2）合并有活动性肺结核。

（3）胸膜下有直径大于2cm的肺大疱。

（4）合并重度肺气肿。

（5）重度肺功能低下。

（6）合并心、脑、肝、肾等主要脏器严重疾病或功能障碍。

（7）凝血功能障碍。

（8）恶性肿瘤或免疫功能低下者。

（五）术前准备

1. 物资准备　肺泡灌洗所需手术设备包括支气管镜、恒温水箱、呼吸机及一系列麻醉所需用品，如麻醉机、微量泵、监护仪等。

2. 完善术前检查　选择WLL适应证，除外禁忌证，进行血尿常规、全血生化、肺功能、动脉血气分析、胸部正位片或CT、心电图等检查。

（六）麻醉

WLL具有一定的危险性，需在静脉全身麻醉下进行。术前8h禁食禁饮，灌洗术前一天晚口服地西泮2.5～5mg，术前30min予以苯巴比妥0.1g、地西泮10mg、阿托品0.5mg肌内注射。麻醉诱导后，待患者意识消失，肌肉松弛满意，插入双腔导管，确保双腔气管插管必须到位，气管套囊注气量应适当，充气量为气管套囊5～8ml，支气管套囊1～3ml。保证左右肺完全分隔开，使灌洗液不致流入通气侧肺。可用两肺呼吸音、气道压、纤维支气管镜、"水杯气泡法"等检测两侧肺是否完全分隔，验证双腔管对位及两肺分隔满意后，一侧肺纯氧通气，另侧肺反复灌洗。

麻醉诱导常用的诱导药物为：咪达唑仑0.1mg/kg，丙泊酚1mg/kg，维库溴铵0.08mg/kg，芬太尼3μg/kg，琥珀胆碱1.5～2mg/kg。麻醉维持配制丙泊酚复合液60ml（复合液中丙泊酚400mg＋芬太尼0.2mg＋维库溴铵16mg），以1～4mg/（kg·h）的速度用微量泵持续输注，术中根据患者循环系统情况和麻醉深浅，酌情调整麻醉药注入剂量和（或）单次追加麻醉药。

（七）操作步骤

（1）麻醉满意后，患者取侧卧位，因灌洗可能持续数小时，可在患者头部、灌洗侧腋窝及大腿之间放置枕头，以避免压迫部位缺血性改变。

（2）采用37℃的生理盐水，通常先于病变较重侧肺灌洗，若两侧病变较为一致，多数情况下选择先灌洗左肺。灌洗瓶一般悬于距腋中线30~40cm高处，引流瓶置于距腋中线50~60cm低处。灌洗时灌洗侧肺在下，引流时相反，在灌洗过程中，当液体变清亮时由仰卧位转为俯卧位可进一步增加灌洗效果。每次灌洗量约1 000ml，引流液回收率需达90%以上方可继续灌洗。初始引流液为黄色浑浊液或米汤样，内有颗粒状物及悬浮物，经反复多次灌洗，直至引流液清澈透明接近灌洗液时即可停止灌洗，总灌洗量为5~25L不等。每次核对出入量，通常出量与入量之差应小于500ml。应注意灌注压不宜过大，灌注时间不宜过长，否则引起灌洗侧肺循环严重受阻，右心负荷加重，甚至造成肺泡和终末微小支气管损伤，亦易使灌洗液向对侧肺部渗漏。灌洗结束后，继续间断负压吸引，促进肺复张。若术中适当应用利尿剂，可减少术后发生肺水肿的可能。

（3）单肺灌洗完成后，规范使用呼气末正压通气（PEEP）行双肺纯氧通气，当灌洗肺内残留液基本排出和吸收；灌洗肺呼吸音基本恢复；灌洗肺顺应性接近灌洗前水平，气道压降到2.94kPa（30cmH$_2$O）以下；灌洗肺单肺通气3min后，血氧分压大于13.3kPa。患者生命体征、血气分析无明显酸碱紊乱，可行另一侧肺灌洗。若无法行同期双肺灌洗，可选择时机再行第二侧肺灌洗。据某项关于PAP治疗的多中心研究提示，两侧肺灌洗的间隔时间为2.9±1.18周。

若患者呼吸急促，缺氧明显，需换用单腔气管内导管进行机械通气，必要时加用呼气末正压，灌洗完毕后应立即拍摄胸片，除外液气胸。

（八）并发症

（1）最常见的并发症为一过性发热。

（2）低氧血症。

（3）术中双腔支气管导管移位可致通气肺漏水，此时应立即停止灌洗，并尽快吸出肺内灌洗液，然后在纤维支气管镜指导下重新固定双腔导管。

（4）若手术时间过长，则可能发生肺水肿及急性呼吸窘迫综合征，少见的并发症为继发性肺炎、肺不张、脓毒血症、支气管痉挛、胸腔积液、气胸和纵隔气肿。

（九）临床疗效

文献报道，对于PAP，至少95%的患者行全肺灌洗后症状可明显改善，并可改善氧合、肺通气和弥散功能。但约15%的患者术后可能出现复发，而需再次行WLL治疗。对于肺尘埃沉着症患者，某回顾性研究发现，WLL可平均清除每侧肺粉尘3 000~5 000mg，其中游离二氧化硅70~200mg，灌洗回收液中细胞总数为3.2×10^8~1.23×10^{10}，其中，吞尘巨噬细胞占（93±5）%。单肺灌洗者一侧肺灌洗后即觉灌洗肺呼吸轻松，通气量明显增大，经WLL术后10d统计，胸闷、胸痛、气短的好转率分别为99%、86%及88%，术后胸片、肺功能无明显变化。总体来说，全身麻醉灌洗治疗患者较为舒适，单次灌洗量大、灌洗治疗安全。

（刘永娟）

第三节　支气管热成形术

近年来射频消融术（radiofrequency ablation）在心律失常、屈光异常、肺癌以及其他实质性肿瘤的治疗领域得到了广泛的应用。通过射频消融气道平滑肌以治疗哮喘，又称支气管热成形术（bronchial thermoplast，BT），是人类首次尝试将介入治疗技术引入哮喘治疗领域，有可能打破单纯应用药物治疗哮喘的传统局面，目前这项技术已被美国食品药品管理局和我国食品药品监督管理局批准用于治疗常规药物治疗不能控制的重症哮喘。

一、基本原理

1. 气道平滑肌的生理学意义　长期以来生理学家对气道平滑肌（ASM）的生理学功能一直感到困

惑，并存在种种争议。Macklin 归纳 ASM 的功能可能有：①蠕动以协助呼气和黏液推进。②在外周肺脏持续收缩以产生液体压。③促进淋巴液和静脉回流。④维持通气/血流比值恒定。⑤保护外周肺脏。⑥保护气道结构。⑦稳定气道。⑧加强咳嗽反射。⑨减少解剖无效腔。但上述功能没有一项为维持正常呼吸系统生理功能所必需。有学者很早就指出，ASM 缺失不会引起任何一种疾病或生理功能缺陷。最近更有学者提出，气道平滑肌是人类进化过程中逐渐退化的器官，就像人类的阑尾，并无重要的生理作用。由于气道和胃肠道在胚胎期有共同的起源，他们更进一步假设气道平滑肌也许是组织发生过程中的遗留物，若是通过某种措施像去除阑尾一样去除 ASM，那么 ASM 异常所致的疾病就可能像阑尾炎一样得到治愈。当然这是一种过于简单和乐观的看法。

2. 气道平滑肌（ASM）在哮喘发病机制当中的作用　关于哮喘的发病机制和病理生理学特征，既往研究主要集中在气道炎症、气道高反应性、气道重构以及气道可逆性通气功能障碍等环节。近年来气道平滑肌内源性功能障碍以及与气道炎症的关系受到广泛关注。ASM 可分为单－单位和多单位两种类型。所谓单－单位型，即平滑肌由单个细胞构成，具有自发节律性，细胞间缝隙连接多，电阻小，自身兴奋性高，细胞间兴奋传导快，对多种刺激物的收缩反应迅速而强烈。而多单位型平滑肌由多个平滑肌细胞组成，不易产生收缩反应。研究显示，正常人气道平滑肌主要属于多单位型，哮喘患者支气管平滑肌以单－单位型为主，且多单位型可逐渐演化为单－单位型。

哮喘患者无论是在急性发作期还是缓解期，气道均存在着不同程度的炎症细胞浸润和炎症介质增多。炎症破坏气道黏膜，造成上皮脱落，炎性介质更容易接近气道平滑肌上的相应受体或感应器。在炎症介质刺激下，ASM 细胞（ASMC）增生肥大，由正常的收缩表型转化为增殖性的合成－分泌表型，分泌多种细胞因子、趋化因子和生长因子，参与气道炎症、气道高反应性和气道重构的发生。除了炎性反应的刺激，哮喘患者气道平滑肌反复而持续的痉挛也可以诱导平滑肌细胞的增生肥大。由于 ASMC 数目增多，体积增大，收缩力增强，同时 ASM 增生肥大本身也可使平滑肌面积增加，造成气道口径缩小，气流受阻，以及气道直径与收缩的不匹配，势必进一步加重气道高反应性。数项临床研究也发现哮喘患者存在着气道平滑肌的过度增生，且发现增生的程度与哮喘的严重程度相关。

诚然，支气管哮喘是一种复杂的气道炎症性疾病，不能简单地归结为 ASM 功能异常。但气道炎症以及重构的最终结果，还是引起平滑肌收缩痉挛，导致气道狭窄、气流受限和哮喘的种种症状。从这个意义上讲，ASM 可称作哮喘的终极效应器，而去除 ASM，可能是消除哮喘临床症状和病理生理后果的终极手段。

3. 支气管热成形术的工作原理　鉴于 ASM 在气道生理功能当中并无特别重要的意义，而 ASM 过度收缩是造成气道狭窄、气流受限的根本原因，且 ASM 增生肥大是气道重构的重要成分，与支气管高反应性、不可逆气道阻塞关系密切，而通过某种手段减少 ASM 的数量或降低其收缩能力，有可能阻断 ASM 介导的支气管收缩反应，降低气道高反应性，从而改善哮喘症状，减少急性发作，20 世纪 90 年代初期在美国 Cox 等人射频消融技术引入于支气管哮喘的治疗领域，对于那些经过充分的药物治疗仍不能控制症状的所谓的难治性哮喘患者取得了良好的治疗效果。

射频消融技术的基本原理是通过治疗电极，将高频的交流电磁波（350～500kHz）导入组织，再经弥散电极形成回路，电极针周围组织中带电荷离子受电流影响而发生振荡，产生生物热，当局部达到一定温度时，正常组织细胞双层脂质膜溶解，细胞内的蛋白发生变性，同时细胞内外水分丧失导致组织凝固性坏死。理论上讲，射频治疗产生的组织凝固灶范围与射频功率大小和作用时间成正比，但高温固化坏死后的组织阻抗明显增加，导电性和传热性均降低，凝固灶大小达到一定程度后就不再增大，从而表现为自限性过程，且因组织不同而差异较大。支气管热成形术正是利用了机体组织的这种电学特性。发生器释放的射频能量使气道壁局部黏膜层产生热量，引起组织收缩，形成电阻。由欧姆定律可知，能量向最小电阻处流动，大部分电阻保持相对的恒定，经过射频能量脉冲，电极臂顶部组织开始加热，导向最小电阻的通路即沿电极向周围进行形成一定范围的热效应。温度感受装置直接监测并控制电极－组织介面温度，因此，支气管热成形术可以精确地定义射频能量的特征，准确地控制能量释放，经过特定的时间，在指定的作用部位，达到设定的温度，形成特定大小的治疗区域。这种方法能够选择性地消融

ASM，减少 ASM 数量，达到缓解甚至消除由 ASM 介导的支气管收缩反应的目的。

支气管镜下可见气道壁组织对热力损伤的急性反应表现为在局部作用位点出现短暂的黏膜苍白和水肿现象。组织学上除了观察到 ASM 的凝固性变性坏死，还可见黏膜上皮的破坏，黏液腺管和（或）腺体的损伤，黏液蓄积以及气道管径变小，偶可见软骨的局灶性损伤。除了 ASM 之外，上述病理改变均为短暂性，很快就观察到黏膜上皮、黏液腺及软骨组织的再生并完全修复，气道平滑肌最终被一薄层的胶原组织所代替。目前所有的研究均未见到气道平滑肌的再生和瘢痕形成现象。

二、操作方法

迄今为止支气管热成形术均通过 Alair™ 操作系统来实施。该操作系统由一根设计独特的导管和射频发生器组成。导管可以通过直径 5mm 的标准纤维支气管镜到达肺内支气管，其顶端有四个可张开的电极臂和温度感受装置。发生器工作时可以产生 460Hz 低功率的单极射频能。温度感受装置可通过反馈控制系统来控制射频热能的传输及作用时间。此外，发生器上还装有众多专门设计的肺特定相关的程序以保证能量的传输精确无误。手术需要全身麻醉或局部麻醉下进行，常规纤维支气管镜检查后，置入导管，张开电极臂。当四个电极臂张开接触到气道壁黏膜层时，射频发生器即被激活，产生可控的射频能，通过导管电极臂直接作用于气道壁组织。随后电极臂复位到达另一治疗部位准备再次激活射频发生器。通过导管的进退和电极臂的反复张开，能够在所有可以到达的支气管内最大限度地进行连续操作，实现对整个支气管树（直径大于 3mm）的治疗。不过也有学者将 Alair 系统导管最远到达直径 2mm 及更远端的支气管，但效应主要局限于气道壁黏膜层。应用 Alair 系统的术前准备工作和操作时间与普通的支气管镜检相近，推荐治疗参数：局部治疗温度控制在 $65 \sim 75$℃，每一治疗部位维持时间为 10s，两肺所有可以到达的支气管均应接受治疗，每次治疗时间控制在 30min。

三、疗效

Danek 等人首先借助犬模型验证消融气道平滑肌以降低气道高反应性的设想。初步观察结果提示，BT 作用范围仅局限于气道壁及邻近组织。除气道平滑肌以外，局部受损组织在治疗后 6 周内完全恢复正常。长期追踪观察未见瘢痕形成、气道狭窄、闭锁或管壁软化现象。消融的气道平滑肌被一薄层胶原组织替代，未见气道平滑肌的再生。这一结果提示 BT 可以选择性地作用于气道平滑肌，达到永久消融的目的。该试验证实消融的平滑肌数量与气道管径的增加呈正相关，与气道对乙酰胆碱的反应性呈负相关，因此推论：通过减弱气道平滑肌的收缩功能，可以达到降低气道高反应性的目的，这一效应可以维持到治疗后 3 年。随后 Brown 等利用高分辨 CT 对这一结果进行了精确的评价，进一步证实了 BT 改善气道反应性的有效性。

2004 年 Miller 等人在一项前瞻性研究中首次将 BT 用于非哮喘患者，结果显示接受治疗的 8 名患者对 BT 操作过程耐受良好，无临床不良反应。支气管镜检发现，术后 2 周治疗部位黏膜仅有轻度红肿，然后逐渐恢复。有 2 名患者气道的四个气道出现了狭窄，其中 2 个气道内出现了黏液过度分泌，但未见瘢痕增生现象。组织学观察得到了与早期动物试验一致的结论：气道壁平滑肌数量显著减少。2005 年 Cox 等人对 16 名轻中度哮喘患者进行了支气管热成形术的疗效和安全性评价，结果显示术中不良反应与常规支气管镜检查相同，且持续时间短暂。在治疗后 12 周，患者的无哮喘症状天数、晨间和夜间 PEF 与基线相比均有增加，所有患者的气道高反应性都有明显改善，治疗后 12 周、1 年和 2 年 PC20 平均值分别提高了 2.37 ± 1.72、2.77 ± 1.53 和 2.64 ± 1.52。大部分患者缓解药物的使用减少。在治疗后 1 年和 2 年时，经胸部 CT 检查，在治疗部位未发现支气管扩张、气道壁增厚和肺实质的异常改变。整个观察期间患者的肺功能指标基本保持平稳。研究得出结论：BT 对轻中度哮喘患者安全性良好，可以明显缓解哮喘症状，改善气道高反应性，其疗效可以维持到治疗后 2 年。

2006 年 Laviolette 和 Rubin 等人观察了 BT 对于中重度持续性哮喘的治疗效果。该试验选择了 108 名中重度持续哮喘患者（FEV_1 60% $\sim$ 85%）进行随机对照临床试验，其中对照组患者（53 名）接受吸入皮质激素联合长效 β_2 受体激动剂的标准药物治疗，治疗组患者（58 名）接受标准药物联合 BT 治疗。

在试验后第 12 周，BT 治疗组患者的早晚 PEF、无症状天数、缓解药物使用情况、AQLQ 和 ACQ 评分均显著改善且优于对照组，但两组患者 FEV$_1$% 在治疗前后改善不明显。在 BT 治疗后的第 12 周、26 周和 52 周时再次评价两组患者的上述指标以及停止使用长效 β$_2$ 受体激动剂（单纯使用 ICS）2 周后哮喘恶化情况。三次评价结果均显示，BT 治疗组在停用长效 β$_2$ 受体激动剂 2 周后哮喘恶化率降低 50%，其他指标持续改善。作为一项样本量较大的随机对照临床试验，该项研究的结论更具有说服力：对于中重度持续性哮喘患者，BT 的介入治疗比单纯应用吸入皮质激素联合长效 β$_2$ 受体激动剂能够达到更好的哮喘控制，而在停用长效 β$_2$ 受体激动剂，单独吸入皮质激素后，仍能维持哮喘的控制。2007 年新英格兰医学杂志发表了迄今最重要的关于支气管热成形术的临床试验结果。这项名为 AIR Trial Study 的研究由英国、加拿大、丹麦和巴西的 11 个中心完成。纳入对象为 18~65 岁的中重度哮喘患者，每天需吸入倍氯米松 200μg 或以上，沙美特罗 100μg 或以上；吸入支气管舒张剂前 FEV$_1$ 60%~85%，PC$_{20}$ < 8mg/L。入组前 6 周哮喘保持稳定。其他纳入标准包括停用 LABA 2 周后哮喘加重，表现为 ACQ 评分至少增加 0.5 分，或平均晨间 PEF 降低 5%。基线期为 4 周，头两周维持治疗不变，后两周停用 LABA。随后 ICS + LABA 维持至少 6 周，再随访 12 个月。患者随机分为对照组（吸入 ICS + LABA）和治疗组组（ICS + LABA + 热成形术）。治疗组采用 Alair system 进行支气管热成形术，每 3 周 1 次。该研究共筛选 240 个患者，纳入 112 例，最终完成病例治疗组 52 例，对照组 48 例。该研究的主要结果为：与基线期相比较，治疗组轻度急性发作减少（每人每周平均减少 0.16 ± 0.37 次），而对照组无改变。12 个月后治疗组晨间 PEF 改善程度远远大于对照组 [（39.3 ± 48.7）L/m 比 (8.5 ± 44.2) L/m]，AQLQ 优于对照组 [（1.3 ± 1.0）比 (0.6 ± 1.1)]，ACQ 减少大于对照组 [（1.2 ± 1.0）比 (0.5 ± 1.0)]，无症状天数百分比高于对照组 [（40.6 ± 39.7）比 (17.0 ± 37.9)]，症状积分减少更加明显 [（1.9 ± 2.1）比 (0.7 ± 2.5)]，使用缓解症状药物更少。两组气道反应性和 FEV$_1$ 无显著差异。治疗组呼吸系统不良反应 407 例次，2/3 以上为轻度；对照组不良反应 106 例次。常见不良反应主要为哮喘相关症状如胸闷、气紧、咳嗽，其他不良反应有呼吸道感染、口干、咽痛等。热成形术组不良反应大多数发生于术后第 1 天，平均第 7 天缓解。治疗组术后到 6 周不良反应多于对照组，6 周到 2 个月两组相似。随访期间两组住院率相似，治疗组有 3 例住院，其中 1 例为肺部感染，2 例为哮喘急性发作。研究期间无 1 例死亡。该研究证实：①在药物治疗的基础上，支气管热成形术能够进一步改善哮喘控制，减少症状，降低急性发作频率。相当于每个患者每年减少轻度急性发作 10 次，无症状天数增加 86 天。②上述效果在术后第 3 个月非常明显，至少可维持到术后 1 年。③支气管热成形术的不良反应主要是术后短期哮喘症状加重，6 周以后显著改善，未出现严重的不可耐受的不良反应。2010 年《美国呼吸与危重医学杂志》又发表了 AIR Trial Ⅱ 的研究结果。在这项随机、双盲、假治疗对照的多中心临床研究中，288 例使用大剂量 ICS 和 LABA 仍有症状的重症哮喘患者以 2：1 比例随机分配到治疗组和对照组，治疗组进行 3 次 BT 治疗，对照组同时给予假手术治疗。随访 1 年的结果表明，BT 组 AOLQ 积分与基线的改变优于对照组，BT 组 AQLQ 积分增加 0.5 或以上的比例高于对照组（80.9% 比 63.2%）；治疗后 6~52 周 BT 组急性发作次数、急诊就诊次数、误工误学天数均优于对照组。该研究进一步证实对于 ICS/LABA 不能控制的重症哮喘，支气管热成形术能够减少症状和急性发作，提高生活质量，改善哮喘控制水平。

目前全球已完成 BT 治疗哮喘数千例，中国已完成 300 余例，总体治疗反应良好，初步结论显示：BT 可以用于急性发作期之外的各类哮喘患者，能够缓解哮喘症状，减少急性发作，是否能够降低气道高反应性或改善肺功能，研究结果尚不一致。对于中重度哮喘患者，BT 联合药物治疗方案似乎优于当前单纯的药物疗法。BT 也有其局限性，如：①小气道病变和气道阻塞在哮喘发病机制当中占据重要地位，难治性哮喘患者对吸入性药物治疗反应不佳也与此有关。由于 BT 不能作用于远端小气道，因此 BT 仍然不能取代药物治疗。②根据 BT 的作用原理，BT 不仅可以消融气道平滑肌，也可以消融气道壁黏膜下层增生肥大的黏液腺腺体或腺管，此作用似乎有利于抑制哮喘伴发的气道黏液高分泌状态。然而在动物试验当中却观察到黏液腺体完全修复并出现了过度增生现象，由此提示 BT 有可能加重黏液高分泌。③即使 BT 可以阻断平滑肌介导的中小气道收缩反应，气道炎症和黏液高分泌状态仍然存在，因此单用 BT 并不能达到完全消除气道高反应性、治愈哮喘的目的。

四、适应证与禁忌证

虽然从理论上说 BT 可用于不同严重程度的哮喘，但鉴于其有创性和高昂的费用，GINA2016 年推荐意见以及 ATS/ERS2014 年关于重度/难治性哮喘的专家共识将其适应证限定为第四级和第五级治疗不能控制的重度哮喘，属于附加治疗措施。目前报道的几项大型临床试验中患者纳入标准各不相同，对适宜人群尚无统一标准，但通常选择应用足量药物后哮喘仍控制不佳、肺功能在适当范围内、未合并可增加操作风险的基础疾病的患者。对于未控制的重度哮喘，更倾向于那些症状频繁、反复发生急性发作的患者，而不是肺功能受损较重或存在气道重构和固定性气流受限的患者。虽然 BT 可以消融气道平滑肌，但并不能阻止气道重构，也不能明显改善肺功能。对于基础肺功能较差的患者，术后发生气道黏液栓以及肺部感染等并发症的概率有增加的趋势，因此目前支气管热成形术相关研究中均未纳入 $FEV_1 \leqslant 50\%$ 的患者。至于药物治疗下支气管舒张试验阳性或峰流速变异性增大是否反映气道平滑肌功能异常，是否能够作为 BT 疗效的预测指标，尚需进一步验证。

禁忌证包括：年龄小于 18 岁，使用内置除颤器、起搏器或其他植入设备、对支气管镜检查药物过敏（如：利多卡因、阿托品和地西泮）、既往接受过 BT 治疗。

若患者有急性呼吸道感染、哮喘急性加重、过去 14d 内口服激素剂量改变、已知凝血功能障碍、无法停止抗凝药物（如：抗凝剂、抗血小板药物和非甾体类药物），则应延期行 BT 治疗。

五、安全性与注意事项

目前已进行的研究提示 BT 术中术后发生严重不良反应较少，也未观察到术后长期并发症，但已有术后 1 个月大咯血、术后 14 个月肺脓肿及术后因黏液栓反复肺不张的个案报道。作为一种有创性治疗技术，严格掌握适应证、确定各种治疗参数和加强围术期管理至关重要。

（1）急性发作期哮喘患者是 BT 治疗的禁忌证，因支气管镜、导管和电极臂等对气道壁的直接刺激可诱发、加重气道痉挛。

（2）温度的控制与疗效直接相关：当治疗温度为 55～60℃时，组织学检查显示气道平滑肌无明显变化。而当治疗温度≥75℃时，局部组织损伤过度，将会影响气道壁非平滑肌组织的增生修复，导致气道壁结构改变。另外也可导致局部炎症反应，加重气道高反应性。因此操作时应按要求设定射频能量和作用时间，维持局部治疗温度相对稳定。

（3）控制作用深度和面积作用过深会引气道壁软骨和神经的损伤，导致气道壁塌陷甚至支气管闭锁。

（刘永娟）

第四节　经支气管镜肺减容术

一、概述

慢性阻塞性肺疾病为一种慢性进展性肺部疾病，典型症状为气短、痰液增多、慢性咳嗽。患者的病理改变往往存在肺气肿这一结构破坏性改变。肺气肿会导致进行性肺泡损害和肺泡结构，尤其支架结构的丧失，最终导致气体交换面积减少，压力依赖性小气道塌陷。迄今为止，治疗晚期肺气肿患者的唯一方法是肺减容术和肺移植术。随着支气管镜技术的进步和相关器械的研发，经支气管镜肺减容术（bronchoscopic lung volume reduction，BLVR）得到不断的提高。目前，支气管镜肺减容术常见方法有：支气管活瓣、肺减容线圈、生物性肺减容、支气管镜热蒸气消融以及支气管旁路术等。

二、适应证和禁忌证

重度肺气肿的内镜治疗已研究了数十年，并已经在世界上的某些国家推广使用。大多数侧重于研究非均一型肺气肿（即以上叶为主型），少数也研究均一型肺气肿。以下的章节会对支气管镜肺减容术的当前认识做简要介绍。

三、技术介绍

1. 单向活瓣置入　单向支气管内活瓣首次应用于 2002 年，迄今为止仍是研究最深入的治疗方法。通过支气管镜将活瓣置于靶肺叶段支气管开口处，使呼气时气体排出而吸气时气体无法进入，使肺气肿组织萎陷，减少肺容积。目前可用的活瓣有两种，EBV 活瓣和 IBV 活瓣。缓解肺气肿的支气管瓣膜试验（VENT）是一个随机、前瞻性、多中心研究，采用 EBV 瓣膜与目前为止的最佳医疗方案相比，评估该瓣膜对晚期不均一型肺气肿患者治疗的有效性和安全性。主要疗效终点是 FEV_1 和 6 分钟步行距离（6MWT）的改善率。结果表明，这些终点指标虽然有轻微的变化，但并没有临床意义，因此美国 FDA 并未批准将瓣膜投入肺气肿患者的临床使用。后期检验表明，接受 EBV 置入后，经 HRCT 证实叶间裂完整的患者疗效较好。HRCT 上病变靶区与邻接肺叶之间完整的叶间裂，定义为叶间裂完整度 >90%，被看做是没有或可忽略的叶间侧支通气的间接替代指征。研究表明，叶间裂完整的患者，置入 EBV 活瓣后肺功能及生活质量得到了显著的改善。故术前必须进行叶间裂完整性分析，若不完整则不能考虑活瓣治疗。

活瓣置入的主要并发症包括慢性阻塞性肺疾病急性加重、咯血、活瓣移位、气胸。若患者得到积极处理，发生过气胸的患者临床效果更佳，在这类患者身上，气胸可被认为治疗成功的预报器。

EBV 技术是唯一的可去式内镜下肺减容术，已应用 10 年以上，2 项关于该活瓣的远期观察结果已发表，均显示治疗成功者较之失败组有显著的生存获益。

2. 肺减容线圈　肺减容线圈（PneumRx）由镍钛合金线组成，经特制的推送装置送达靶区域后释放线圈，自然卷曲呈记忆形态，牵拉相应的肺组织随之折叠、压缩，达到肺减容的目的。作用机制包括弹性回缩力改善、顺应性改变、气体陷闭量减少等。这项方法的优点在于叶间侧支通气并不会影响疗效。关于肺减容线圈的初步研究表明，其可以改善生存质量、肺功能和 6 分钟步行距离。2012 年 Slebos 等发表了一项前瞻性队列研究，招募 16 例非均质重度肺气肿患者进行了 LVRC 术，观察 6 个月后患者的 FEV_1、FVC、RV、6MWT、圣乔治呼吸问卷（SGRQ）评分均有改善。在安全性方面，术中未发生不良事件，术后 1h 内出现 1 例气胸，术后 1d 后出现 12 例轻度咯血，4 例短暂性胸痛，术后 1~6 个月不良事件均自行好转或经治疗后恢复，没有出现危及生命的事件发生。

3. 生物肺减容术　生物学肺减容术采用肺封堵系统，使用有机合成多聚物封堵小气道和侧支通路，促进肺不张、重塑、瘢痕形成，结果显示减少了过度充气，该技术不依赖于侧支通气。在非盲法预实验中，封堵系统能持久地减少肺容量并改善肺功能及生活质量，在异质性肺气肿组较同质性肺气肿组更为显著。对此方法的初步研究证明，合成的多聚泡沫填塞剂能提高肺功能、改善运动能力和生活质量。应当指出，叶间裂的完整性并不影响这项方法达到支气管镜肺减容术的效果。

最新的一项 meta 分析中提到，生物肺减容术治疗效果最好且并发症最少，FEV_1 的平均值改变为 0.18L（95% 可信区间：0.09~0.26，$P<0.001$），6min 步行距离 23.98m（95% CI：12.08~35.88，$P<0.001$），圣乔治呼吸问卷 −8.88 分（95% CI：−12.12~−5.64，$P<0.001$）。

4. 经支气管镜热蒸气消融术　支气管镜热蒸气消融术是通过特殊导管将精确量的水蒸气在某个特定的温度下传输到靶向肺段。热反应产生局部炎症导致纤维化和肺不张，这将导致完全且永久性的肺减容。一项研究 BTVA 对上叶肺气肿患者疗效的多中心单组临床研究，纳入了 44 例患者，研究结果示 FEV_1、VC、6-MWT、SGRQ 等均显著改善，随访 12 个月后，肺容量改变持续存在。然而不良事件的发生却限制了其应用，不良事件可能与累积的高剂量有关，最常见的并发症为炎症反应所致，大多数患者发生了严重的局部炎症反应，伴咳嗽、咳痰、发热、咯血、呼吸困难。然而，局部炎症反应是造成预期的肺叶容量减少的根本原因，术后发生呼吸道不良事件的患者临床结局更佳。

关于这项技术的初步研究表明，能改善患者的肺功能和生活质量。随着减容线圈和生物填塞剂的发展，支气管镜的热蒸气消融也显示出它的潜在优势，即侧支通气的存在与否对 BLVR 治疗的效果没有或只有很小的影响。

5. 气管旁路支架　技术原理是在肺气肿组织和邻近的大气道间建立一个人工旁路，达到释放气肿肺组织中的过度残余气体，减少无效腔，使吸气容量获得显著改善的技术。操作时，先予患者全身麻醉和气管插管，以气管镜引导一个超声探头至准备建立人工旁路的大气道，通过超声检测避开大气道和肺组织间的血管并在安全区域定位，然后利用支气管穿刺针在气道定位处穿孔，收回穿刺针并送入球囊导管，利用球囊将穿刺孔扩大。再次用超声探头确认穿刺孔周围没有血管后，利用球囊导管将支架送至穿刺孔，并利用球囊将支架打开，即建好人工旁路。

气道旁路支架适用于均质型肺气肿患者，据2011年一项多中心、随机双盲、假手术组对照的EASE（The exhale airway stents for emphysema）临床研究试验，该研究招募315例严重的均质性肺气肿患者，随机分为气道旁路手术组208例，假手术组107例，随访评估1、3、6、12个月的通气功能、6MWT和SGRQ评分并无明显统计学意义，结果显示对于严重均质性肺气肿患者气道旁路术仅能维持短期疗效，长期疗效还需更加严谨的设计方案支持。

经支气管镜肺减容术较外科肺减容术更安全，患者可能有更大的获益，但上支气管镜肺减容术均未获得FDA批准使用，未来可能需要进一步的临床试验从不同的指标上判定疗效。

（周香玲）

第四章

糖皮质激素在呼吸系统疾病中的应用

第一节　概述

糖皮质激素（glucocorticoids，GCs）是由肾上腺皮质束状带分泌的一类甾体激素。不仅具有调节糖、脂肪、和蛋白质的生物合成和代谢的作用，而且具有抗感染、抗毒、抗休克、抑制免疫应答的作用。

一、化学结构

肾上腺皮质激素类药物的基本结构为甾核，其共同的结构特点是为保持其生理功能所必需甾核 A 环的 $C_{4,5}$ 之间有一双键，C_3 上有酮基，C_{20} 上有一羰基。糖皮质激素的结构特征是在甾核 D 环的 C_{17} 上有 α 羟基，而在 C 环的 C_{11} 有氧（如可的松）或羟基（如氢化可的松），这类皮质激素对糖代谢的影响及抗感染等作用较强，而对水、盐代谢的作用较弱。

二、代谢过程

（一）吸收

口服可的松后 1～2h 血药浓度达高峰。一次给药作用持续 8～12h。混悬液局部注射吸收缓慢，可延长作用时间。

（二）分布

一般情况下，糖皮质激素类药物吸收后，在肝分布较多。氢化可的松进入血液后约 90% 与血浆蛋白结合，其中约 80% 与皮质激素运载蛋白（corticosteroid binding globulin，CBG）结合，CBG 在血浆中含量虽少，但亲和力大；10% 与白蛋白结合；游离型约占 10%。游离激素才可发挥靶器官的生物效应。与 CBG 结合能保护糖皮质激素不易被代谢，因而延长其在体内消除的时间。

（三）代谢

糖皮质激素类药物主要在肝脏中代谢转化。主要代谢途径是 A 环上的还原反应，包括 C4－5 之间的双键加氢还原为无活性的代谢物；C3 位的酮基被羟基取代，并通过羟基与葡萄糖醛酸或硫酸结合，由尿中排出。故肝、肾功能不全时，糖皮质激素类药物的血浆 $t_{1/2}$ 延长。

（四）排泄

约 90% 的糖皮质激素的代谢物在 48h 内从尿中排泄。几乎所有代谢物均与葡萄糖醛酸结合成酯后排泄，极少数与硫酸结合成酯或以非结合形式经尿排泄。

三、生理作用

正常人每天分泌的氢化可的松为 15～30mg，生理情况下所分泌的糖皮质激素主要影响物质代谢过程，缺乏日寸将引起代谢失调以致死亡；当应激状态时，机体分泌大量的糖皮质激素，可达正常剂量的10倍，通过允许作用等使机体能适应内外环境变化所产生的强烈刺激；超生理剂量（药理剂量）时，糖皮质激素除影响物质代谢外，还有抗感染、免疫抑制和抗休克等广泛的药理作用。

四、药理作用

（一）对代谢的影响

1. 糖代谢　糖皮质激素对维持血糖的正常水平和肝糖原、肌糖原的含量有重要作用。其增加肝、肌糖原含量，升高血糖的作用机制主要有：①促进糖原异生。②减慢葡萄糖分解为 CO_2 的氧化过程。③减少机体组织对葡萄糖的利用。

2. 蛋白质代谢　糖皮质激素能加速组织的蛋白质分解代谢，增高血清氨基酸和尿中氮的排泄量，造成负氮平衡；大剂量糖皮质激素还能抑制蛋白质合成，可致淋巴结、胸腺萎缩、生长减慢、肌肉萎缩、皮肤变薄、骨质疏松和伤口愈合延缓等。

3. 脂质代谢　大剂量长期应用可激活四肢皮下的酯酶，四肢皮下脂肪分解加速，游离脂肪酸、酮体、血浆胆固醇增高；面背部对胰岛素分泌增加敏感，而四肢不敏感，可促进脂肪堆积；故促使皮下脂肪重新分布在面部、上胸部、颈背部、腹部和臀部，形成向心性肥胖，表现为"满月脸"和"水牛背"。

4. 水和电解质代谢　糖皮质激素有较弱的盐皮质激素样保钠排钾作用，但大量、长期给药时则明显促进肾小管对 Na^+ 的重吸收，增加 K^+ 和 H^+ 的排出，并因此导致高血压、低血钾和水肿。此外，糖皮质激素过多时，还可引起低血钙；长期用药将造成骨质脱钙。

（二）抗感染作用

糖皮质激素具有强大的抗感染作用，对各种原因造成的炎症反应均有抑制作用。在急性炎症初期，本类药物能增加血管紧张性、减轻充血、降低毛细血管的通透性，减轻渗出和水肿；同时抑制白细胞浸润及吞噬反应，减少各种炎症因子的释放。在慢性炎症期，糖皮质激素通过抑制毛细血管和成纤维细胞的增生，延缓胶原蛋白、黏多糖的合成及肉芽组织增生，防止粘连及瘢痕形成，减轻后遗症。其抗感染机制主要包括：影响花生四烯酸代谢的连锁反应；抑制一氧化氮合酶和环氧酶－2等表达；诱导血管紧张素转化酶的生成；抑制黏附分子的表达；诱导炎症细胞凋亡等。

（三）免疫抑制与抗过敏作用

1. 对免疫系统的抑制作用　小剂量糖皮质激素主要抑制细胞免疫；大剂量则能抑制由 B 细胞转化成浆细胞的过程，使抗体生成减少，干扰体液免疫。

2. 抗过敏作用　糖皮质激素能减少过敏介质的产生，抑制因过敏反应而产生的病理变化，如过敏性充血、水肿、渗出、皮疹、平滑肌痉挛及细胞损害等，从而解除或减轻许多过敏性疾病的症状。

（四）抗毒素作用

糖皮质激素对细菌外毒素无作用，却有强大抗细菌内毒素作用。可提高机体对细菌内毒素的耐受力，研究表明糖皮质激素可使动物耐受脑膜炎双球菌、大肠埃希菌等内毒素致死量数倍至数十倍。

（五）抗休克作用

大剂量的糖皮质激素类药物已广泛用于各种严重休克，特别是中毒性休克的治疗。一般认为大剂量糖皮质激素抗休克的作用机制除与抗感染、抗毒素及免疫抑制作用有关外，尚与下列因素有关：①稳定溶酶体膜，防止蛋白水解酶释放。②扩张痉挛血管，使微循环血流动力学恢复正常。③保持毛细血管壁的完整性，降低毛细血管的通透性，维持有效的循环血量。

五、不良反应

（一）医源性肾上腺皮质功能亢进

又称类肾上腺皮质功能亢进综合征或库欣综合征（cushing syndrome），这是过量激素引起脂代谢和水盐代谢紊乱的结果。

（二）诱发或加重感染

系糖皮质激素抑制机体防御功能所致。长期应用可诱发感染或使体内潜在病灶扩散，特别是当原有疾病已使机体抵抗力降低时，如白血病、再生障碍性贫血、肾病综合征等疾病的患者更易发生。

（三）心血管系统并发症

长期应用糖皮质激素，由于水钠潴留和血脂升高可引起高血压和动脉粥样硬化。

（四）消化系统并发症

因可刺激胃酸、胃蛋白酶的分泌并抑制胃黏液分泌，降低胃肠黏膜的抵抗力，增强迷走神经兴奋性，故可诱发或加剧胃、十二指肠溃疡，甚至造成消化道出血或穿孔。

（五）肌肉萎缩、骨质疏松、伤口愈合迟缓

与糖皮质激素促进蛋白质分解、抑制蛋白质合成及成骨细胞活性，增加钙、磷排泄等有关。

（六）停药反应

1. 医源性肾上腺皮质功能不全　长期应用尤其是连日给药的患者，减量过快或突然停药时，可引起肾上腺皮质萎缩和功能不全。这是长期大剂量使用糖皮质激素、反馈性抑制垂体－肾上腺皮质轴所致。

2. 反跳现象　患者对糖皮质激素产生了依赖性或病情尚未完全控制，突然停药或减量过快而致原病复发或恶化。常需加大剂量再行治疗，待症状缓解后再缓慢减量、停药。

（周香玲）

第二节　糖皮质激素在支气管哮喘中的临床应用

一、疾病概述

支气管哮喘（bronchial asthma）是一种以慢性气道炎症性疾病，其标志性症状为喘息、气短、胸闷或咳嗽，且上述症状反复发作，变异性大，常在夜间和（或）清晨发作、加剧，多数患者可自行缓解或经治疗缓解，同时患者合并有可逆性呼出气流受限。多种细胞包括气道的炎症细胞和结构细胞（如嗜酸性粒细胞、肥大细胞、T淋巴细胞、中性粒细胞、平滑肌细胞、气道上皮细胞等）和细胞组分参与哮喘发病。哮喘的本质是气道炎症，也是发病的核心环节，气道高反应性是哮喘重要的病理生理学特征。

二、适应证

基于哮喘的特征性慢性气道炎症发病机制，所有被明确诊断为哮喘的患者都可能是糖皮质激素的适用人群，但糖皮质激素的用法用量需要根据患者的病情而定。

三、用法用量

（一）哮喘长期治疗方案

1. 病情评估　哮喘患者的长期治疗应在充分评估病情控制情况的基础上制订（表4-1）。

2. 初始方案选择　对以往未经规范治疗的初诊哮喘患者可选择第2级治疗方案（表4-2、表4-3），哮喘患者症状明显，应直接选择第3级治疗方案。而在每一级中都应按需使用缓解药物，以迅速缓解哮喘急性发作症状。

3. 升/降阶梯治疗　如果使用该分级治疗方案不能够使哮喘得到控制，治疗方案应该升级直至达到哮喘控制为止。当哮喘控制并维持至少3个月后，治疗方案可考虑降级。通常情况下患者在初诊后2～

4 周回访，以后每 1~3 个月随访 1 次。出现哮喘发作时应及时就诊，哮喘发作后 2~4 周内进行回访。

表 4-1　哮喘控制水平分级

	完全控制（满足以下所有条件）	部分控制（任何 1 周内出现以下任何 1~2 项）	未控制（在任何 1 周内）
白天症状	无（或≤2 次/周）	>2 次/周	出现≥3 项部分控制特征
活动受限	无	有	
夜间症状/憋醒	无	有	
需要使用缓解药物的次数	无（或≤2 次/周）	>2 次/周	
肺功能（PEF 或 FEV1）	正常	<预计值 80%	
急性发作	无	≥每年 1 次	任何 1 周内出现 1 次

注：PEF：peak expiratory flow，呼气峰流速；FEV_1：forced expiratory volume in 1 second，第一秒用力呼气流量。

表 4-2　常用吸入性糖皮质激素（ICS）使用剂量

激素种类	低剂量（μg）	中剂量（μg）	高剂量（μg）
丙酸倍氯米松	200~500	500~1 000	>1 000
布地奈德	200~400	400~800	>800
环索奈德	80~160	160~320	>320
丙酸氟替卡松	100~250	250~500	>500
糠酸莫米松	110~220	220~440	>440
曲安奈德	400~1 000	1 000~2 000	>2 000

表 4-3　哮喘长期药物治疗方案

降阶梯治疗←————————治疗级别————————→升阶梯治疗

	第一级	第二级	第三级	第四级	第五级
首选方案		低剂量 ICS	剂量 ICS/LABA	中或高剂量 ICS/LABA	在第四级基础上加用抗-IgE 治疗
替代方案	考虑使用低剂量 ICS	LTRA（或茶碱）	中或高剂量 ICS，低剂量 ICS+LTRA（或茶碱）	高剂量 ICS+LTRA（或茶碱）	加用低剂量口服激素（≤10mg/d）
缓解药物			按需使用 SABA		

注：ICS：inhaled corticosteroid，吸入性糖皮质激素；LABA：long-acting $β_2$-agonist，长效 $β_2$ 肾上腺素受体激动剂；SABA：short-acting $β_2$-agonist，短效 $β_2$ 肾上腺素受体激动剂；LTRA：Leukotriene receptor antagonist，白三烯受体拮抗剂。

（二）哮喘急性发作期治疗

1. 哮喘急性发作　哮喘急性发作是指患者气促、咳嗽、胸闷等症状突然发生，常伴呼吸困难，以呼气流量降低为特征，病情轻重不一，严重者可在数 min 内危及生命。哮喘急性发作时，可在应用支气管扩张药物的基础上使用糖皮质激素。

2. 哮喘急性发作的治疗　轻度或部分中度哮喘急性发作患者（评估方案见表 4-4），在长期治疗方案上加用缓解药物（如支气管扩张剂），一般即可缓解。若患者病情不缓解，或患者评估为重度及危重度急性哮喘发作，应及时予以全身性糖皮质激素治疗。对于重度及危重度哮喘急性发作患者，口服和静脉应用糖皮质激素疗效相当，口服激素的优点在于使用便捷，价廉，但口服激素至少需要 4 个 h 才能改善患者症状。口服激素常用泼尼松 1mg/（kg·d），每天最大剂量不超过 50mg，一次顿服，疗程 5~7d。

3. 静脉使用激素指征　如出现以下情况，应使用静脉激素治疗，甲基泼尼松龙 80~160mg/d，疗程 5~7d。

（1）呼吸困难严重至不能吞咽。

（2）呕吐。

（3）需要无创或有创通气时。

（4）口服激素不能缓解病情的哮喘急性加重患者。

表4-4 哮喘急性发作时病情严重程度分级

临床特点	轻度	中度	重度	危重
气短	步行时	稍活动时	休息时	
体位	可平卧	喜坐位	端坐呼吸	
谈话方式	成句	字段	单字	不能讲话
精神状态	安静	稍烦躁	焦虑、烦躁	嗜睡，意识模糊
出汗	无	有	大汗淋漓	
呼吸频率	轻度增加	增加	>30 次/min	
辅助呼吸肌活动及三凹征	无	有	常有	胸腹矛盾运动
哮鸣音	呼气末	较响亮	响亮	减低或无
脉率（次/分）	<100	100～120	>120	变慢或不规则
肺性奇脉	无	10～25mmHg	>25mmHg	若无，提示呼吸肌疲劳
使用 SABA 后 PEF 占预计值	>80%	60%～80%	<60%	
PaO_2（空气）	正常	≥60mmHg	<60mmHg	<60mmHg
PCO_2	<45mmHg	≤45mmHg	>45mmHg	>45mmHg
SaO_2（空气）	>95%	91%～95%	≤90%	≤90%
pH				降低

四、禁忌证

（1）激素药物过敏。

（2）口腔感染。

（3）严重精神病史。

（4）癫痫。

（5）活动性消化性溃疡。

（6）新近胃肠吻合术后。

（7）骨折。

（8）创伤修复期。

（9）单纯疱疹性角、结膜炎及溃疡性角膜炎、角膜溃疡。

（10）严重高血压。

（11）严重糖尿病。

（12）未能控制的感染（如水痘、真菌感染）。

（13）活动性肺结核。

（14）较严重的骨质疏松。

（15）妊娠初期及产褥期。

（16）寻常型银屑病。

五、不良反应

（1）吸入激素在口咽部的局部不良反应包括声音嘶哑、咽部不适和念珠菌感染，吸药后应及时用清水漱口。

（2）长期高剂量吸入激素，肺炎及肺结核的发生风险可能上升，应密切关注。

（3）长期高剂量吸入激素或全身使用激素，可能出现皮肤瘀斑、肾上腺功能抑制、骨密度降低等全身不良反应。

（周香玲）

第三节　糖皮质激素在慢性阻塞性肺疾病中的临床应用

一、疾病概述

慢性阻塞性肺疾病（chronic obstructive pulmonary disease，COPD）是一种以进行性发展的持续性气流受限为特征的、可以预防和治疗的疾病，与气道和肺组织对有害气体或颗粒的慢性炎症反应增强有关。同时，研究证实系统性炎症反应是 COPD，尤其是急性加重期（acute exacerbation of COPD，AECOPD）的重要生理机制。因此，局部或全身应用具有抗感染作用的糖皮质激素是 COPD 重要的治疗手段。

二、适应证

（一）COPD 稳定期

研究显示，在第一秒用力呼气流量（forced expiratory volume in 1 second，FEV_1）<60% 预计值的 COPD 稳定期患者中，规律地使用吸入性糖皮质激素能够改善患者的症状、肺功能以及生活质量，同时能降低 COPD 急性加重的频率。吸入性糖皮质激素治疗撤退后可能会导致一些患者的急性加重。但是，规律的吸入性糖皮质激素治疗并不能阻止 FEV_1 的长期下降趋势，也不能改变 COPD 患者的病死率。

对于长效支气管扩张剂不能完全控制的重度、极重度以及频繁急性加重的 COPD 患者，推荐长期使用吸入性糖皮质激素。需要注意的是，由于单用吸入性糖皮质激素的疗效不如联合应用吸入性糖皮质激素和支气管扩张剂，因此 COPD 患者不推荐长期应用吸入性糖皮质激素单药治疗。

研究证实，联合吸入性糖皮质激素，长效 β_2 受体激动剂以及长效抗胆碱药物能改善肺功能和生活质量，同时能更大程度地降低急性加重风险，但三药联合治疗还需要更多的研究进行评估。

慢性阻塞性肺疾病全球倡议（Global initiative for chronic obstructive lung disease，GOLD）指南综合肺功能水平、症状评分、急性加重次数三方面因素，将 COPD 患者群体疾病严重程度分为 ABCD 四组（表 4-5），并推荐 C、D 组的稳定期患者，规律联合应用吸入性糖皮质激素 + 吸入性支气管扩张剂（表 4-6）。

表 4-5　COPD 疾病严重程度分组

病情分组	特征风险	症状	肺功能分级（级）	急性加重（次/年）	呼吸困难评级（级）	CAT 评分（分）
A	低	少	Ⅰ～Ⅱ	0～1	0～1	<10
B	低	多	Ⅰ～Ⅱ	0～1	≥2	≥10
C	高	少	Ⅲ～Ⅳ	≥2	0～1	<10
D	高	多	Ⅲ～Ⅳ	≥2	≥2	≥10

表 4-6　GOPD 稳定期推荐初始用药方案

病情分组	首选方案	替代方案	其他药物*
A	SAMA（必要时）或	LAMA	茶碱
	SABA（必要时）	或 LABA	
		或 SAMA + SABA	
B	LAMA	LAMA + LABA	SAMA 和（或）SABA
	或 LABA		茶碱

病情分组	首选方案	替代方案	其他药物*
C	LAMA	LAMA + LABA	SAMA 和（或）SABA
	或 ICS + LABA	或 LAMA + PDE – 4 抑制剂	茶碱
		或 LABA + PDE – 4 抑制剂	
D	LAMA	ICS + LABA + LAMA	羧甲司坦
	和（或）ICS + LABA	或 ICS + LABA + PDE – 4 抑制剂	SABA 和（或）SAMA
		或 LAMA + LABA	茶碱
	或 LAMA + PDE – 4 抑制剂		

注：SAMA：short – acting anticholinergic，短效抗胆碱药；SABA：short – acting β_2 – agonist，短效 β_2 肾上腺素受体激动剂；LAMA：long – acting anticholinergic，长效抗胆碱药；LABA：long – acting β_2 – agonist，长效 β_2 肾上腺素受体激动剂；IGS：inhaled corticosteroid，吸入性糖皮质激素；PDE – 4 抑制剂：phosphodiesterase – 4 inhibitor，磷酸二酯酶 – 4 抑制剂。*：其他治疗药物可以单用，也可以和首选药物或替代方案联合使用。

（二）COPD 急性加重期

研究显示，在 COPD 急性加重期（acute exacerbation of chronic obstructive pulmonary disease，AECOPD），全身应用糖皮质激素能够缩短患者回归稳定期的时间，改善肺功能 forced expiratory volume in 1 second，FEV1）和动脉低氧血症（PaO_2），同时可以降低早期复发、治疗失败的风险，缩短住院时间。常用给药方式为口服或静脉，也有研究显示单独吸入布地奈德可能可以作为口服激素的替代治疗，但仍需后续的研究证实。目前推荐 COPD 急性加重期患者使用泼尼松 40mg/d，推荐疗程 5d，推荐给药方式为口服，如患者口服给药困难，可选择静脉给药。

三、用法用量

COPD 糖皮质激素类药物的使用方法如表 4 – 7 所示。

表 4 – 7　COPD 糖皮质激素类药物的使用方法

药物名称	剂量	给药方式	推荐疗程
吸入性糖皮质激素			
倍氯米松	50 ~ 400μg	MDI&DPI	据病情
布地奈德	100、200、400μg	DPI	据病情
氟替卡松	50 ~ 500μg	MDI&DPI	据病情
长效 β_2 受体激动剂和吸入性糖皮质激素联合制剂			
福莫特罗/布地奈德	4.5/160μg	MDI	据病情
沙美特罗/氟替卡松	50/100、250、500μg	DPI	据病情
福莫特罗/莫米松	10/200、400μg	MDI	据病情
维兰特罗/氟替卡松	25/100μg	DPI	据病情
全身性糖皮质激素			
泼尼松	5 ~ 60mg	口服	5d
甲基泼尼松龙	40mg	静脉	5d

四、不良反应

（1）长期应用吸入性糖皮质激素可能增加口腔念珠菌病、声音嘶哑、咽部不适、自发性皮肤损伤的发生，同时可能增加肺炎、肺结核的发生风险。而长期使用吸入性糖皮质激素对于骨密度的影响仍然存在争议。

（2）长期口服或静脉使用糖皮质激素有许多显而易见的不良反应，COPD 患者长期口服糖皮质激素的一个重要不良反应就是激素性肌病，该病会导致肌无力，肌肉功能下降，并最终导致极其严重的 COPD 患者的呼吸衰竭，鉴于长期口服激素的毒不良反应显而易见，因此 COPD 患者不推荐长期口服或静脉使用糖皮质激素。

（3）使用吸入性糖皮质激素后，应及时用清水漱口咽部，减少激素的口咽部不良反应。考虑到长期应用吸入性糖皮质激素可能导致的肺炎的风险，长期吸入性糖皮质激素治疗不能超适应证使用。

（4）吸入性糖皮质激素在 COPD 中应用时的量－效关系和长期安全性尚不清楚，在哮喘的治疗中，吸入性糖皮质激素的疗效及不良反应与激素的剂量和种类有关，但这些因素在 COPD 激素治疗中是否适用尚不清楚。故对于 COPD 患者，不推荐超适应证、超剂量、超疗程使用糖皮质激素。

（祖翡翠）

第四节　糖皮质激素在嗜酸性粒细胞支气管炎中的临床应用

（一）疾病概述

正常人痰液中的细胞类型以巨噬细胞及较少的中性粒细胞为主，而嗜酸性粒细胞的比例非常低，一般低于 2.5%，当患者痰液当中嗜酸性粒细胞比例超过 2.5% 时即可定义为嗜酸性粒细胞支气管炎（eosinophilic bronchitis，EB）。EB 可能是多种疾病的临床表现，包括经典的哮喘、咳嗽变异性哮喘、非哮喘性 EB、慢性阻塞性肺疾病（chronic obstructive pulmonary disease，COPD）等。目前，在临床上，EB 特指非哮喘性 EB。此时 EB 的定义为：反复发作性咳嗽但没有可逆性气流受限的临床表现和客观证据，也不存在气道高反应性（支气管激发试验阴性），同时痰液中的嗜酸性粒细胞比例大于 2.5%。

EB 本质上是由嗜酸性粒细胞等炎症细胞导致的慢性炎症，其病理生理机制与哮喘类似，两者主要区别在于，哮喘发病过程中，肥大细胞会聚集于气道平滑肌细胞，促进白细胞介素－β 的分泌，进一步导致气道狭窄，引起气道高反应性及可逆性气流受限临床表现，而 EB 无上述病理生理过程。

基于上述发病机制，EB 的治疗也与哮喘有许多相同之处，糖皮质激素在 EB 的治疗中占有非常重要的地位。

（二）适应证

所有明确诊断为非哮喘性 EB 的患者都可能是糖皮质激素的适应人群，且 EB 患者对激素治疗反应好，经正规治疗后，患者预后多较好。

（三）用法用量

EB 患者首选吸入性糖皮质激素治疗，目前关于 EB 激素治疗的剂量、疗程等尚缺乏大规模的临床研究。但推荐按照哮喘药物指南进行治疗，其中白三烯受体拮抗剂在 EB 中的作用尚不明确，不推荐使用，而 EB 患者也较少出现急性气流受限、呼吸困难，故大剂量全身糖皮质激素及速效 β 受体激动剂也不推荐使用。根据患者病情严重程度，选择从第二级或第三级起始治疗，同时要根据患者治疗反应进行降阶或升阶治疗（表 4-8）。

表 4-8　EB 长期药物治疗方案（不同级别）

	第一级	第二级	第三级	第四级	第五级
首选方案		低剂量 ICS	低剂量 ICS/LABA	中或高剂量 ICS/LABA	加用抗－IgE 治疗
替代方案	考虑使用低剂量 ICS		中或高剂量 ICS		加用低剂量口服激素（≤10mg/天）

注：ICS：inhaled corticosteroid，吸入性糖皮质激素；LABA：long－acting β_2－agonist，长效 β_2 肾上腺素受体激动剂；ICS 剂量见哮喘部分。

（祖翡翠）

第五节　糖皮质激素在传染性非典型性肺炎中的临床应用

（一）疾病概述

传染性非典型性肺炎是由一种新型冠状病毒导致的以发热、呼吸道症状为主要表现的具有传染性的临床综合征，也被称为重症急性呼吸综合征（severe acute respiratory syndromes，SARS）。最初于 2002 年 11 月在我国广东省首次发现，此后迅速蔓延到五大洲的 30 多个国家，导致多于 8 000 人患病。尽管多数 SARS 患者的病情可以自然缓解，但大约有 30% 的病例属于重症病例，其中部分可能进展至急性肺损伤或 ARDS。因此对于重症患者需要严动态观察，加强监护，及时给予呼吸支持，合理使用糖皮质激素，加强营养支持和器官功能保护，注意水、电解质和酸碱平衡，预防和治疗继发感染，及时处理并发症。

（二）适应证

糖皮质激素能够通过调节 SARS 晚期的炎症因子失调防止和减慢快速进展的呼吸窘迫。中华医学会推荐在以下情况下才考虑使用糖皮质激素：

（1）有严重的中毒症状，持续高热不退，经对症治疗 3d 以上最高体温仍超过 39℃。

（2）X 线胸片显示多发或大片阴影，进展迅速，48h 之内病灶面积增大 >50% 且在正位胸片上占双肺总面积的 1/4 以上。

（3）达到急性肺损伤或 ARDS 的诊断标准。

（三）用法用量

成人推荐剂量相当于甲泼尼龙 2~4mg/（kg·d），当临床表现改善或 X 线胸片显示肺内阴影有所吸收时，应及时减量停用。通常静脉给药 1~2 周后可改为口服泼尼松或泼尼松龙，总疗程一般不超过 4 周，不宜过大剂量或过长疗程。多个研究一致认为高剂量的甲基泼尼松龙（250~500mg，一天 1 次，使用 3~6d）能够挽救影像学表现急剧恶化、氧需要量明显增加和呼吸窘迫的 SARS 患者的生命。

（祖翡翠）

第六节　糖皮质激素在过敏性支气管肺曲霉病中的临床应用

（一）疾病概述

过敏性支气管肺曲霉病（allergic bronchopulmonary aspergillosis，ABPA）是一种因对曲霉菌过敏导致的肺部免疫疾病，其临床表现主要为慢性哮喘、反复的肺部浸润和支气管扩张。大部分病例发生于哮喘或囊性肺纤维。ABPA 的普通人群流行率还不是很清楚。但是在哮喘患者中 ABPA 大约占了 13%。该疾病最好能在发生支气管扩张之前被诊断，如果发展至支气管扩张则提示预后较差。因为许多 ABPA 患者有很少的症状或者没有明显的症状，所以在处理任何支气管哮喘患者的同时，无论其严重程度和控制程度怎样都应该筛查是否存在 ABPA，常用的筛查方法是曲霉菌皮肤测试。

（二）适应证

ABPA 处理的目的是减少这个疾病的急性加重及逐渐进展的肺部疾病和支气管扩张。口服激素是 ABPA 的主要处理方式。激素抑制由烟曲霉菌诱导的过敏反应和炎症反应，而不是根除这个病菌。激素的使用可以缓解气管的痉挛，减轻影像学浸润，减少血清总 IgE 和外周嗜酸性粒细胞。

（三）用法用量

推荐每天给予口服泼尼松 0.5mg/（kg·d）连续 2 周，然后逐渐减量。治疗的持续时间应该根据患者的临床表现具有个体化。但是大部分患者需要延长低剂量激素的治疗来控制他们的症状和减少复发的频率。吸入激素可以控制哮喘的症状，但是部分少量研究显示没有发现吸入激素能够预防 ABPA 患者肺部损伤的进展。

（贾士强）

第七节　糖皮质激素在肺结核中的临床应用

（一）疾病概述

结核是一种由结核分枝杆菌感染引起的传染性疾病，最常累及肺部，但同时也可累及全身其他多个部位。结核最主要的传播源是排菌者（尤其是开放性肺结核患者），传播途径为空气传播，总体来说，感染结核分枝杆菌后，只有少部分人群会发展为结核病，但在机体免疫力低下如合并有人类免疫缺陷病毒（human immunodeficiency virus，HIV）感染、服用免疫抑制剂的情况下，结核发病率显著上升。结核病是成年人传染病中的主要致死原因，是威胁人类健康的重要疾病。据世界卫生组织（world health organization，WHO）的报告，2013 年，全球共有九百万新发结核病患者，有一百五十万患者死于结核病。作为最常见的结核病类型，肺结核患者可出现咳嗽、咳痰、咯血、胸痛及潮热、盗汗等临床表现。

肺结核的治疗以标准化药物治疗为主，治疗药物主要有异烟肼、利福平、乙胺丁醇、吡嗪酰胺、链霉素等，根据患者是否初治、所感染分枝杆菌是否耐药等制订不同的治疗方案。肺结核的治疗应遵循早期、联合、适量、规律及全程原则。

研究显示，长期应用吸入性糖皮质激素，会导致肺结核的发病风险增加。对于因治疗需要长期口服激素的患者，肺结核的发病及复发风险也有增高，这可能与糖皮质激素导致的免疫功能紊乱有关。但另一方面，激素具有强大的抗感染、抗毒素、调节免疫、抗纤维化作用，因此在肺结核合并某些特殊情况时，可适当选择使用糖皮质激素。

（二）适应证

糖皮质激素在肺结核中的应用存在很多争议，而且目前尚缺乏大规模临床研究证据支持，但根据专家共识和临床经验，肺结核患者出现以下情况，可考虑在抗结核药物治疗的基础上使用糖皮质激素。

1. 粟粒性肺结核、浸润性肺结核、重症肺结核等所致的严重全身中毒状态　当上述类型肺结核导致患者出现高热等严重全身中毒表现时，在标准的抗结核药物治疗的基础上，全身应用糖皮质激素可发挥强大的抗感染作用，改善患者上述临床症状，加快患者肺部病变的吸收。

2. 合并有结核性胸膜炎　在严重结核性胸膜炎（全身中毒症状明显，液体渗出多）早期，配合标准药物治疗、抽液，全身应用糖皮质激素可以缓解中毒症状，促进积液吸收，同时可以减少或防治结核感染所致的浆膜纤维粘连。

3. HIV - 结核相关免疫重构性炎症综合征（TB - IRIS）　对于合并有 HIV 感染的肺结核患者，在抗结核治疗基础上开始抗反转录治疗数周内，有 8% ~43% 的患者会出现结核复发甚至加重，包括临床症状和胸部影像学的加重，结核感染淋巴结增大等表现，称为 TB - IRIS，其发病基础可能与此类患者特殊的免疫状态有关。有研究显示，在抗结核治疗和抗反转录治疗的基础上，全身应用糖皮质激素可以降低 TB - IRIS 患者炎症因子水平，改善症状，降低 TB - IRIS 患病率。

（三）用法用量

（1）对于肺结核合并的严重全身中毒症状以及结核性胸膜炎，一般推荐泼尼松 30 ~40mg/d，顿服，疗程 1 ~2 周，之后逐渐减量，每周递减 2.5 ~5mg，至每天量 5mg 时维持 5 ~7d 停药。

（2）对于 TB - IRIS，有研究证实：口服泼尼松 1.5mg/（kg·d），持续两周，继续减量至 0.75mg/（kg·d），维持两周，疗程共 4 周，可使 TB - IRIS 患者临床获益。此治疗方案尚需要更多的临床研究验证。

（四）禁忌证

（1）耐多药结核。

（2）合并有消化性溃疡。

（3）合并有糖尿病。

（4）合并有严重高血压。

（5）合并有 HIV 感染，同时无 TB – IRIS 者。

（6）合并有干酪性、粘连性腹膜炎或合并有肠结核。

（7）妊娠期肺结核慎用。

（五）不良反应

最需要关注的不良反应就是抗结核治疗效果不佳或结核复发，故肺结核患者必须在标准抗结核药物治疗基础上严格按适应证使用糖皮质激素，且需要遵循短疗程原则，不可长期使用糖皮质激素。同时需注意全身应用糖皮质激素所致的水电解质代谢紊乱等全身不良效应。

（贾士强）

第八节　糖皮质激素在急性呼吸窘迫综合征中的临床应用

（一）疾病概述

急性呼吸窘迫综合征（acute respiratory distress syndrome，ARDS）是指心源性以外的各种肺内外致病因素导致的急性、进行性呼吸衰竭。依照 2012 年新的柏林定义，轻度 ARDS 患者存在轻度缺氧，定义为动脉血氧分压/吸入氧气分数比值介于 201～300mmHg（$PaO_2/FIO_2 = 201～300mmHg$）；中度缺氧者（$PaO_2/FI/2 = 101～200mmHg$）则为中度 ARDS 患者；重度缺氧者（$PaO_2/FI/2 \leq 100mmHg$）为重度 ARDS 患者。

（二）适应证

糖皮质激素在 ARDS 中的应用存在争议。目前不推荐常规应用糖皮质激素预防和治疗 ARDS。但对以下几类情况可考虑使用：

（1）对于过敏原因导致的 ARDS 患者，早期应用糖皮质激素经验性治疗可能有效。

（2）感染性休克并发 ARDS 的患者，如合并有肾上腺皮质功能不全，可考虑应用替代剂量的糖皮质激素。

（3）对于一些本身对激素治疗有效的引起 ARDS 的疾病，如隐源性机化性肺炎，建议早期使用激素进行治疗。

（三）用法用量

目前没有统一的标准。建议根据患者的具体情况制订治疗方案。

（贾士强）

第九节　糖皮质激素在间质性肺炎中的临床应用

一、特发性肺纤维化疾病

特发性肺纤维化（idiopathic pulmonary fibrosis，IPF）定义为原因不明、出现在成人、局限于肺、进行性致纤维化的间质性肺炎，其组织病理学和放射学表现为普通型间质性肺炎（usual interstitial pneumonia，UIP）。炎症侵犯肺泡壁和邻近的肺泡腔，造成肺泡间隔增厚和肺纤维化。肺泡上皮细胞和毛细血管内皮细胞，甚至小气道和小血管也可受累。其临床特点有进行性呼吸困难、Velcro 啰音、进行性低氧血症。肺功能受损以限制性通气障碍、弥散功能障碍为主。IPF 较少常见，且诊断困难，患病率为（2～5）/10 万，发病年龄多为 40～50 岁，男性稍多于女性。绝大多数病程为慢性，起病骤急者罕见。

（一）适应证

目前没有循证医学证据证明糖皮质激素治疗 IPF 有效，其主要用于急性期处于肺泡炎阶段。如果已发展为蜂窝肺阶段，不推荐常规使用糖皮质激素。

（二）用法用量

目前没有统一的标准。建议根据患者的具体情况制订治疗方案。

二、非特异性间质性肺炎

非特异性间质性肺炎（nonspecific interstitial pneumonia，NSIP）是从 20 世纪 90 年代命名的特发性肺纤维化中分离出来的对肾上腺皮质激素（激素）反应较好的一种原发性间质性肺炎。临床上比较常见的 INSIP，因缺乏明确的临床、影像、病理特征，ATS/ERS 共识报告中建议将其暂定为一种临时性诊断。作为病理学诊断的 NSIP 临床上比较常见，可见于许多不同的疾病，包括已知原因的过敏性肺炎、风湿免疫疾病等。如果原因不明，则可称为特发性 NSIP。NSIP 发病以中老年为主，可发生于儿童，平均发病年龄为 49 岁，起病隐匿或呈亚急性经过。其病因不清，部分患者可伴有某些潜在的结缔组织疾病、有机粉尘的吸入、某些药物反应以及急性肺损伤的缓解期等。临床主要表现为渐进性呼吸困难和咳嗽。与 UIP 相比，大部分 NSIP 患者对皮质激素有较好的反应和相对较好的预后，5 年内病死率为 15% ~ 20%。

（一）适应证

糖皮质激素是目前治疗 NSIP 的主要药物。大多数患者治疗后临床症状、影像学和肺功能均有明显改善，部分患者肺上阴影吸收，部分患者病情稳定不变，少数病情继续恶化。治疗效果与病期有密切关系，细胞型处于疾病早期，疗效理想。纤维化型已进入晚期，主要为胶原纤维，对治疗已无反应，疗效差。

（二）用法用量

推荐泼尼松 0.5mg/（kg·d）.疗程根据病情决定，直至疾病痊愈。进一步达稳定状态，才能逐渐减量并停药，疗程至少 1 年。

三、急性间质性肺炎

急性间质性肺炎（acute interstitial pneumonia，AIP）是一种发展迅速的急性暴发性肺损伤。起病急剧（数天至数周内），主要表现为发热、咳嗽和气促，继之迅速出现呼吸衰竭。AIP 在组织学上主要表现为肺泡间隔增厚水肿、炎症细胞浸润、活跃的成纤维细胞增生，以及广泛的肺泡损伤和透明膜形成。其临床表现及病理改变酷似急性呼吸窘迫综合征（acute respiratory distress syndrom，ARDS）。AIP 病死率极高（>60%），多数在 1~2 个月内死亡。目前 AIP 已被归入特发性间质性肺炎（idiopathic interstitial pneumonia，IIP）的范畴。

AIP 是一种具有潜在逆转可能的急性损伤性肺疾病。急性炎细胞浸润、间质成纤维细胞的大量增殖活化是 AIP 极为重要的发病机制。而糖皮质激素的运用对抗感染、抑制肺间质纤维化的发生发展起着至关重要的作用。如在病变早期及早加用糖皮质激素治疗，病分患者可完全康复而不遗留肺部阴影或仅有少许条索状阴影。

（一）适应证

本病对糖皮质激素大多反应良好，不论确诊时为 AIP 早期还是晚期，都应该尽早、足量的运用。早期应用糖皮质激素治疗是降低本病病死率的有效方法。

肺间质纤维化从肺泡炎演变为蜂窝肺及肺纤维化的各期病理变化可以相互重叠。早期应用糖皮质激素进行治疗，不但可使新出现的肺泡炎吸收好转，部分纤维化亦可得以改善并可阻止其发展。

（二）用法用量

通常可口服泼尼松，40 ~ 80mg/d，持续 3 个月，待病情稳定后逐渐减量，维持时间视病情发展而定，但疗程不宜短于 1 年。如果减量过程中病情复发加重，应当重新加大剂量以控制病情。

如果病情凶险，可使用冲击疗法：静脉注射甲基泼尼松龙 500 ~ 1 000mg/d，持续使用 3 ~ 5d，后迅速减量，待病情稳定后再改为口服泼尼松。

此外，还可联合运用免疫抑制剂如环磷酰胺、硫唑嘌呤、氨甲蝶呤或长春新碱。有文献报道，使用甲基泼尼松龙 250mg/d + 环磷酰胺 1 500mg/d + 长春新碱 2mg 而取得满意疗效。

四、隐源性极化性肺炎

隐源性机化性肺炎（cryptogenic organizing pneumonia，COP）是 1983 年 Davison 及同事描述的一种临床病理疾病。它的本质是特发性的，其组织学特征是肺泡间隔淋巴细胞浸润，伴受累部位 II 型肺泡上皮细胞增生。COP 患者性别分布相同，非吸烟者与吸烟者比例为 2：1。平均发病年龄为 55 岁。患者发病时间相对较短（平均小于 3 个月），伴有不同程度的咳嗽和呼吸困难、咳嗽、咳白痰，症状出现时通常疑似下呼吸道感染，但不肯定。患者通常接受至少 1 个月或多个疗程的抗生素治疗，常见症状有体重持续降低、出汗、寒战，间断发热和乏力。常出现局限性或较广泛的爆裂音，极少发现实变征象，无杵状指。

（一）适应证

糖皮质激素是目前治疗 COP 的主要药物。

（二）用法用量

推荐糖皮质激素起始剂量为 0.75mg/（kg·d），2 ~ 4 周后减量，总疗程在 6 ~ 12 个月，激素减量或停药后可能出现复发。病情较重者，治疗初期可给予甲泼尼龙短期静脉注射。

五、脱屑性间质性肺炎

脱屑性间质性肺炎（desquamative interstitial pneumonia，DIP）是一种类型是以气腔单核细胞浸润为特征的慢性肺部炎症。DIP 是一种临床及病理上独立的疾病名称，累及 30 ~ 40 岁的吸烟者，大多数患者有气促。其特征为肺泡腔有广泛的大量肺泡细胞脱屑和增生，对类固醇激素反应良好。

（一）适应证

糖皮质激素是目前治疗 DIP 的主要药物。

（二）用法用量

目前对于理想的糖皮质激素治疗剂量及疗程尚不清楚。建议治疗方案：起始剂量为泼尼松（或等效剂量甲泼尼松/泼尼松龙）20 ~ 60mg/d，逐渐减量至维持剂量。

六、呼吸性细支气管炎伴间质性肺病

呼吸性细支气管炎伴间质性肺疾病（respiratory bronchiolitis associated interstitial lung disease，RBILD）是一种少见的原因不明的间质性肺病（ILD），是特发性间质性肺炎（idiopathic interstitial pneumonia，IIP）的一个组织类型。患者当前或既往有吸烟史，临床表现类似其他的 ILD，病理学特征表现为在呼吸性细支气管及其周围的气腔内有大量含色素的巨噬细胞聚集，肺泡间隔轻至中度的炎症和纤维化。RBILD 主要见于大量吸烟、接触环境和工业污染物的人群。可能为对吸入刺激物的非特异性细胞免疫反应。本病大多对糖皮质激素治疗效果好，预后良好。

（一）适应证

大多数患者对糖皮质激素治疗反应良好，若无明显禁忌证或不良反应，一旦确诊 RBILD，建议尽早给予糖皮质激素治疗。

但有研究表明，部分 RBILD 患者（22% 左右）未经任何治疗可部分或完全缓解。

（二）用法用量

有关糖皮质激素在 RBILD 中应用的临床研究尚不太多，目前大多采用经典的 IPF 治疗方法。

口服泼尼松，起初通常 0.5mg/（kg·d），4 周后减为 0.25mg/（kg·d），4 周后减为 0.125mg/（kg·d）或 0.25mg/kg 隔天 1 次，以后再根据病情逐渐减量。如果有效（症状、肺功能和胸片有改善），治疗应持续至少 6 个月，有的患者需使用低剂量激素维持治疗 1~2 年甚至终身（10~20mg/d）。18 个月后，治疗应具体化，根据治疗反应和对药物的耐受性而决定。

对糖皮质激素治疗无效、或有严重不良反应、或糖皮质激素有使用禁忌证的患者，使用免疫抑制剂是否有效？目前还未有确切的报道和询证医学的证据。有文献提示，应尽量避免使用不必要的细胞毒药物。

另外，大多研究提示：停止吸烟对 RBILD 患者至关重要，戒烟后患者的临床症状和肺功能将得到改善。

（李俊岭）

第十节　糖皮质激素在过敏性肺炎中的临床应用

一、疾病概述

过敏性肺炎（hypersensitivity pneumonitis，HP），也称外源性过敏性肺泡炎（extrinsic allergic alveolitis，EAA），是易感人群反复吸入各种具有抗原性的有机气雾微粒、低分子量化学物质所引起的一组肉芽肿性、间质性、细支气管性及肺泡填塞性肺部疾病。以前认为本病罕见，由于逐渐认识到抗原性物质在环境中的普遍存在、沉淀素对本病仅具有一定的诊断的意义、采用了更加敏感的诊断方法，过敏性肺炎要比以前所预料的更为常见。

二、适应证

大多数过敏性肺炎如果持续接触抗原，肺功能将急剧恶化。早期诊断并避免接触抗原是治疗的关键，药物治疗对部分病例具有重要的辅助作用。尽管糖皮质激素对各种类型过敏性肺炎治疗的远期效果缺乏研究，但全身应用糖皮质激素仍是目前治疗过敏性肺炎的主要药物。

三、用法用量

（一）根据病情严重程度决定

使用的剂量和方法应根据患者的临床症状和相关的检查，然后判断病情的严重程度来决定。

1. 轻度　临床症状轻微，各项检查无显著异常，日常的活动并无明显障碍，一般于脱离或去除抗原后症状逐步好转者可以暂不使用药物，继续观察。

2. 中度　患者低热（38℃以下），活动后有气急（休息后即好转），相关的检查有明显的异常，可以给予泼尼松 20mg/d，口服。

3. 重度　明显发热，体温持续在 38℃以上，气促明显或在安静时即有呼吸困难，相关的检查，特别是 X 线胸片（或 CT）病变显著或范围较大者，泼尼松口服的剂量可加大到 40~60mg/d。以上治疗如果效果不显著，可改用甲基泼尼松龙 40mg，3~4 次/d（每 8h 或 6h 1 次）静脉注射。如患者病情严重，有明显的低氧血症 [PaO_2 < 8.0kPa（60mmHg）]，甚至发展成急性呼吸窘迫综合征（ARDS）的患者，有学者提出必要时给予冲击疗法（即给予甲基泼尼松龙 1 000mg，连续静脉滴注 3d）。以上肾上腺皮质激素的应用，均应根据一般激素治疗的原则，即根据患者的症状、相应的各项检查（特别是肺部影像学的检查），判断治疗是否有效，一旦病情稳定，均应在 1 周（或 2 周之内）按照先快后慢的原则将激素逐渐减量，直至停药。

（二）根据病情分期决定

另外可根据病情的分期进行不同的治疗。急性型轻型发作的过敏性肺炎患者通常不需要糖皮质激素治疗就能恢复。急性或亚急性型有严重的症状和显著的生理学损害的患者，如果不住院，病情在数天内会继续发展。对于这些患者应该及时确诊，并使用糖皮质激素治疗。这样的治疗既可以加速病情的恢复，也可减少使用其他药物。泼尼松，每 d 1mg/kg，连用 1~2 周，然后在 2~6 周逐渐减量，减量的速度根据患者的临床状况决定。慢性型患者通过环境控制通常能逐渐康复。但是许多患者通过试用泼尼松，可能有利于获得对本病最大程度的逆转。泼尼松初始剂量为每天 1mg/kg，使用 2~4 周，然后逐渐减少至能维持患者正常功能状态的最低剂量。也有患者如果不再暴露于抗原，并不需要激素治疗或不会从长期激素治疗中获益。有研究表明，糖皮质激素治疗对改善农民肺的长期预后并不起作用。没有证据表明吸入糖皮质激素、非甾体消炎药或全身使用免疫调节剂对过敏性肺炎的治疗有效。疗效判定的指标主要有胸部 X 线检查、白细胞计数、CRP、血沉、动脉血氧分压（PaO_2）、肺活量（%VC）、CO 弥散功能（%DLco）等，特别是%DLco 的改善明显晚于自觉症状和其他检查异常的改善，因此可以将其作为皮质激素停药的主要参考指标。

（李俊岭）

第十一节　糖皮质激素在放射性肺炎中的临床应用

（一）疾病概述

放射性肺炎是核辐射事故、骨髓移植预处理及胸部肿瘤放疗后常见的并发症。典型的放射性肺炎多发生于放疗开始后 1~3 个月，急性放射性肺炎的症状和体征与一般肺炎的症状和体征无特殊区别。急性放射性肺炎持续时间相对较短，急性期过后临床症状减轻，但组织学改变将继续发展，逐渐进入纤维化期。放射性肺纤维化于放疗后 2 个月开始形成，以 6 个月时最显著。后期放射性肺纤维化一般由急性放射性肺炎发展而来，小部分患者也可无急性放射性肺炎的症状，由隐性肺损伤发展为放射性肺纤维化。检查肺部多数无阳性体征。当出现广泛肺纤维化时，肺泡呼吸音普遍减弱，可闻及捻发音（Velcro 啰音）。如继发细菌感染，可闻及干、湿性啰音。

（二）适应证

糖皮质激素是目前治疗放射性肺炎常用而有效的药物，特别在早期使用更为有效，它能减轻肺实质细胞和微血管的损害程度、减轻肺组织渗出和水肿，进而有效地减轻症状。

（三）用法用量

可给予单日累计剂量 20~40mg 甲泼尼龙相当剂量（以 4mg 甲泼尼龙相当 0.75mg 地塞米松或 20mg 氢化可的松或 5mg 泼尼松）的短程激素治疗，为一种合理、高效的激素用药方案，其不良反应较多，不宜作预防用药及长期使用。另外，为减轻症状还可以采用雾化吸入法。

雾化吸入和激素喷雾剂使用：由于放射性肺炎是由于放射损伤所致肺间质性炎症，雾化吸入应加用激素，进行雾化吸入时要让其深吸气，呼吸频率不宜太快，使吸入的气雾量达到最大，且气雾微粒易于进入呼吸道深部，雾化后应漱口，避免口腔真菌生成。

（李俊岭）

第十二节　糖皮质激素在结节病中的临床应用

结节病是一种原因不明的多系统疾病，主要发生在青年人和中年人中，通常表现为双肺门淋巴结病、肺部浸润以及眼部和皮肤病变。肝、脾、淋巴结、唾液腺、心脏神经系统、肌肉、骨骼和其他器官也可受累。当临床放射学发现肺门淋巴结肿大、组织学检查显示有非干酪样坏死性上皮细胞肉芽肿，则支持结节病的诊断。结节病的病程及预后与疾病发病形式和疾病的范围相关。结节病急性起病时常伴有结节红斑或无症状的双肺门淋巴结病，此种类型的结节病常常意味着患者的疾病过程有一定的自限性。而隐匿性起病时，尤其是合并有多发性肺外损伤者，常常进展为肺和其他器官的纤维化。

结节病在开始治疗前首先要考虑能否先观察而不予治疗，有不少结节病患者不经治疗可获自行缓解，而且治疗本身也会带来许多不良反应。一般认为，严重的眼、神经或心脏结节病、恶性高血钙症、有症状的Ⅱ期结节病、进展的Ⅱ期结节病（表现为进行性肺功能下降）以及Ⅲ期结节病可考虑给予治疗，并首选口服糖皮质激素。目的在于控制结节病活动，保护重要脏器功能。

（一）适应证

1. 绝对适应证

（1）眼结节病。

（2）肺部弥漫性结节病。

（3）中枢神经系统结节病。

（4）心肌结节病。

（5）结节病合并脾功能亢进症。

（6）顽固性高血钙症。

2. 相对适应证

（1）进行性或有症状的肺门结节病；特别是6个月内未自动缓解者。

（2）破溃的皮肤和淋巴结病变。

（3）有自觉明显的全身症状。

（4）关节、鼻、咽和支气管黏膜病变。

（5）持久面神经麻痹。

（二）用法用量

口服糖皮质激素治疗的具体应用方案为糖皮质激素（泼尼松）的初始剂量20～40mg/d，很少需要更大的剂量，在最初的3个月内，宜使用15mg/d以上的剂量，3个月后以10mg/d的剂量维持9个月，然后在6个月内逐渐把糖皮质激素撤完，总疗程1.5年。对糖皮质激素有反应者通常在2～4周即可观察到病情的改善，如果4～6周后临床和胸片无进步，主要的病理基础可能为纤维化，应考虑是否停用糖皮质激素。使用糖皮质激素需要注意预防和观察治疗的不良反应。

糖皮质激素治疗的过程中，当糖皮质激素剂量（泼尼松）<15mg/d时，结节病可能会复发，此时重新加用原先剂量（20～30mg/d），仍可能达到治疗效果。糖皮质激素的大致应用时间为：Ⅰ期结节病患者9～12个月；Ⅱ期12～18个月；Ⅲ期19～24个月。停用糖皮质激素治疗后1～2个月内应密切观察病情变化，防止结节病复发。

（宋甲富）

第十三节　糖皮质激素在 ANCA 相关性血管炎中的临床应用

一、韦格纳肉芽肿

原发性小血管炎是主要侵犯小血管，以血管壁坏死性炎症、纤维素样坏死为病理特征的一类自身免疫性疾病。在原发性小血管炎中，部分与抗中性粒细胞胞质抗体（anti - neutrophil cytoplasmic antibodies，ANCA）密切相关，因而称之为 ANCA 相关性血管炎（ANCA associated vasculitis，AAV），包括显微镜下多血管炎（microscopic polyangiitis，MPA）、韦格纳肉芽肿（Wegener granulomatosis，WG）及变应性肉芽肿（Churg - Strauss syndrome，CSS）。

韦格纳肉芽肿是最常见的引起肺肉芽肿性血管炎的疾病，典型的 WG 涉及上呼吸道（如耳、鼻窦、口咽、鼻咽）、下呼吸道（如支气管、肺）和肾脏，伴有不同程度的弥漫性血管炎。主要的病理特征包括累及小血管（动脉、静脉和毛细血管）的坏死性血管炎、广泛的坏死和肉芽肿性炎症。

治疗原则是早期诊断、早期治疗，循证医学显示联合应用糖皮质激素和环磷酰胺有显著疗效，尤其对肾受累以及有严重呼吸系统受累的患者，应作为首选治疗方案。

（一）适应证

系统型 WG 治疗包括诱导缓解、维持治疗和治疗复发，其中糖皮质激素（GS）＋免疫抑制剂是治疗的核心。环磷酰胺（CTX）＋GS 对 90% 患者有效，75% 完全缓解，≥50% 在 5 年内复发，30% ~ 50% 有≥1 次复发，需要新一个疗程治疗。

（二）用法用量

（1）对于轻症或局限型，早期单用 GS，以改善皮肤、眼、关节症状；泼尼松起始剂量 1mg/（kg·d）口服，持续使用 1 个月，如有改善，改为隔天给药、逐渐减量，通常 6 ~ 12 个月内停用。

（2）如果不能控制，如肾脏受累，目前主张用 GS＋CTX，即同时大剂量 CTX，4mg/（kg·d）口服或静脉滴注 $0.75g/m^2$ 体表面积，间隔 3、4 周。

（3）如果出现 CTX 相关性毒不良反应。氨甲蝶呤可替代 CTX 药物，泼尼松按上述方案使用。氨甲蝶呤 20 ~ 25mg 每周 1 次，在缓解后继续使用 1 年，后减量、停用，79% 缓解，58% 在平均 29 个月复发。

二、变应性肉芽肿血管炎

变应性肉芽肿血管炎（CSS）是一种主要累及中、小动脉和静脉，以哮喘、血和组织中嗜酸性粒细胞增多、嗜酸性粒细胞性坏死性血管炎伴有坏死性肉芽肿为特征的系统性血管炎。1951 年由 Churg 和 Strauss 首先报道，典型表现为重度哮喘、肺与肺外脏器中小动静脉炎以及坏死性肉芽肿和外周血嗜酸性粒细胞数增高三联症。

（一）适应证

应用糖皮质激素治疗之前，CSS 常进展较快，采用糖皮质激素治疗后，疗效明显提高，预后较好。目前糖皮质激素仍是的首选治疗药物，单用临床缓解率为 91.5%，但其中 25.6% 患者经 3 个月 ~22 年复发。

（二）用法用量

（1）对病情相对局限的患者，一般用泼尼松 1 ~ 2mg/（kg·d），待临床症状缓解，胸部 X 线、外周血嗜酸性粒细胞计数、血沉等指标好转，1 ~ 3 个月后逐渐减量至 10mg/d，维持治疗 1 年以上。

（2）对泼尼松龙初始剂量无反应时，试将药量增加 50%。

（3）对病情进展快、伴有重要脏器受累者，给予大剂量激素冲击治疗，一般为甲基泼尼松龙 1.0mg/d 静脉滴注，连续应用 3d 后改为泼尼松口服。

三、显微镜下多血管炎

显微镜下多血管炎（microscopic polyangiitis，MPA）为系统性坏死性血管炎，临床和组织学上影响小血管（毛细血管、小动脉、小静脉）而与肉芽肿无关，多累及肾、肺。MPA 的病因和发病机制尚不明了。本病预后差，复发率高，所以治疗时间长，复发多发生在停药以后，但治疗过程中特别是减量时复发也不少见。MPA 可表现为轻微的系统性血管炎伴轻度肾功能不全，也可表现为急进性肾功能恶化和由肺毛细血管性肺泡炎引起的呼吸衰竭。治疗应根据疾病的严重度、发展速度和炎症情况来选择。

（一）适应证

MPA 治疗包括三个阶段。第一阶段为糖皮质激素和环磷酰胺诱导缓解；第二阶段为保持缓解，继续糖皮质激素，硫唑嘌呤代替环磷酰胺治疗 12 ~ 18 个月；第三阶段为治疗复发，按照第一阶段治疗方案。

（二）用法用量

糖皮质激素为诱导缓解和维持治疗的第一线药，诱导缓解时可静脉用甲基泼尼松龙，维持阶段口服泼尼松。甲基泼尼松龙冲击治疗：7mg/（kg·d）×3d，以后逐渐减。泼尼松可通过减轻毛细血管的通透性，抑制中性粒细胞活性，稳定溶酶体膜，抑制淋巴细胞和抗体产生来减轻炎症反应。每 d 40 ~ 60mg 泼尼松口服，血沉恢复正常及患者症状消失后，每 1 ~ 2 周减量 5 ~ 10mg，当减至 15mg 时每隔几周减量不超过 1mg。环磷酰胺初始剂量为每月 $0.5g/m^2$，根据白细胞计数调整至 $1g/m^2$，维持治疗常需 12 个月。

（宋甲富）

第五章

呼吸重症疾病的治疗技术

第一节　氧气疗法

氧气是维持人体所必需的物质，但是人体自身储备的氧极少，维系机体新陈代谢的氧需要呼吸系统从外界摄取，借助循环系统输送给全身各个器官。呼吸重症疾病均有低氧血症。氧气疗法（氧疗）是指通过给氧，提高动脉血氧分压和动脉血氧饱和度，增加动脉血氧含量，纠正各种原因造成的缺氧状态，促进组织的新陈代谢，维持机体生命活动的一种治疗方法。氧疗是各种原因引起的急性低氧血症患者常规和必不可少的治疗，有纠正缺氧、缓解呼吸困难、保护重要生命器官的功能，有利于疾病痊愈。

一、缺氧的诊断与监测

缺氧临床表现主要为发绀、呼吸加深加快、心动过速、血压升高等，但缺氧的临床表现缺乏特异性，因此缺氧的诊断主要依据实验室检查。

1. 血氧测定　如下所述。

（1）动脉血气分析：是监测低氧血症最可靠的方法，一般以 PaO_2 降低程度作为划分低氧血症的标准。PaO_2 正常范围为 13.3 − （0.04 × 年龄）±0.67kPa［100 − （0.3 × 年龄）±5mmHg］。PaO_2 低于同龄人正常下限称为低氧血症。

（2）经皮血氧饱和度监测（SpO_2）：具有连续、准确、无创等优点，当 PaO_2 在 60～100mmHg 范围内时，SpO_2 与 PaO_2 具有较好的相关性。

（3）混合静脉血氧分压监测（PvO_2）：是监测氧供需平衡可靠的指标。有人强调以 PvO_2 作为组织缺氧的指标，对休克、严重心肺疾病和体外循环患者，测量 PvO_2 和乳酸水平与患者生存率的相关性优于心排血量参数。PvO_2 正常范围为 35～40mmHg，28mmHg 为低氧阈值。PvO_2 < 20mmHg 出现细胞功能进行性障碍，PvO_2 < 12mmHg 时，患者数分钟即会死亡。

2. 其他　如下所述。

（1）血乳酸测定：血乳酸增高提示无氧代谢增加，在各类型休克和急性低氧血症的研究中发现，血乳酸水平与病情严重程度和死亡率之间有显著相关性。但血乳酸增高并非诊断低氧血症的特异性证据。

（2）阴离子间隙：正常为 12～14mmol/L。阴离子间隙明显增大提示有机酸中毒或严重肾衰竭，乳酸中毒时阴离子间隙超过 25mmol/L。监测血乳酸含量和阴离子间隙可反映组织低氧程度。

（3）内脏组织氧合监测：不少学者主张应用胃肠道张力计（Gastrointestinal tonometry）监测胃肠黏膜 PCO_2 及计算 pH，认为它可准确、敏感地反映组织氧合状态，对危重病患者病情估计、指导治疗及预后判断有较大帮助。近年来，采用胃肠黏膜血氧饱和度测定对判断组织缺氧具有重要价值。

此外，尚有经皮及经球结合膜监测（$PtCO_2$、$PtjO_2$）、经皮二氧化碳监测（$PtcCO_2$）等。

3. 分类　临床上划分低氧血症严重程度的标准如下：

（1）轻度低氧血症：无发绀，PaO_2 > 50mmHg，SaO_2 > 80%。

（2）中度低氧血症：有发绀，PaO_2 为 $30 \sim 50mmHg$，SaO_2 为 $60\% \sim 80\%$。

（3）重度低氧血症：显著发绀，$PaO_2 < 30mmHg$，$SaO_2 < 60\%$。

临床上 $PaO_2 \leqslant 50mmHg$ 时，常推断已有组织缺氧的存在，但组织缺氧也可以在没有低氧血症的情况下发生，如各种原因所致循环功能不全、贫血、一氧化碳中毒等。对于无低氧血症的组织缺氧，除一氧化碳中毒以外，氧疗的效果一般较差或无效。

二、呼吸重症疾病氧疗的适应证以及方式

（一）呼吸重症疾病氧疗的适应证

1. 目的　氧疗的目的在于改善低氧血症，凡属于通气功能不足/灌流不平衡所引起的低氧血症，氧疗有一定帮助。至于较大的右向左分流、静脉血掺杂所致的动脉血氧分压不足，氧疗效果颇为有限。氧疗只能预防低氧血症所致的并发症，如缺氧的精神症状、肺性脑病、心律失常、乳酸中毒和组织坏死等，故氧疗只是防止组织低氧一种的暂时性措施，绝不能取代对病因的治疗。

2. 适应证　如下所述。

（1）有低氧血症的组织缺氧：理论上，存在动脉低氧血症，便是氧疗指征。但最好根据血气分析结果决定是否实施氧疗及如何实施，其中 PaO_2 测定尤为重要，同时参考 $PaCO_2$ 来确定缺氧的类型与严重程度。低氧血症可分为两类：①单纯低氧血症，其 PaO_2 低于正常而 $PaCO_2$ 尚正常，包括所有通气功能正常或有轻度抑制的患者。这类患者可给予无控制性氧疗，因即使给予较高浓度的氧亦无 CO_2 潴留的危险，而任何较高浓度的氧都能维持满意的血氧分压，但应注意长时间吸入较高浓度氧的危险。氧疗后 PaO_2 的理想水平是 $60 \sim 80mmHg$。②低氧血症伴高碳酸血症，其 PaO_2 低于正常，$PaCO_2$ 高于正常，包括所有通气功能异常，主要依赖低氧作为兴奋呼吸中枢的患者（如 COPD、阻塞性肺气肿、慢性肺源性心脏病）。这类患者的氧疗指标相对严格，在 $PaO_2 < 50mmHg$ 时才开始氧疗，必须结合患者的通气功能实施控制性氧疗，以避免因解除低氧性呼吸驱动而抑制呼吸中枢的危险。如患者并发心肌梗死、循环衰竭或大脑缺氧等，必须保持患者动脉的良好氧合。在给予高浓度氧吸入时，使用机械通气治疗以降低 $PaCO_2$。

（2）血氧正常的组织缺氧：血氧正常的组织缺氧是指有组织缺氧而无明显低氧血症，包括休克、心排血量减少、急性心肌梗死、严重贫血、氰化物或一氧化碳中毒以及全身麻醉、大手术术后患者等。PaO_2 对判断此类患者是否需要氧疗及氧疗的效果并不合适，临床一般均给予氧疗，但其疗效较难评价，只有一氧化碳中毒给予氧疗的疗效是肯定的。必要时可给予较高浓度氧疗或高压氧疗治疗。

3. 指征　如下所述。

（1）轻度低氧血症：这类患者已适应轻度低氧血症，一般不需氧疗。对病情可能恶化的患者，早期氧疗可能具有一定的治疗作用。

（2）中度低氧血症：对长期处于慢性缺氧状态的阻塞性肺病患者，给予氧疗是有益的。氧疗期间出现渐进性通气量降低，但 $PaCO_2$ 可能升高（$> 55mmHg$）。但若有 CO_2 潴留，吸入氧浓度应控制在 28% 左右。

（3）严重低氧血症：重症患者常有 CO_2 潴留，氧疗过程中会发生渐进性通气量不足，宜选用控制性氧疗。吸入氧深度尽可能从 24% 开始，然后逐步提高吸入氧浓度，若治疗过程中 CO_2 下降至正常水平，即可改吸较高浓度的氧。

（二）呼吸重症疾病的氧疗方式

1. 无控制性氧疗　吸入氧浓度不需严格控制，适用于无通气障碍的患者。据吸入氧浓度可分为 3 类：

（1）低浓度氧疗：吸入氧浓度 $24\% \sim 35\%$。适用于轻度低氧血症患者。可缓解缺氧症状。全身麻醉或大手术术后患者常给予低浓度氧吸入，可维持 PaO_2 处于较高水平。

（2）中等浓度氧疗：吸入氧浓度在 $35\% \sim 50\%$，适用于有明显 VA/Q 失调或显著弥散障碍但无

CO_2 潴留的患者，如左心衰竭引起的肺水肿、心肌梗死、休克、脑缺血，特别是血红蛋白浓度很低或心排血量不足的患者。

（3）高浓度氧疗：吸入氧浓度在 50% 以上，适用于无 CO_2 潴留的极度 VA/Q 失调，即有明显动 - 静脉分流的患者，如 ARDS。一氧化碳中毒、Ⅰ 型呼吸衰竭经中等浓度氧疗未能纠正低氧血症者，也可采用高浓度氧吸入。心肺复苏患者在复苏后短时间内一般都采用高浓度氧疗。

2. 控制性氧疗　需严格控制吸入氧浓度，适用于慢性阻塞性肺疾病通气功能障碍患者，因其低氧血症伴 CO_2 潴留，其呼吸中枢对 CO_2 已不敏感，呼吸节奏主要来自低氧对外周化学感受器的刺激。这种患者吸氧后易加重 CO_2 潴留，故接受氧疗时，必须控制吸入氧浓度，采取持续低浓度吸氧。

采用控制性氧疗，开始宜吸 24% 氧，以后复查 PaO_2 和 $PaCO_2$。若吸氧后 PaO_2 仍低于中度低氧血症水平，$PaCO_2$ 升高不超过 10mmHg，患者神志未趋向抑制，可适当提高吸氧浓度，如 26% ~ 28%，一般不超过 35%，保持 $PaCO_2$ 上升不超过 20mmHg。若控制性氧疗不能明显纠正低氧状况，提高吸入氧浓度后，又可导致 CO_2 潴留，意识障碍加重，可考虑气管内插管或切开用呼吸器机械通气治疗。

（三）给氧装置和方法

临床上氧疗的方法多种多样，有各种不同给氧装置可供选择和应用，这些装置在价格、疗效、给氧浓度的准确性及操作的复杂性方面均存在差异。

1. 低浓度及中等浓度给氧装置　如下所述。

1）鼻导管、鼻塞：鼻导管为普遍使用的方法，有单侧、双侧鼻导管两种，单侧鼻导管置于鼻前庭，若鼻腔炎症或鼻导管不易插入，可改用双侧鼻导管或鼻塞，后者较单侧鼻导管方便和舒适，但吸氧效果相似，吸入氧浓度与氧流量的关系可用公式计算 [吸氧浓度（FiO_2）% = 20 + 4 × 每 min 氧流量（L）]。这种计算是粗略的，受患者潮气量和呼吸频率等因素影响。该法简便实用，无重复呼吸，不影响咳嗽、咳痰、进食等，患者易接受。

其特点有：

（1）吸入气和氧浓度不恒定，受患者呼吸的影响。

（2）易于堵塞，需经常检查。

（3）对局部有刺激性，氧流量 5L/min 以上时，干燥的氧气可致鼻黏膜干燥、痰液黏稠；氧流量在 7L/min 以上，患者大多不能耐受，可改用面罩给氧。

2）简单气面罩：固定在鼻或口部的面罩有多种规格，一般借管道连接贮气囊和氧源（中心供氧或氧气筒）。有无重复呼吸面罩、部分重复呼吸面罩、有 T 型管的面罩几种。给氧浓度随每分通气量而异，但很难使吸入氧浓度达 100%（图 5 - 1）。

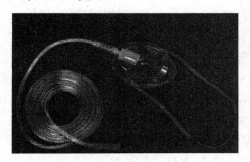

图 5 - 1　简单氧气面罩

3）空气稀释面罩（Venturi 面罩）：如图 5 - 2 所示，据 Venturi 原理制成，氧气以喷射状进入面罩，而空气从面罩侧面开口进入面罩。因输送氧的喷嘴有一定的口径，所以从面罩侧孔进入的空气与氧混合后可保持固定比率，比率大小决定吸入氧浓度的高低。因 Venturi 面罩所提供的气体总流量远超过患者吸气时的最高流量和潮气量，故它提供的 FiO_2 不受患者通气量的影响，吸氧浓度恒定，也不受张口呼吸的影响，不需湿化，需氧量较少。因高流量气体不断冲洗面罩内部，呼出气中的 CO_2 难以在面罩中滞留，故基本为无重复呼吸，使用舒适。虽然 Venturi 面罩可提供 40% ~ 50% 的 FiO_2，但不如低 FiO_2 时准确可靠。

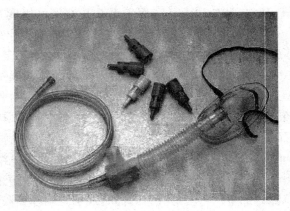

图 5 - 2　Venturi 面罩

其缺点为影响患者饮食、吐痰，体位变换时面罩容易移位或脱落，若不慎将面罩进口封闭，会严重影响氧疗效果。Venturi 面罩已广泛用于临床，对容易产生 CO_2 潴留、低氧血症伴高碳酸血症，需持续低浓度给氧的患者尤为适用。

2. 高浓度的给氧装置　如下所述。

（1）机械通气并发氧疗：机械通气可扩张细支气管和肺泡，提高氧疗疗效。为防止氧中毒，使用呼吸机时一般采用中等浓度给氧，达到有效的 PaO_2 水平最为理想，但 ARDS、心肺复苏后短时间内可用高浓度给氧。

（2）氧帐或改进式头部氧气帐：氧帐是一种大容量给氧系统，但对于需要高浓度氧疗患者，此法常不理想。因为容积大，漏气也相应增多，必须给高流量（20L/min）和长时间（30min 左右）才达到 50%。改进式头部氧气帐，每 min 给氧 10 ~ 20L，在患者肩部及颈部用胶布固定，氧浓度可达 60% ~ 70%。

（3）高压氧治疗：超过一个大气压的压力称为高气压，在高气压环境中呼吸氧气称为高压氧治疗（HBO）。高压氧治疗的特殊设备称为高压舱。高压氧下肺泡氧分压增高，肺泡内血液间氧分压差增大，故氧气从肺泡向血液弥散的量增加，动脉血氧分压增高，结果血液的氧气向组织弥散增加。

正常情况下血液输送氧气有两种方式：①血红蛋白与氧结合的氧合血红蛋白。②氧气呈物理状态溶解在血液中，称为物理溶解氧。在常压下吸空气时，血红蛋白饱和度已达 97%，故无论通过何种手段均不能再大幅度提高氧合血红蛋白含量，但物理溶解氧却可随血氧分压成比例地增加。根据气体溶解定律（Henry 定律，湿度一定时气体在液体中的溶解量与其分压成正比）及气体分压定律（即 Dalton 定律，混合气体的总压力等于组成气体的压力总和），物理溶解氧量与分压成正比，而压力又与吸入气体的总压力有关。生理情况下，呼吸空气时 PaO_2 在 13.33kPa 左右，溶解氧为 0.3ml；若改吸纯氧，则 PaO_2 高达 88.64kPa，溶解氧量达 2.0ml，提高 6 倍以上；当呼吸 3ATA 纯氧时，PaO_2 达 292kPa，物理溶解氧量达 6.6ml，增加 22 倍，相当于正常时每 100ml 动静脉血的氧差（即组织代谢消耗的氧量），因此在高压氧下即使无红细胞携氧，依靠物理溶解氧基本可维持机体需要。

高压氧可不同程度地增加各组织的氧含量而显著增加组织储氧量。常温常压下，正常人体组织储氧量 13ml/kg，需氧量为 3 ~ 4ml/min，阻断循环的安全时限为 3 ~ 4min。在 3ATA 吸纯氧时，组织储氧量增至 53ml/kg，此时循环的安全时限延长至 8 ~ 12min，若配合低温等措施，更可延至 20min 以上。因此，高压氧能极有效地改善机体的缺氧状态，对心、脑、肝、肾等重要脏器有保护作用。高压氧条件下，既可提高血、脑组织、脑脊液的氧分压，又可减轻脑水肿、降低颅内压，从而打断脑缺血缺氧的恶性循环，促进脑功能恢复，故高压氧对防治各种脑缺氧、脑水肿（尤其是心脏骤停后的急性脑缺氧）有独特的疗效。

（4）内给氧疗法：又称过氧化氢疗法。将过氧化氢直接注射入体内，产生氧气并与血红蛋白结合，提供组织代谢的需要，从而改善机体缺氧状态，不受呼吸功能或肺组织疾病的影响。但注射过快可致血管痉挛性收缩，此外还可能出现溶血、气体栓塞、自由基产生增多等并发症。晶体过氧化氢较其水溶液作用持久、纯度高、毒性低，临床应用较为安全。

三、呼吸重症疾病氧疗的不良反应以及注意事项

（一）氧疗的不良反应

1. 一般并发症　如下所述。

（1）CO_2 蓄积：吸入高浓度氧有两种情况可引起 CO_2 蓄积：①慢性阻塞性肺疾病，其通气动力主要依靠低氧对外周化学感受器的刺激，一旦吸入高浓度的氧，就会失去低氧对外周感受器的刺激，通气量急剧降低，造成 CO_2 蓄积。②慢性低氧血症患者 VA/Q 比值低下的区域，因低氧收缩血管，吸氧后有不同程度的舒张，增加 CO_2 蓄积。

控制性氧疗可减少这一并发症的发生，但低浓度吸氧也必须密切观察，避免由于 $PaCO_2$ 明显升高而致 CO_2 麻醉。

（2）吸收性肺不张：呼吸道不完全阻塞的患者，呼吸空气时，肺泡内氧被吸收后留下氮气而维持肺泡不致塌陷。氧疗后 VA/Q 低下的肺泡内，大部分的氮气被吸入的氧气所替代，肺泡内氧气又迅速弥散至肺循环，肺循环吸收氧气的速度超过肺泡吸入氧气的速度，而致呼吸道部分阻塞的肺泡萎陷。

急性呼吸衰竭的患者，小支气管周围水肿及小气道内有分泌物，易造成低 VA/Q 区。若 FiO_2 超过 0.6，肺泡萎陷而形成分流。肺下垂部肺泡比较小，又易聚积水肿液及分泌物，故吸收性肺不张多见于肺的下垂部。

预防一般并发症的方法有：①吸氧浓度尽可能不超过 60%。②若采用通气治疗，可选择呼气末正压通气。③鼓励排痰。

2. 氧中毒　机体吸入高浓度、高分压的氧或吸氧时间过长，造成机体功能性或器质性损害，称为氧中毒。关于氧中毒的发病机制目前尚未完全阐明，有以下 3 种假说：

（1）自由基学说：高浓度、高分压的氧可诱发机体内自由基、活性氧产生增多，攻击蛋白质或酶、核酸及脂质，引起细胞结构损害、功能丧失，导致细胞死亡。自由基可引发细胞膜脂质过氧化反应而致膜通透性增加、非过氧化线粒体损伤、攻击 DNA 致其单链断裂或发生碱基修饰、蛋白构型改变及酶活性降低或丧失等。

（2）酶抑制学说：高压氧氧化机体内含巯基的酶，使之活性丧失。机体内三羧酸循环、氧化磷酸化等过程中许多酶为巯基酶，一旦受损即导致能量代谢受抑制，继而发生细胞内外离子浓度紊乱、细胞水肿等。

（3）神经 - 体液学说：高分压的氧作用于机体内的感受器，反射性兴奋垂体、肾上腺等内分泌腺体，或直接刺激大脑皮质、下丘脑、脑干的网状结构，使垂体 - 肾上腺皮质系统和交感 - 肾上腺髓质系统兴奋，分泌大量 ACTH、TSH 等激素和儿茶酚胺类血管活性物质，造成严重的应激反应而致组织细胞损伤。

氧中毒的自由基学说已为大多数学者公认。近来的研究表明，自由基损害与其他介质密切相关，如肿瘤坏死因子、白介素 -1、黏附分子及花生四烯酸的某些代谢产物等，这些介质在触发炎症反应、导致氧中毒后组织损害中起重要作用。

氧疗中严格控制压力和吸氧时限，并采用间歇吸氧法，氧中毒是可预防的。此外，根据其发病机制，辅用抗氧化剂、巯基保护剂、肾上腺素阻滞剂可能亦有一定效果，麻醉药物、巴比妥类药、低温等可降低机体代谢，提高对氧中毒的耐受性。

氧中毒的治疗关键是及时发现，立刻停止吸氧，改吸空气，减压出舱并对症处理。

（二）氧疗注意事项

1. 氧疗效果评价　如下所述。

（1）临床监测：观察患者的神志、精神、呼吸、心率、血压、发绀等临床表现。若收缩压降低、脉压减少和出现心律失常，都表明病情恶化，说明氧疗效果不佳；皮肤温暖、干燥表示灌注不良；患者意识清楚表明脑氧供尚好。若氧疗后心律失常消失，呼吸困难及发绀有所改善，血压稳定，神志兴奋或抑制状态有所改善，提示氧疗有一定疗效。

（2）血气分析：氧疗后应定期或不定期抽动脉血行血气分析，观察各项氧合指标、酸碱状态的变化趋势，有助于直接而较全面地评价氧疗效果。此外，经皮血氧饱和度监测及各种组织缺氧的监测方法均有助于评价氧疗的疗效。

2. 积极防治氧疗不良反应　氧疗的不良反应重在预防，尤应避免长时间高浓度吸氧而致氧中毒。

3. 注意事项　通过鼻咽导管、鼻塞或人工气道给氧（气管造口、气管内插管等），干燥气未经呼吸道生理湿化区，直接进入下呼吸道，使分泌物黏稠，呼吸道纤毛运动减弱。氧疗时吸入气应有70%湿度，故氧疗时吸入气应通过湿化良好的湿化器。所有的给氧装置，包括鼻导管、鼻塞、面罩、湿化器等一切氧疗用品均应定期消毒，一般专人使用。更换给别的患者应用时更要严格消毒。此外。应注意氧疗期间防火及安全。

（宋甲富）

第二节　气道保护与气道净化技术

一、气道内给药

呼吸系统疾病，如哮喘、COPD 等治疗时给药途径有多种，除了以往熟悉的口服、静脉输液或注射、皮下注射、肌内注射外，通常还使用吸入给药的治疗方法，使药物直接到达肺部发挥作用。而且某些药物只能通过吸入给药，如异丙托溴胺。虽然吸入药物只有一小部分到达呼吸道，大部分进入胃肠道（用药后漱口可减少此情况），但与其他给药途径相比，产生同样药效时所用的药物总量已明显减少，这样就使得药物的全身不良反应明显减少，如 β_2 受体激动剂引发的手颤等。激动剂静脉输注不比雾化或口服有效，且有潜在的危险性。因此作为疾病的总的治疗原则，如果能使用吸入治疗，最好将其作为首选。

（一）气溶胶吸入治疗的因素

有效地进行吸入气溶胶治疗与气溶胶的输出量、颗粒大小和沉积有关。

1. 输出量　气溶胶输出量是指每分钟由雾化器所产生的气溶胶颗粒的重量，即离开雾化器的量。密度是指单位体积气体内气溶胶的重量（mg/L 或 g/L）

2. 颗粒大小　颗粒大小与药物本身、雾化器的选择、产生气溶胶的方法和周围环境均有关。肉眼不能确定雾化器所产生的颗粒大小是否合适，肉眼看不到直径 <50~100μm 的颗粒，唯一可靠的办法是由实验室来测定。两个最常用的方法是连续碰撞法和激光衍射法。连续碰撞法用气体力学质量中位数直径（MMAD）表示，激光衍射法则是用容量中位数直径（VMD）表示。两者均以微米（μm）为单位。多数自然状态下或呼吸治疗用的气溶胶颗粒是由大小不同的颗粒组成，称为不均一分散相。

3. 沉积　当气溶胶颗粒不再悬浮于空气中时即为沉积。来自雾化器的气溶胶（发射剂量）仅有一部分可被吸入，并不是所有到达下呼吸道的都能停留、沉积。沉积的主要机制是惯性碰撞、沉降、弥散运动。颗粒的大小并不是影响沉积的唯一因素，吸气流速、呼吸频率、吸入气体容积、吸呼比、是否屏气均会影响颗粒的沉积。气道阻塞的程度也是影响沉积的因素之一。

（二）雾化吸入

雾化吸入是一种以呼吸道和肺为靶器官的直接给药方法，使用特制的气溶胶发生装置（雾化器）

将药物制成气溶胶微粒，吸入后沉积于下呼吸道或肺泡，达到治疗疾病、改善症状的目的。

雾化适用于 β_2 受体激动剂、异丙托溴胺、布地奈德等药物。例如哮喘急性发作时，气道狭窄明显，定量吸入器吸入效果差，此时需选用雾化吸入。因为雾化吸入不需要患者过多的配合，正常呼吸即可吸入药液，吸入的药液量也大，治疗效果与静脉治疗相同。

1. 小容量雾化器（SVN）　家庭和医院均常用，雾化器的储药库较小。雾化器的气流通过一个浸在溶液中的毛细管时将液体吸入毛细管，产生气溶胶。原始气溶胶撞击一个或多个挡板，大颗粒撞击挡板后落下来，减小了气溶胶的 MMAD 和 GSD，同时　大颗粒重新汇入雾化液以节省雾化液。

气溶胶颗粒的大小和雾化的时间与气体流速成反比。气体流速越高，则雾化的颗粒越小，雾化的时间越短。多数沉积于肺的颗粒直径为 $2\sim5\mu m$，$10\mu m$ 以上的颗粒沉积在口咽部。如 4ml 药液，气流速为 6L/min 时，需要 10min；气流速为 4L/min 时，则需要双倍的时间；8L/min 的气流速可产生大小合适的吸入颗粒。

SVN 的使用不像使用 MDI 和 DPI 那样技术要求较高。缓慢地吸气可以提高 SVN 雾化的沉积率，但深呼吸和吸气后屏气不比正常潮式呼吸沉积率更高。

通常住院后哮喘急性发作的患者通过雾化装置吸入了他们在家中用通过 MDI 吸入的同样药物而获得缓解，原因为雾化吸入的药量比 MDI 吸入的药量多；雾化吸入时很少需要患者很好配合；吸入的气流缓慢，故进入肺的药量充足。

雾化完毕后内残留量在 $0.5\sim2ml$。残留量越多，药物浪费就越多，效果就越差。残留量的多少与 SVN 的位置也有关。某些 SVN 倾斜 30° 就不再产生气溶胶。用于雾化的雾化液容量越大、稀释越深，最后剩下的药液也越少，药液的浪费也就越少，但雾化的时间也越长。一些 SVN 可间断雾化，由患者于吸气时操纵手柄来完成。虽然这样减少了雾化液的浪费，却会使治疗时间延长 4 倍，且需要手与呼吸的良好协调，并不是所有的患者都能做到这一点。单向阀可减少雾化液的浪费。吸气孔使患者可以吸入雾化液，呼气时吸气孔关闭，气体通过口嘴边的单向阀孔呼出，这样可以减少气溶胶药的浪费。

2. 超声雾化器（USN）　USN 的晶体转换器将电信号转换为高频声波，转换器上方的液体即产生震荡。如果信号的频率足够高，幅度足够大，震荡将液体震荡形成间歇"喷泉"，裂成细的气溶胶颗粒。超声雾化能够输出较高的气溶胶产量。

1）大容量 USN：主要用来雾化治疗和痰液诱导。与射流雾化器不同，在使用过程中溶液的温度会增加，温度增加，则药物浓度就会增加，可产生意料不到的不良反应。

2）小容量 USN：不同于大容量 USN，小容量 USN 只有一个室，即药物直接放入转换器上的集合管内，转换器连接电源。如果有电池，还可随身携带。仪器也没有吹风器，依赖患者吸气气流吸入雾化液。小容量 USN 可用于多种药物的治疗。其残留量小于 SVN，故可以增加吸入量，减少药物的稀释。小容量 USN 可以用来雾化支气管扩张剂原液，因为残留量小，缩短了治疗时间。有人推荐在机械通气时使用小容量 USN 进行雾化。与 SVN 不同，小容量 USN 不需要在呼吸机回路中增加额外气流，因此，雾化时不需要调整和重设呼吸机参数及报警参数。缺点是价格昂贵，但其优势超过了其高昂的价格。

3）安全性：目前所吸入的药物选择性更强，且吸入治疗为气管内局部用药治疗，而非全身用药，药物的用量相对较少，其不良反应明显减轻，安全性好，但与 MDI 相比，药量仍偏大，使用量大时需监测生命体征。另外尚应注意以下不良作用：

（1）COPD 患者使用氧气作为驱动气体时会因吸入过多的氧气致 CO_2 潴留而有昏迷的可能。

（2）急性哮喘发作的患者，已有低氧血症时，支气管扩张剂做雾化时可加重缺氧，这是因为支气管扩张剂可使通气/血流比失调加重，氧分压降低，当然这种情况不常发生。故最好以氧气作为驱动力，或雾化期间予以持续鼻导管吸氧，另外，一次做雾化的时间不宜过长，最好不超过 10min，如超过 10min，中间应间歇休息。

（3）雾化吸入气的湿度太高，会降低吸入氧浓度，尤其是在超声雾化吸入时，部分患者动脉血氧分压下降，胸闷、气急加重，最好也以氧气作为驱动力，或雾化期间予以持续鼻导管吸氧。

（4）高浓度及冷气溶胶可引起气道痉挛和气道阻力增加，特别是以往有呼吸道疾病的患者。检测支气管痉挛应包括治疗前、后检测 PEF、FEF；听呼吸音、观察患者的综合表现。

（5）通过空气播散造成院内感染：最常见的细菌来源是受污染的溶液（如多剂量的药瓶）、护理者的手、患者的分泌物。所以两个患者使用间歇期雾化器应消毒，并定期消毒雾化器，以避免雾化治疗中引起呼吸道交叉感染。

4）临床常用的药物：沙丁胺醇雾化液、异丙托溴胺、布地奈德。糜蛋白酶等蛋白水解酶雾化吸入能引起咳嗽、过敏反应，限制了它们的使用。氨溴索也不适用于雾化。

（三）定量吸入器（MDI）

定量吸入器（MDI）是一个加压的容器，MDI 药物（微粒粉状或水溶液）溶入挥发性的液态助推剂中。将容器倒置（喷嘴朝下），放入启动器中，易挥发的悬液就会充满计量室。计量活瓣控制输出量，每次活瓣开放即可精确地送出（$25 \sim 100 \mu l$）溶液。助推剂的蒸汽高压将定量的药通过喷嘴喷出，遇到大气压后突然蒸发而迅速喷射，喷射时间约 20ms。气溶胶喷射的速度很快，在喷嘴的速度超过 30m/s，但在 0.1s 内，速度减至一半。喷出的悬液呈羽毛状，初始液滴的直径 $>30 \mu m$，由于空气的阻力，速度迅速减慢，液滴蒸发而迅速减小。

常见的用于定量吸入器（MDI）的药物有 β_2 受体激动剂、抗胆碱能药物和激素等。MDI 射出的颗粒要通过咽部的弯道才能到达气道，故大的、重的和速度快的颗粒会沉积下来，不能到达呼吸道。吸入技术再佳也只有 10% ~15% 的药物进入呼吸道，而大约 90% 的药液则沉积在口腔，随后吞咽入胃肠道。一般来讲，这些进入胃肠道的药物总的剂量很少，不会产生治疗效果和中毒效果。

MDI 的吸入技术要求相对较高，如果技术不佳，药液就不能到达气道，无法发挥药物作用，因此掌握吸入技术就显得非常重要。故患者每一次来院都应教会或纠正其使用技术，直到能正确使用为止。

【MDI 使用技术的要点】

1. 摇动 MDI　将 MDI 在手中捂热，然后用力摇一摇，这样既可确保药液均匀，也可使患者确定是否用完。

2. 位置　喷药时 MDI 必须垂直，如不垂直，计量室就不能被充满药液，下次喷药时吸入量将会减少。

3. 吸气速度　吸气速度不要太快（<0.5L/s），以减少咽部的沉积率，使药液向深一层气道扩散，因为气流的层流形式而不是涡流形式有利于药液向气道深部扩散，有时这与药商的指导恰恰相反。

4. 屏气　在深而缓的吸气末屏气，屏气时间最好达 10s，使药物颗粒在肺内有充分的时间扩散。屏气不足或没有屏气会减少气溶胶在肺内的沉降。屏气后缓慢呼气，过渡至正常呼吸，呼气过程切勿用力，以免引起咳嗽和喘息。

5. 下一剂量　如果第一剂量吸的是支气管扩张剂，理论上应等支气管扩张剂发挥作用后再吸下一剂量，但这样会使吸入过程更加复杂，除非气道阻塞严重，不予推荐。而且在实际应用中等待 10min 再吸下一剂量，也没有发现更好的治疗效果。所以，一般应嘱患者休息 1min，或呼吸恢复到吸药前状态后再吸下一剂量。切勿一次吸气给两次剂量。

6. 另一种吸入方法　张大嘴，将吸入器在离开口腔 4cm（约两指宽）处启动，这样可以使气溶胶颗粒到达口腔之前就减慢速度，以便吸入更多的药液。新患者和技术差的患者不推荐使用这种方法。

（四）储雾罐

储雾罐于 1980 年引入，为许多患者展示了吸入治疗的前景。因为不管定量吸入器的使用方法如何，技术再好，最多也只有 10% ~15% 的药物进入肺部。如果患者不会使用吸入器，则可将吸入器接储雾罐装置，提高药物在肺部的沉积率。使用储雾罐，减低了药液到达口腔时的速度，增加了 MDI 喷嘴与口腔的距离，减少了气溶胶微粒在口腔的沉积，且不必要求吸气和喷药动作的协调，"冷氟利昂"效应也会消失。

尽管设计不同，所有类型的储雾罐均可降低 MDI 颗粒的喷射初始速度，同时颗粒在穿过储雾罐时助推剂蒸发，气溶胶颗粒减小。由储雾罐输出的 MDI 气溶胶，其 MMAD 减少大约 25%，而直径 $<5 \mu m$

的颗粒增加。放射标记气溶胶研究显示，使用同样的 MDI，肺沉积量相同时，自储雾罐吸入比使用张口技术吸入的口咽部沉积减少了 10～17 倍，所以不良反应明显减少。这种情况在健康人和 COPD 患者中相同。

最简单的储雾罐是一个不带活瓣的延长装置，在患者口腔和 MDI 之间设置距离，使药物到达口咽之前，喷雾消失、助推剂蒸发。离开 MDI 的大颗粒撞击在储雾罐的壁上，减少了咽部沉积，增加了肺部沉积。但这种储雾罐需要手与呼吸的协调，对着储雾罐呼气可将大部分的药液吹到空气中浪费掉。

带活瓣的储雾罐可以防止呼气时将气溶胶清除，所以允许患者用小潮气量连续呼吸 2～3 次，比简单的储雾罐口咽部沉积更少，肺吸入量更高，更有利于克服手与呼吸不协调的情况。使用储雾罐可使肺沉积率增加到 20%～30%，同时减少口咽部沉积，胃肠吸收也减少，因而全身不良反应降低。这对于吸入激素的患者特别重要，可使口腔鹅口疮和声嘶发病率减少，尤其是鹅口疮。

哮喘急性发作时协调性更差，吸气气流太慢，不能产生有效的肺沉积，储雾罐可作为支气管扩张剂的一个辅助装置，儿童则需要在储雾罐末端接面罩使用。

储雾罐的使用要点：

（1）加温至体温。

（2）安装好 MDI 及储雾罐，并确保无异物阻塞气流。

（3）垂直握住，用力摇一摇。

（4）用口含住储雾罐口，用口呼吸。

（5）正常呼吸，在吸气开始时启动 MDI，继续呼吸 3 个周期。

（6）两次启动之间间隔 30～60s。

储雾罐的缺点是体积大，携带不方便，但是适合家庭使用，特别是吸入激素。使用后应该每周清洗一次，避免污染。

二、胸部物理治疗

胸部物理治疗（CPT）是指导呼吸重症疾病患者进行有效的控制性呼吸，以减轻呼吸困难，改善通气和氧合；采取特殊的物理手段指导和帮助患者进行有效咳嗽、排痰，借以清除呼吸道分泌物，扩张肺脏，预防肺不张和肺部感染等肺部并发症的一类治疗方法。主要包括控制性呼吸技术、体位引流、胸部叩拍与振动、指导性咳嗽、胸部扩展治疗等。与其他一些治疗方法联合应用，如气道湿化、雾化治疗，能更好地达到引流痰液、扩张肺脏等目的。

（一）控制性呼吸技术

控制性呼吸技术又称呼吸锻炼，是胸部物理治疗的重要内容之一，它通过训练患者有意识地控制自主呼吸频率、深度和部位，达到增加呼吸运动强度、协调性和有效性，减轻患者呼吸窘迫状况、消除疲劳、改善通气、增强咳嗽能力、帮助清除呼吸道过量产生或异常潴留的分泌物、预防肺不张等目的。常用的方法有控制性深呼吸、缩唇呼吸、膈式呼吸、用力呼气技术、主动呼吸周期等。

1. 控制性深呼吸　如下所述。

1）操作方法：控制性深呼吸是指训练患者有意识地进行慢而深的呼吸，减慢呼吸频率，控制吸气与呼气时间的长短及吸呼比，增加吸气容积的一种手段。具体操作如下：

（1）根据临床需要和患者主观感受摆放体位。

（2）放松四肢肌肉。

（3）深慢吸气，并尽量吸至肺总量位，吸气末屏气 3s。

（4）深慢呼气，并尽可能将残余气体呼出，呼气末屏气 2s。

（5）每次训练重复上述呼吸周期 5min，训练频率根据患者具体情况而定。

2）作用：深慢呼吸与浅快呼吸相比，能减少阻力功和无效腔通气。深呼吸可使闭合的基底部气道开放，有利于气体在肺内的均匀分布，改善气体交换和比值，也有利于肺部分泌物的排出。

2. 缩唇呼吸 如下所述。

1) 操作方法：缩唇呼吸是一种简单的控制性呼吸技术，具体操作步骤如下：

（1）放松颈部和肩部肌肉。

（2）经鼻缓慢吸气至潮气量位。

（3）缩唇缓慢呼气至功能残气位，呼气时将唇缩成吹口哨样形状，缩唇大小以患者感觉舒适为宜，呼出气流以能使距离口唇15～20cm处的蜡烛火焰倾斜45°为宜。

（4）重复以上动作5～10min，根据患者情况每d可进行4～5次。

2) 作用：缩唇呼吸能增大潮气量，降低呼吸频率，延长呼气时间，有利于肺内气体充分排出，防止气体陷闭。可缓解患者呼吸困难症状，尤其是因体力活动导致的呼吸困难。缩唇呼吸与控制性深呼气联合应用效果更佳，先经鼻深吸气，然后缩唇缓慢呼气，更能改善通气、换气功能，防止肺不张。

3. 膈式呼吸 如下所述。

1) 操作方法：膈式呼吸又称腹式呼吸。其利用下胸部、膈肌和腹肌的协调运动进行轻柔、缓慢地吸气和呼气，保持上胸部、肩部和辅助呼吸肌松弛。即吸气时膈肌收缩下降，腹肌松弛，下胸部轻微抬举，获得较大潮气量；呼气时腹肌收缩，膈肌松弛并随腹内压增加而上抬，下胸部归位，以增加呼出气量。具体操作步骤如下：

（1）向患者作好解释工作。

（2）根据患者的临床情况摆放体位，可取坐位、平卧位、半卧位，双下肢屈曲，四肢肌肉放松。

（3）将左、右手分别放置于上腹部和前胸部，同时让患者感受胸腹运动情况。

（4）吸气时，嘱患者经鼻深慢吸气，尽可能发挥膈肌力量，使得上腹部最大隆起。手掌用力阻挡上腹部隆起，将加大患者膈肌锻炼力度，用力程度应以患者能接受为宜。

（5）嘱患者做缩唇呼气，收缩腹肌推动膈肌上移，帮助膈肌休息。

（6）尽量减小胸廓起伏。

（7）每次锻炼重复上述步骤5～10min，根据病情每天可进行3～4次。

2) 作用：有效的膈式呼吸可以增加潮气量，增加肺泡通气量，减少功能残气量，增强膈肌力量，降低呼吸功耗，缓解呼吸困难症状，改善换气功能，提高氧合。

4. 用力呼气技术 是指在深吸气后张口用力呼气或哈气，呼气时需收缩腹肌和肋间外肌，以增加呼气力量，呼气时应发出声音，以使声门持续开放，以清除气道内分泌物。

该技术通常与膈式呼吸配合应用，即先进行数次膈式呼吸，通过膈肌和下胸部肋间肌肉的伸缩活动进行轻柔、缓慢的呼吸，保持肺容量为低至中容量状态，上胸部和肩部肌肉松弛休息，然后深吸气至高肺容量，张口用力呼气、哈气或咳嗽。该方式更能松动气道内分泌物并促进其排出。

5. 主动呼吸周期 如下所述。

1) 操作方法：主动呼吸周期是膈式呼吸、肺扩张运动、用力呼气技术，以一定的步骤组合起来的呼吸训练形式。具体操作步骤如下：

（1）膈式呼吸。

（2）3～4次胸廓扩张运动。

（3）膈式呼吸。

（4）3～4次胸廓扩张运动。

（5）膈式呼吸。

（6）1～2次用力呼气技术。

（7）膈式呼吸。

胸廓扩张运动包括深吸气及深呼气。只要做3～4次深呼吸即可，避免劳累及过度换气。该技术可以松动气道内分泌物，改善气体在肺内的分布。

2) 作用：主动呼吸周期可有效清除气道内分泌物，改善通气、氧合状况，缓解呼吸肌疲劳。

（二）体位引流

体位引流是根据气管、支气管树的解剖特点，将患者摆放于一定的体位，借助重力的作用促使各肺叶、肺段支气管内分泌物排出，从而改善肺功能残气量，改善 V/Q 比值，促进肺实变区扩张。

体位引流每天宜行 2~3 次，每种体位维持 30~60min，如果分泌物多且患者耐受，可适当增加时间或增加引流次数。夜间气道黏膜纤毛的廓清作用弱，分泌物易潴留，故清晨行体位引流效果较好。引流前行胸部叩拍和振动，引流后结合指导性咳嗽更能有效的清除气道内分泌物。

1. 引流原则　病变部位在上，使引流支气管开口向下。肺上叶引流可取坐位或半卧位，中、下叶各肺段的引流取头低脚高位，并根据各引流部位的不同转动身体角度。体位引流的身体倾斜度为 10°~40°，可从较小角度开始，在患者能耐受的情况下逐步增大。注意避免患侧肺的引流污染物危及正常肺和支气管。

2. 适应证　如下所述。

（1）自主翻身无力或不便的患者应常规翻身，如体位止动、神经肌肉疾病、药物诱导性神经肌无力患者。

（2）痰液黏稠、咳痰困难的患者；因痰液引起肺部呼吸音降低，肺部出现大量干湿啰音的患者；因痰液阻塞能引起动脉血气分析和经皮血氧饱和度恶化的患者。

（3）体位改变可改善血氧饱和度的患者。

（4）肺不张患者。

（5）建立人工气道，行机械通气的患者。

（6）囊性肺纤维化、支气管扩张的患者。

（7）气道内异物。

（8）胸部 X 线片显示肺不张、痰液阻塞、肺浸润等。

（9）与胸部叩拍、振动等物理治疗方法联合。

3. 禁忌证　多为相对禁忌证。

（1）颅内压 >20mmHg，头部、颈部损伤。

（2）活动性出血伴血流动力学不稳，活动性咯血，肺癌切除术后新近出血患者。

（3）新近脊柱外伤或脊柱手术、肋骨骨折、食管手术患者。

（4）烦躁、焦虑、不能忍受体位改变患者。

（5）支气管胸膜瘘、气胸、皮下气肿、胸腔积液等。

（6）心力衰竭、肺水肿、肺栓塞。

（7）年老体弱。

（8）误吸。

4. 危害和并发症　如下所述。

（1）低氧血症。

（2）颅内压增加。

（3）血压降低。

（4）肺出血。

（5）胸部肌肉、肋骨和脊柱损伤。

（6）呕吐和误吸。

（7）支气管痉挛。

（8）心律失常。

操作过程中，如出现以上并发症应立即终止操作，将患者返回操作前休息体位，处理相应并发症。

（三）胸部叩拍与振动

1. 适应证　如下所述。

（1）气道分泌物过多、过于黏稠，咳痰无力患者。

（2）外科手术后患者，疼痛引起深呼吸、咳嗽困难患者。

（3）建立人工气道，行机械通气患者。

（4）慢性阻塞性肺疾病急性加重、肺不张、肺部感染患者。

（5）支气管扩张、囊性肺纤维化伴大量咳痰患者。

（6）年老体弱、长期卧床患者。

2. 禁忌证　如下所述。

（1）胸壁疼痛、脊柱疾病、骨质疏松、肋骨骨折、胸部开放性损伤患者。

（2）新近行肺切除术、肺挫裂伤患者。

（3）胸部皮肤破溃、感染和皮下气肿患者。

（4）凝血机制异常患者。

（5）肺部血栓、肺出血及咯血患者。

（6）肿瘤部位。

（7）心律失常、不稳定型心绞痛、心力衰竭患者以及安置心脏起搏器患者。

（8）肺结核、支气管痉挛患者。

3. 操作过程　如下所述。

（1）洗手，戴口罩，向患者做解释工作，取得患者的同意和配合。

（2）患者摆好体位：原则是病变部位在上，引流支气管开口在下，肺上叶引流可取坐位或半卧位，中、下叶各肺段引流取头低脚高位，并根据肺段位置的不同转动身体角度。

（3）叩拍：将手掌微屈成弓形，五指并拢，以手腕为支点，借助上臂力量，有节奏地叩拍患者胸部，叩拍幅度以 10cm 左右为宜，叩拍频率为 2 ~ 5 次/s，重复时间为 3 ~ 5min，单手或双手交替叩拍，可直接或隔着不宜过厚的衣物叩拍。重点叩拍需引流部位，沿着支气管走向由外周向中央叩拍。

（4）振动：用双手掌交叉重叠在引流肺区带的胸壁上，双肘关节保持伸直，嘱患者深吸气，在呼气的同时借助上肢重力振动胸壁，频率为 10 ~ 15 次/s，每个治疗部位振动时间为 3 ~ 5min。

（5）指导患者咳嗽：咳嗽无力或无效患者可行气管内吸引以清除气道内分泌物。

（6）操作结束后注意观察患者病情并进行效果评估。

4. 注意事项　如下所述。

（1）有无肋骨骨折。

（2）有无胸部外伤或手术。

（3）避免叩拍胸骨、心脏、乳腺、肾脏和肝脏等脏器。

（4）若患者主诉有任何不适，或出现心律失常、心力衰竭、咯血、$SpO_2 < 90mmHg$ 等情况时，应立即终止操作。

5. 效果评估　如下所述。

（1）患者主观感受。

（2）基本生命体征：心率、血压、血氧饱和度。

（3）呼吸困难症状、辅助呼吸肌活动和胸腹矛盾运动是否改善。

（4）听诊干湿啰音是否减少，呼吸音是否变清晰。

（5）呼吸力学状况。

（6）痰液引流情况。

（刘继民）

第三节　人工气道的建立与管理

在呼吸危重病患者的抢救过程中，维持呼吸道通畅，保持足够的通气和充分的气体交换，以防止发生呼吸道并发症及呼吸功能不全，是保护和维持重要脏器功能的首要措施，要保持呼吸道的通畅，有赖于及时合理地建立人工气道。

人工气道主要包括气管内插管和气管造口术（气管切开）两种类型。气管内插管常作为全身麻醉、心肺脑复苏和抢救各类危重病患者，施行人工辅助通气的首选人工气道，它具有保持呼吸道通畅、方便清除分泌物、避免误吸，并确保有效地进行人工通气等优点。对于需较长时间保留人工气道的患者，应考虑气管切开。但如何选择切开的时机，看法并不一致。近年来，由于插管材料的组织相容性的改善及低压气囊的广泛应用，必须进行气管切开以便人工通气的病例明显减少，本所已有数例经鼻气管内插管60多天拔管后无明显喉头水肿及其他并发症的患者。从临床应用的角度来讲，目前在抢救患者或需用人工气道时间较短者，应尽量选用气管内插管，若时间较长者可选用气管切开。但应引起注意，两者均破坏了呼吸道的自然防御机制，因而增加了呼吸系统并发症的发生率。

一、临床应用

人工气道的应用指征应综合考虑循环、呼吸及中枢神经系统三个方面的因素。

（一）气管内插管的适应证

1. 内科危重症患者　如下所述。

（1）各种原因所致的上呼吸道梗阻导致的呼吸困难，心肺脑复苏患者。

（2）各类中毒引起的痉挛、麻醉及昏迷。

2. 选择性或呼吸治疗性气管内插管　如下所述。

（1）COPD 伴急性加重致呼吸衰竭。

（2）急性呼吸窘迫综合征（ARDS）。

（3）中枢神经系统及神经肌肉疾病。

（4）保证气道分泌物的清除。

（5）各种原因引起的呼吸衰竭，导致威胁生命的病理生理改变。

3. 外科术后　如下所述。

（1）术后早期麻醉苏醒，全身麻醉后保留插管以防咽喉缺乏保护性反射。

（2）术后呼吸功能不全，术后通气量不足，心脏术后出现弥散功能受损，肺叶切除术后肺交换面积减少。

（3）循环不稳定：心胸及上腹部术后循环不稳定，保留气管内插管做辅助人工通气，以利呼吸及循环功能的稳定及改善。

4. 外伤后　如下所述。

（1）严重胸部外伤导致胸廓反常呼吸，需行正压人工通气者。

（2）颅脑外伤或脑外科术后呼吸中枢受损或昏迷者。

简而言之，气管内插管的适应证包括以下 4 个方面：①解除上呼吸道梗阻。②保护气道。③保证气道通畅。④人工通气。

（二）气管切开的适应证

1. 各种原因造成的上呼吸道梗阻所致呼吸困难　鼻咽喉肿物、急性炎症、喉水肿、喉神经性疾病、巨大甲状腺肿等均可引起呼吸困难。

2. 各种原因造成的下呼吸道阻塞所致呼吸困难　如中枢性疾病、中毒昏迷、神经系统疾病（如重症肌无力）导致呼吸肌麻痹、严重衰竭或严重创伤、胸腹术后不能有效清除下呼吸道分泌物。

3. 可能发生窒息危险者　昏迷或心肺脑复苏的后期，长期昏迷不醒的植物人，严重肺部并发症，分泌物多不易咳出或吸出有发生窒息危险者。

4. 预防性气管切开　在施行咽喉、口腔、下颌等某些手术前，为防止血液及分泌物下咽，可先行气管切开术。

5. 其他治疗用途　麻醉给药、辅助呼吸、清除下呼吸道分泌物、提高雾化吸入的疗效。在此情况下适应证应从严掌握。

二、人工气道建立的方法

（一）简易人工气道 – 口咽导管及鼻咽导管

适用于机械性因素，如舌后坠、呕吐物、血凝块或异物等引起的上呼吸道部分或完全梗阻。其方法如下：

（1）首先清除口腔内的分泌物及异物，托起下颌，使患者头后仰并转向一侧。这是暂时开放上气道最有效的方法。

（2）放置口咽或鼻咽导管，这是保证患者上呼吸道通畅的最简单有效的方法，放置口咽或鼻咽导管各有优点，应视具体情况而定，口咽导管可防止舌和咽部软组织松弛而致上呼吸道阻塞，但清醒患者多难于接受。相比较而言，鼻咽导管有较多的好处，可解除上呼吸道梗阻，保证导管内供氧，利于咽后壁积存分泌物的清除及口腔护理，较易固定，患者耐受性较好。

（二）气管内插管

1. 插管途径　如下所述。

1）经口气管内插管适用于紧急抢救或留置时间不长者。一般认为经口插管保留时间 <72h，超过此时间，若因病情而不能拔管，则应改为经鼻插管或气管切开。如患者能耐受，无明显躁动者偶有延长至 1 周。但必须注意加强气道管理及口腔护理。口腔插管有较大的机动性是其优点，且近年来多采用塑料导管和低压气囊，因此压迫和黏膜刺激引起的并发症已大为降低。但该法缺点颇多：①插管不易固定，咽部刺激性大，吞咽时易致胃肠胀气。②不利于气道分泌物的清除。③受压时间长易引起麻痹、溃烂、出血。故目前除紧急抢救和麻醉科全身麻醉手术外，多建议采用经鼻气管内插管法（图 5 – 3、图 5 – 4）。

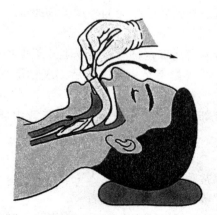

图 5 – 3　口腔插管途径

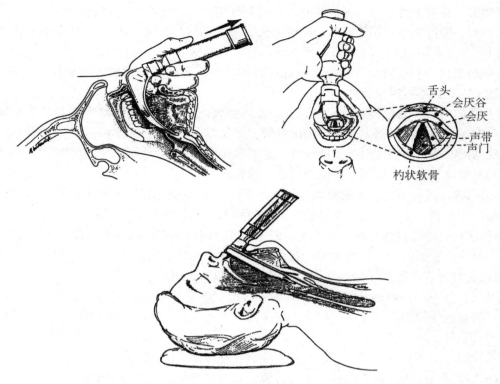

　　　　　　　　　　　　　　　　　　　　　　　　　　　　舌头
　　　　　　　　　　　　　　　　　　　　　　　　　　　　会厌谷
　　　　　　　　　　　　　　　　　　　　　　　　　　　　会厌
　　　　　　　　　　　　　　　　　　　　　　　　　　　　声带
　　　　　　　　　　　　　　　　　　　　　　　　　　　　声门
　　　　　　　　　　　　　　　　　　　　杓状软骨

图 5 - 4　经口腔气管插管法

（1）插管前准备工作

A. 器械：喉镜（带弯片及直片）、不同型号的气管导管、管芯、牙垫、连接接头、吸痰管、吸引器、面罩、有贮气囊的简易人工呼吸器、供氧源、插管钳，吸 1mg 阿托品注射液于注射器内。各种导管的选择参见表 5 - 1。

表 5 - 1　不同年龄气管导管直径

年龄	导管内径（mm）	法制单位	气管导管从唇至气管中段距离（cm）
早产儿	2.5	10 ~ 12	10
足月儿	3	12 ~ 14	11
出生到 6 个月前	3.5	16	11
1 岁前	4	18	12
2 岁	4.5	20	13
4 岁	5	22	14
6 岁	5.5	24	15 ~ 16
8 岁	6	26	15 ~ 17
10 岁	6.5	28	17 ~ 18
12 岁	7	30	18 ~ 20
>14 岁	7.5 ~ 9.0	32 ~ 42	20 ~ 24

注：鼻腔插管加 2 ~ 3cm。

B. 气囊：应选用低压或常压气囊，压力 <2.5kPa（25cmH$_2$O）。

C. 患者：平卧位，除昏迷、有胃扩张或新近进食者外，若条件许可先停留胃管。若呼吸停止或严重缺氧患者，应先行人工呼吸及供氧。

（2）插管步骤要点

A. 开启床旁的各种监护仪，有条件应安排一人专门进行监测。

— 123 —

B. 患者仰卧，头部不可过分后伸，检查口腔有否异物及牙齿情况，松动或义齿都应取出。

C. 开放气道、固定面罩，用简易人工呼吸器先行辅助通气，尽可能改善患者的缺氧情况，使 SaO_2 维持95%以上。

D. 左手握喉镜柄，右手拇指、示指将患者口唇牵开，从患者右口角放入喉镜片（多用弯片），把舌头推向左侧，视野内不可露出舌体。

E. 把镜片移向中线，垂直提起镜片进入直至见到会厌，应注意喉镜进得太浅会使舌后部膨出阻碍视线；如进得太深，则会使喉部过分抬高露出食管，切勿以上门齿为喉镜柄的支点，而是以向上向前抬起的力量以便暴露喉部，用力方向与镜柄一致。这时操作者右手移到患者的前额或枕部，将头进一步后仰，使喉镜和气管成一直线，以便于显露声门进行插管。

F. 当看到杓状软骨和中线，最后看到声门和声带时，右手持气管导管从患者右口角进入口腔并进行必要的转动，在直视下通过声门，在导管进入声门约1cm后及时抽出导管芯。

G. 拔出管芯后，继续将导管稍向前伸送，插入深度以门齿为准，在成人一般为 $22 \sim 24cm$。然后放入牙垫，退出镜片，左手固定导管和牙齿，右手用简易呼吸气囊立即通气供气或由助手帮助实施。

H. 用胶布暂时固定导管和牙垫，并给套囊暂时充气以防误吸。

I. 气囊充气，推荐采用最小漏气技术，具体方法是：把听诊器放在颈部，缓慢向气囊充气，直至气流声消失；然后缓慢抽出2ml气体，在送气峰压时可听到少许漏气；如做CPAP或自主呼吸则在呼气末时可闻及少许漏气。

气管内插管后应立即检查导管位置，如有条件，应立即做床边胸片或纤维气管镜以证实管尖位置。为避免导管插入过深而进入一侧支气管可误入食管，必须进行下列试验以资鉴别：

A. 用一手指压在胸骨上凹可感觉到导管干或充气时的气囊膨胀感。

B. 听两肺呼吸音以除外单侧支气管插管（通常易插入右支气管）。

C. 在压呼吸囊时上腹部是否有气体通过音，而两肺无呼吸音，同时上腹部膨隆并叩诊呈鼓音，提示导管误插入食管。

D. 监听气管导管气流强度，插入气管内气流强而大。

E. 吸痰患者有呛咳反射。

F. 使用透明气管导管插入气管后，可立即见到呼出蒸汽，误入食管则无。

G. CO_2 监测仪监测呼气末 CO_2 浓度即可知晓，误入食管者为零。

H. 血氧饱和度监测仪：血氧饱和度作为插入气管和误入食管的鉴别诊断，与呼出末 CO_2 监测相比其敏感性较差，反应也较迟，误入食管导致的血氧饱和度下降，可能需要 $3 \sim 5min$ 的时间。用纯氧机械通气时，患者血氧饱和度应迅速上升到100%，如果不升反而从98%下降，脉率变慢，这就要迅速找原因，在排除麻醉机、呼吸机脱落和呼吸道梗阻后，应考虑气管导管误入食管的可能性，立即拔出导管，重新插管或用口罩进行人工呼吸，若情况许可，应用纤维支气管镜插入导管检查，更容易作出鉴别诊断，气管导管误入食管的后果严重。若不及时辨认，可因缺氧而导致患者死亡。

I. 确定插管在气管内，常规用吸痰管通过气管导管借以了解是否通畅，并吸出气管内分泌物，如通过有障碍，应重新调整导管位置，直至吸痰管通过顺利为止，此时重新用胶布将导管牢牢固定于患者面部或当颊部有胡须或潮湿时，用松节油去干后再固定。

J. 当持续正压通气时，应采用最小漏技术给套囊充气，然后检查呼吸机管道与给氧装置的接头连接是否牢固，有无扭折等。

2）经鼻气管内插管：经鼻气管内插管可以克服经口气管内插管的缺点，并可减少并发症的发生，患者也较易忍受，口腔卫生也易于保持，尤以新生儿鼻腔内径比喉头者大，插管易成功。但在周岁以后，喉的直径大于鼻腔者；如鼻腔有畸形则使导管不易插入，一般经鼻插管在技术上比经口更为困难并费时，不适用于需要紧急气道控制的窒息患者。此外，还有损伤大（如鼻出血等）和把鼻道细菌带入气管的危险。但在有自主呼吸、牙关紧闭或头不能后仰（怀疑颈椎骨折或脱位）的伤病者，可能需要经鼻气管内插管；需要较长期保留气管内插管者，宜用经鼻气管内插管。

经鼻气管内插管原则与经口相同。选一通气良好鼻孔，表面麻醉喷雾，滴入血管收缩药（异丙肾上腺素或麻黄碱）及液状石蜡，在插管外壁涂滑润剂，将导管先行垂直插入鼻孔，再沿鼻腔自然通过鼻后孔达咽腔。

采用明视法，用喉镜监视导管方向，对准声门送入，不易对准时，再经口用插管钳调整方向，对准后送入声门。

采用鼻腔盲插法时，依导管内呼气气流的强弱或观察气流使透明管壁受热气影响转为模糊的程度，以判断导管端口与声门间的位置。操作时，前倾后仰调整头位，旋转导管改变指向左、右的方向，触诊颈前皮肤可了解导管前端位置至最佳时，推进导管进入声门。如果导管推进中受阻，或气流声中断，提示位置偏斜或误入食管及梨状窝，应稍退出导管调整位置再试，必要时改变为明视下插入。鼻腔插管后，将导管直接固定于鼻面部。

2. 插管方法的选择与应用　如下所述。

（1）快速气管内插管法：凡在饭后因受伤或急症需要插气管导管施行手术或抢救饱胃伤病者，均应采用既迅速，又能防止胃反流和误吸的方法：①备好吸引器。②选好体位，仰卧头低位能防止误吸，而半坐位能阻止反流，何者为好尚无定论，用氧而不用正压给氧。通过压迫环状软骨以封闭患者的食管上端，然后静推丙泊酚（1mg/kg），快速插管，能防止误吸。脑外伤抽搐和窒息的患者均是需要快速插管的，脑挫伤患者用肌松药插管可防止咳嗽和挣扎加重脑出血和脑水肿。但必须指出，缺乏经验者快速气管内插管可能有危险。

（2）清醒气管内插管法：清醒患者气管内插管的适应证有：全身麻醉前有误吸危险、严重肺功能不全、咳嗽无力、咽喉反射减弱或消失的患者，气管肿物或肿瘤压迫导致呼吸困难的患者，以及严重胸部外伤的患者。

清醒患者气管内插管较困难，需要技巧和经验。其方法是用喷雾器向上呼吸道黏膜喷1%普鲁卡因或2%~4%利多卡因，顺序喷舌根、口咽黏膜，并在插入部分喉镜片直视下喷下咽部和会厌上及喉黏膜，最后喷声门口，避免恶心反射和喉痉挛。气管黏膜表面麻醉常用多孔管，经声门插入气管内或用7号针头通过环甲膜注入1%普鲁卡因2ml或2%~4%利多卡因2~3ml。

经静脉注射镇静剂或镇痛剂，如地西泮0.1~0.2mg/kg，芬太尼1~2μg/kg，可使患者安静，减轻刺激反射，插管易于成功。但用量要合适，因病情而异，有的患者只需静脉给地西泮2.5mg和表麻下进行插管就很满意。保持清醒合作，注意不使患者对语言指令反应消失，否则不能配合。准备吸引器以便随时吸除口腔积存的痰液或反流物。若插管前已有反流或呕吐及误吸，可通过气管内插管反复吸引，刺激咳嗽反射以帮助患者清除气管内吸入物及分泌物。

（3）纤维光束喉镜引导插管法：在颈短粗、下颌骨发育不良、牙突出，头不能后仰、张口困难、巨舌或解剖异常的患者，插管较难，可用纤维光束喉镜引导插管，可先把充分滑润的而直径小于气管导管内径的纤维喉镜或纤维支气管镜插入气管导管内，在直视下经鼻将纤维镜插入导管内，而后把气管导管沿着纤维镜滑入气管内，再把纤维镜退出。此法只适于有困难的选择性插管者，而不适于紧急抢救的患者。急救时仍以口腔气管内插管为首选。

（4）婴幼儿气管内插管：幼儿（<3岁）和婴儿（<1岁）则以无气囊导管为好。其解剖特点是婴幼儿喉头的位置比成人高，会厌松软呈U形，喉呈漏斗形，在环状软骨水平处腔径最窄。导管选择太粗，在拔管后会在环状狭窄处引起窒息性喉炎及水肿，这在选择导管口径时必须慎重考虑。

婴儿，特别是新生儿，用直喉镜片比弯喉镜片更为适合，因婴儿气管活动范围小且易滑入支气管。有人主张新生儿复苏用锥形管，此管在喉的入口处有管户，能避免导管滑入支气管。但在长期插管者，用无肩的普通型塑料管损伤较小，选择最理想口径和长度的导管，以熟练无损伤操作并仔细观察，这些都是很重要的。

（三）气管切开术

气管切开术（tracheotomy）或气管造口术（tracheostomy）是通过颈前正中入路，切开气管上段的前壁，插入套管以开放呼吸道的急救手术。气管切开的目的是利于较长时间的呼吸道管理及人工通气，它应该严格按无菌操作技术施行（图5－5）。

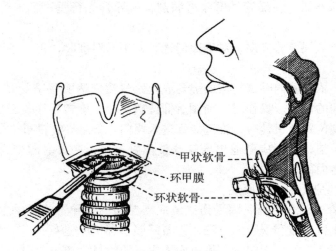

甲状软骨
环甲膜
环状软骨

图5－5　气管切开

1. 优点　①便于清除气道分泌物。②减少呼吸道无效腔及阻力。③解除上呼吸道梗阻。④便于供氧、气管内给药和雾化吸入等局部治疗。⑤便于长时间人工通气治疗。⑥患者顺从性较好。

2. 缺点　①手术创伤和外观上的损害。②与气管内插管一样，失去了上呼吸道对空气的过滤、湿化和温化作用，易导致和加重下呼吸道和肺部的感染。③由于患者不能用语言表达思想，易引起焦虑等心理障碍。

3. 注意事项　气管切开术应由专业人员施行，其具体步骤可参考有关专业书籍，但必须注意以下几点：

（1）气管切开前必须作好充分准备，全过程中必须有专人进行监测。

（2）自环状软骨以下至胸骨上切迹和两侧胸锁乳突肌之间的三角区内无重要神经和血管，是气管切开术胸前安全区。

（3）术中注意勿损伤甲状腺（尤其是峡部易损伤）及环状软骨，以免引起大出血及破坏支持喉腔和气管完整性的结构。

（4）在特殊情况下，如颈部粗短或极危重的患者，施行紧急气管切开，随时有可能发生呼吸心跳骤停，因此最好在气管内插管后行气管切开术，或在有熟练专业人员在场的情况下进行，以便发生意外时能及时抢救。

4. 时机　必须遵循以下两条原则：

（1）低氧血症及高碳酸血症对人体的损害程度是决定气管切开时机的主要因素。

（2）吸入性呼吸困难的程度是决定是否行气管切开的决定因素。

三、人工气道的维持及其用途

（一）应用于人工通气

各种原因造成的呼吸功能不全或呼吸衰竭，均可用机械通气支持呼吸。

（二）自主呼吸的气道

全身麻醉术后苏醒阶段或准备撤机前；严重上呼吸梗阻或头颈部手术患者，行气管切开置入导管后，患者气道通畅后，患者的自主呼吸可恢复正常。

（三）进行治疗的途径

1. 氧疗　行人工通气及拔管前经由人工气道内供氧（多用细塑料导管，流量一般4~6L/min）。

2. 药物治疗　经人工气道予以气道内滴药、雾化吸入。

3. 作为纤维支气管镜的检查及治疗　尤其在人工通气过程中，需行支气管肺灌洗的患者，可用专用的接头连接通气机，在不间歇通气的过程中完成纤维支气管镜的操作。

四、人工气道建立后的其他辅助治疗

（一）急诊胸腔引流

严重胸部伤或应用机械通气的患者，均有发生张力性气胸的可能，一旦发现应及时行胸腔闭式引流，以利肺复张。在未行引流的张力性气胸患者，行气管内插管人工通气可致患者死亡，应予警惕。

（二）胃肠减压

有胃肠胀气者应及时停胃管进行减压，可防呕吐导致误吸。对于昏迷患者，建议应在气管内插管后再插胃管，因为停胃管的操作过程可致呕吐、反流和误吸。操作应由有经验的人员完成，如徒手操作有困难者，本所常用纤维支气管镜协助完成。

（三）预防和控制呼吸道感染

人工气道的建立破坏了上呼吸道的防御功能，且危重患者机体抵抗力较弱，又处在极易发生呼吸道交叉感染的 ICU 中，因此防止呼吸道感染以及对已有感染者加强监护治疗极为重要。首先要排除来自人工气道、机械通气以及反复气管吸引和其他呼吸器械造成的医源性污染，其次可定期做气道分泌物的细菌培养（经纤维支气管镜用防污毛刷结果较为可信），根据药敏及临床情况调整抗生素。

五、人工气道并发症及对策

（一）气管内插管的并发症及处理

1. 即发并发症　出血、喉及气管裂伤及擦伤、声带损伤、喉及声门下水肿、杓状软骨脱位、插管脱落致窒息等。经鼻或口气管内插管导管误入食管而未被立刻发现是最危险的并发症。前述的鉴别方法有助发现，应立即对其进行处理。少数病例插管后出现呛咳、憋气，可用 1% ~ 2% 利多卡因分次气道内滴入，也可使用镇静剂甚至肌松剂（如苯磺阿曲库铵），以便保证气道通畅。熟练掌握插管技术并严格按照操作规程是预防和避免上述并发症最有效的措施。

2. 迟发并发症　声带肉芽肿、喉部软骨炎、气管内肉芽肿、气管狭窄、气管塌陷，长期插管导致气管黏膜溃疡、出血，肺部反复感染。处理措施主要包括选择合适的刺激性小的导管、采用最小漏气技术、减少气囊的容积及监测气囊的压力、条件允许时及早拔管。

气管导管撤除时，即发并发症可能有气管塌陷导致呼吸道梗阻或胃内容物及异物误吸，故必备气管内插管及气管切开器械，经鼻插管拔除后的并发症有鼻孔溃烂、鼻中隔穿孔，部分患者可引起鼻旁窦炎，处理及预防措施效果欠佳，均宜早日拔管。

（二）气管切开的并发症

气管切开的缺点就是具有损伤性。

1. 早期并发症　①伤口渗血、出血。②皮下气肿或纵隔气肿。③气胸。

2. 晚期并发症　①伤口感染。②气道阻塞。③吞咽障碍。④食管气管瘘。⑤气管 - 无名动脉瘘致大出血死亡。

3. 后期并发症　①切开部位气管不愈合。②气管肉芽肿引起气道狭窄、梗阻。

一般来说，只要手术仔细操作，及时止血，气管套管正确置入气管腔，上述并发症并不常见。

六、人工气道的撤离

全身麻醉术后，不论选择性或治疗性气管内插管的拔管，一般以拔除后 24h 内无须重新置管为拔管成功的标准。

拔管时注意事项及步骤：

（1）拔管前须先向患者详细解释，以期获得患者的合作。

（2）先清除患者的口咽和鼻咽部积存的分泌物，然后用另一消毒吸痰管清除气道内分泌物。

（3）提高吸入氧浓度2~3min，让患者用力深吸气或予正压通气，吸气末时放出气囊内的气体，快速拔出插管。

（4）立即予合适的途径供氧，多用双腔鼻氧管供氧。

（5）观察患者气道情况，以判断是否存在阻塞、呼吸困难，鼓励患者做深吸气及主动咳嗽。

（6）确保患者撤离人工气道后能维持有效的自主呼吸，床边应备有全套的气管内插管及气管切开的器械，拔管后常用地塞米松2mg雾化吸入，以预防气道痉挛及减轻声门水肿，在小儿中更是如此。

气管切开套管的撤离（拔管），拔管前准备与气管导管的拔除相同，拔管方法可根据基础疾病及病情的不同采用逐步堵管或一次拔除套管两种方法。拔管后伤口用细纱覆盖，让伤口自然愈合。

七、永久性人工气道的维持

永久性人工气道主要是指气管切开置管长期维持呼吸。

（一）适应证

（1）全喉切除患者。

（2）心脏骤停复苏后脑永久性损害，皮质下功能保存的植物人。

（3）长期昏迷（如脑炎、颅内病变所致）咽喉反射消失的患者。

（4）双侧声带麻痹（如喉返神经损伤）患者。

（二）护理

长期人工气道维持呼吸的关键在于合理的护理。

（1）保持呼吸道通畅，一般每4~6h更换清洗内套管一次，每周更换一次外套管。

（2）保持呼吸道湿化，向气管内注入生理盐水0.5~1ml，可定期雾化。

（3）注意口腔卫生清洁，按护理要求进行，预防呼吸道感染。

（4）加强营养支持，可经胃管或胃十二指肠内营养，建议采用半坐卧位，以防误吸。

（刘继民）

第四节　机械通气

机械通气是在呼吸机的帮助下，维持气道通畅、改善通气和氧合、防止机体缺氧和二氧化碳蓄积，为使机体有可能度过基础疾病所致的呼吸功能衰竭，为治疗基础疾病创造条件。机械通气是利用机械装置来代替、控制或改变自主呼吸运动的一种通气方式。

一、机械通气的适应证

（一）机械通气治疗的呼吸生理标准

（1）呼吸频率（R）>35/分。

（2）肺活量（VC）<10~15ml/kg体重。

（3）肺泡动脉血氧分压差［P（A-a）O_2］>50mmHg（6.65kPa，FiO_2=0.21）。

（4）最大吸气压力（PNP）<25cmH_2O（2.45kPa）。

（5）动脉血二氧化碳分压（$PaCO_2$）>50mmHg（6.65kPa），COPD患者除外。

（6）生理无效腔/潮气量>60%。

（二）不同基础疾病情况下机械通气的适应证

（1）慢性呼吸衰竭急性恶化合理氧疗后，pH7.2，PaO_2<45mmHg，$PaCO_2$>75mmHg；潮气量<

200ml，呼吸频率 35 次/min；有早期肺性脑病表现。

（2）支气管哮喘持续状态常规治疗后，出现下述情况之一：呼吸抑制，神志不清；呼吸肌疲劳；PaO_2 逐渐下降，<50mmHg，$PaCO_2$ 逐渐升高，>50mmHg；一般状态逐渐恶化。

（3）ARDS 经数小时高浓度（60%）氧疗后，PaO_2 仍低于 60mmHg 或 PaO_2 在 60mmHg 以上，但并发呼吸性酸中毒。

（4）头部创伤、神经肌肉疾患引起的呼吸衰竭。

（5）因镇静剂过量等导致呼吸中枢抑制而引起的呼吸衰竭，吸氧后改善不理想，或呼吸频率 30 ~ 40 次/min，咳嗽反射减弱，咳痰无力。

（6）心肌梗死或充血性心力衰竭并发呼吸衰竭，吸氧浓度已达 60% 以上，PaO_2 仍低于 60mmHg，可谨慎进行机械通气（宜采用压力支持等模式）。

（7）用于预防目的的机械通气治疗：开胸手术、败血症、休克或严重外伤等。

二、机械通气的模式和参数选择

应用机械通气时，临床上可使用许多不同的方法，处理患者与通气机（呼吸机）之间的关系，这些各种各样的技术称为机械通气的模式。近 20 年来，机械通气的主要进展之一是通气模式的不断增加以及其在临床上的应用。每当一种新的通气模式出现时，常会引起各种争议。实际上，对于患者来说，临床上没有一种通气模式是十全十美的，任何通气模式都有其优缺点。成功应用某种通气模式，临床医师需有一定的经验和技术。

通气模式可根据其开始吸气的机制来分类，基本模式有两种：控制通气和辅助通气。控制通气时，通气机触发呼吸并且承担全部的呼吸功；辅助通气时，患者触发和完成全部或部分呼吸周期，而通气机只是给予一定的呼吸支持。选择某一特定的通气模式，取决于患者能够完成呼吸功的量，也就是患者的病理生理状态。

临床上，根据患者或通气机触发呼吸以及通气机和患者如何协调去完成呼吸功，将呼吸方式划分为 4 种类型。机器切换的呼吸可分为强制型或辅助型；患者切换的呼吸可分为支持型或自主型。①机器切换强制型呼吸（machine - cycled mandatory breath）：由通气机触发每次呼吸，随后同期及承担并完成全部呼吸周期中所需呼吸功。②机器切换辅助型呼吸（machine - cycled assisted breath）：由患者触发呼吸，但是由通气机去完成其余的呼吸工作。③患者切换支持型呼吸（patient - cycled supported breath）：由患者触发呼吸，但是在其余的呼吸周期中，患者和通气机协同完成通气工作。④患者切换自主呼吸（patient - cycled spontaneous breath）：由患者触发呼吸，随后由患者完成所有的通气工作。

（一）完全通气支持与部分通气支持

1. 完全通气支持　完全通气支持（full ventilatory support，FVS）是指 CMV、A/C 和 PCV 时，通气机提供维持有效肺泡通气所需的全部工作量，即不需要患者进行自主呼吸以吸入气体及排出 CO_2。

FVS 适用于下列情况：①呼吸停止。②急性呼吸衰竭。③因呼吸功增加或呼吸窘迫而使心血管系统不能维持有效循环。④自主呼吸驱动力低下，不能产生有效的呼吸功。⑤机械通气治疗开始后 12h 内，为稳定临床情况及放置必要的治疗和监测导管时也需要 FVS。⑥中枢神经系统疾病或功能衰竭所致的呼吸衰竭。⑦呼吸肌麻痹。

FVS 治疗时，通气机的频率在 8 次/min 以上，潮气量为 12 ~ 15ml/kg，$PaCO_2$ 维持在 6.0kPa（45mmHg）以下。所以 CMV、A/C 和 PCV 均能提供 FVS。当 IMV（SIMV）频率较高（>8 次/min）时，足以维持有效的肺泡通气，也能提供 FVS。由于 CMV 常需要镇静剂或麻醉剂以避免患者与通气机发生拮抗，所以目前 CMV 应用较少，而常用 IMV（SIMV）、PCV、A/C 来提供 FSV。

2. 部分通气支持　部分通气支持（partial ventilatory support，PVS）是指患者和通气机共同维持有效的肺泡通气，换言之，PVS 要求患者有自主呼吸，因通气机只提供所需要通气量的一部分。

PVS 的适应证为：①患者有能力进行自主呼吸，并能维持一定通气量。②自主呼吸与 PEEP 相结合时，可避免胸腔内压过度升高。③减少正压通气对循环系统的不良反应。④进行呼吸肌群的锻炼。

目前80%以上的通气治疗都应用PVS。但是，临床上部分患者不能耐受PVS，原因有：①患者的临床情况不能适应呼吸功的增加。②技术因素，如传感器不够灵敏等。

临床上除CMV、A/C和单一的PCV以外，其余所有下述通气模式均能提供PVS。

（二）控制机械通气

1. 定义　应用控制机械通气（controlled mechanical ventilation，CMV）时，患者接受预先已设定的通气频率以及潮气量（VT）。患者的吸气力不能触发机械呼吸。通气机承担或提供全部的呼吸功。许多通气机上CMV模式不同于辅助/控制模式（assist/control，A/C）。故临床上应用CMV意味着是控制强制通气，每次呼吸都释放出一定的潮气量，而患者的呼吸用力被有效抑制。

2. 应用指征　如下所述。

（1）由于中枢神经系统功能障碍，患者呼吸微弱或没有能力进行自主呼吸（如高位脊髓损害、药物过量、吉兰－巴雷综合征等）。有时药物的应用可造成呼吸抑制，例如大剂量镇静剂或使用某些神经肌肉阻滞剂。

（2）在某些情况下，例如麻醉时或重新进行辅助通气时，为患者的肺部提供一种安全的通气方式。

（3）重度呼吸肌衰竭，如呼吸肌麻痹、胸部外伤、急慢性呼吸衰竭所致的严重呼吸肌疲劳时，为最大限度降低呼吸功，减少呼吸肌的氧耗量，以缓解呼吸肌的疲劳。

（4）心肺功能储备耗竭，如循环休克、急性肺水肿、某些急性呼吸窘迫综合征（ARDS）时，应用CMV可减轻心肺负荷。

（5）需对患者的呼吸力学，如呼吸阻力、顺应性、内源性PEEP（PEEPi）、呼吸功等进行准确测定时。

3. 优缺点　在A/C通气模式出现以前，CMV模式曾广泛应用于临床。在CMV时，患者不能进行自主呼吸，如果患者已清醒，有自主呼吸倾向，CMV则抑制患者的呼吸努力。这可使患者产生空气饥饿的感觉，往往会显著增加呼吸功。患者的自主呼吸也会引起患者与通气机的不同步，患者企图触发呼吸，使呼吸辅助肌和肋间肌收缩。故此时必须应用镇静剂和（或）麻醉剂来抑制患者自主呼吸的努力，以改进通气机的效应。如果临床上对患者应用镇静剂和（或）麻醉剂有潜在的并发症，而且患者触发呼吸也不是反指征，则应选择另一种通气模式。

CMV时，由于肺泡通气和呼吸对酸碱平衡的调节作用完全由临床医师控制，故需仔细监测酸碱平衡，通气机的设置也应按照生理状况的改变（如发热、营养摄取等）认真调节。如果临床上长期CMV，患者的呼吸肌可衰弱和萎缩，将造成通气机撤离困难。

4. 监护　如下所述。

（1）吸气峰压（peak inspirator pressure，PIP）：在容量切换的通气方式中，PIP是经常变化的，PIP将随着肺顺应性和气道阻力的变化而变化。

（2）呼出气潮气量（EVT）：虽然在通气机的控制板上已经设定了潮气量，但所释放出的潮气量并不能得到完全的保证。如果EVT偏离潮气量100ml以上，则需寻找潮气量丧失的原因。

（3）酸碱平衡：其呼吸成分完全由临床医师控制。

（4）与通气机的同步情况：患者－通气机不同步及吸气流速率或呼吸频率的设置不恰当不能满足患者的需要。

（5）自主呼吸：使用镇静剂不适当，患者不能触发自主呼吸。

（三）辅助/控制模式

1. 定义　应用辅助/控制模式（assist/control mode，A/C）的机械通气，通气机以预先设定的频率释放出预先设定的潮气量。在通气机触发呼吸的期间，患者也能触发自主呼吸，当通气机感知患者的自主呼吸时，通气机可释放出一次预先设定的潮气量。患者不能自己改变自主呼吸触发呼吸的潮气量。患者所做的呼吸功仅仅是吸气时产生一定的负压，去触发通气机产生一次呼吸，而通气机则完成其余的呼吸功。CMV和A/C之间的差别在于：A/C模式时，患者自主呼吸能为通气机感知并产生呼吸。

2. 应用指征 如下所述。

（1）呼吸中枢的驱动力正常，但是呼吸肌衰竭以致不能完成呼吸功。

（2）呼吸中枢的驱动力正常，但是由于所需要的呼吸功增加（如肺部疾病时肺顺应性增加），使呼吸肌不能完成全部呼吸功。

（3）允许患者设定自己的呼吸频率，因而有助于维持正常的 $PaCO_2$。

3. 优缺点 如下所述。

（1）优点：①A/C 模式的机械通气允许患者控制呼吸频率，并且能保证释放出最低的通气量，维持最低的呼吸频率。②A/C 模式也允许患者使用呼吸肌群做些呼吸功，但是如果适当设置流速率和灵敏度，患者所做的呼吸功可相当少。如果临床上认为通气机应做大量呼吸功的机械通气对患者来说较为适合，则 A/C 为理想的通气模式。③正常情况下，A/C 模式与 SMV 相比，患者所做的呼吸功较少。

（2）缺点：①患者在接受机械通气时常有焦虑、疼痛或神经精神因素，它可导致呼吸性碱中毒。严重的碱中毒可抑制呼吸驱动力，并损害多种代谢功能。②过度通气也可能导致内源性 PEEP 的形成，这与呼气时间减少有关。③由于每次呼吸都是在正压通气下产生，A/C 模式可多方面影响患者的血流动力学状态。

4. 监护 如下所述。

（1）吸气峰压（PIP）：在使用容量切换型呼吸机时，变化较大，PIP 的增加与肺部顺应性的改变和气道阻力的增加有关。

（2）呼出气潮气量（EVT）。

（3）舒适程度：患者在发生自主呼吸努力时，监测气道压力并调节灵敏度，允许患者使用较小的触发呼吸努力，调节流速率以满足患者的吸气需要。使用 A/C 模式时，触发灵敏度和流速率为影响患者呼吸功的主要因素。

（4）密切监测酸碱平衡状态：如果患者过度通气，可考虑应用镇静剂或改变通气模式，如试用 IMV、SMV 或压力支持通气（PSV）等。

（四）间歇强制通气

1. 定义 间歇强制通气（intermittent mandatory ventilation，IMV）是一种患者可以获得预定潮气量与呼吸频率的通气模式，在这些呼吸机控制的通气之间，患者也能触发和进行自主呼吸。自主呼吸时的通气量取决于患者自主呼吸的呼吸肌群力量。

IMV 和 A/C 模式的差别在于患者能触发产生自主呼吸的通气量，A/C 模式中，潮气量是由通气机产生的恒定通气量；而在 IMV 模式中，潮气量是由患者自己控制的，因而是可变的。最初设计 IMV 时，是为了创造一种通气模式，患者能与通气机配合应用呼吸肌群，因而能撤离通气机。IMV 频率越低，患者需要触发越多自主呼吸，因而也需做更多的呼吸功。随着患者产生呼吸功的增加，强制通气的频率也可逐步降低。

2. 应用指征 如下所述。

（1）呼吸驱动力正常，但是患者的呼吸肌群不能完成全部呼吸功，适用于呼吸衰竭早期。

（2）需要患者有自己的呼吸频率以维持正常的 $PaCO_2$。

（3）准备撤离通气机，可逐渐减少 IMV 的频率和潮气量，有利于锻炼患者呼吸肌群的功能。

3. 优缺点 如下所述。

（1）优点：①IMV 与 A/C 模式相比较，通气过度的发生率较低，因为 IMV 通气时，患者能用自己的呼吸频率和通气量来调节呼吸，从而维持正常的 CO_2 水平。②由于患者较多地参与通气，呼吸肌群的萎缩也较少见。③患者自主呼吸时平均气道压力较低，故 IMV 正压通气的血流动力学影响比 CMV 或 A/C 模式时要小。

（2）缺点：IMV 模式通气治疗期间，如果患者有自己的通气周期，但 IMV 不能监测患者的自主呼吸努力，因而通气机仍可能给予一次强制通气。这就造成了呼吸的"重叠"。如发生在患者自主呼吸期间或终末，这次机械通气无效，这就造成了患者－通气机之间的非同步，患者感觉不舒服，通气的不协调也有潜在的肺部气压伤危险。此外，IMV 如使用不当，可增加 CO_2 潴留的危险性，有时可使患者产生呼吸肌疲劳，反而增加氧耗量。

4. 监护　如下所述。

（1）患者的呼吸频率：如果呼吸频率增加，则需要注意患者自主呼吸时的潮气量，通常自主呼吸的潮气量应为 5～8ml/kg。如果患者出现呼吸肌疲劳，会产生浅而速的呼吸，这将导致肺不张，降低肺顺应性，进而增加呼吸功，这时需对患者做进一步的通气支持治疗。

（2）吸气峰压（PIP）：在容量切换的通气模式中，PIP 是经常变化的，PIP 随着肺顺应性的增加以及气道阻力的上升而增加。

（3）呼出气潮气量（EVT）。

（4）自主呼吸时的潮气量：＜5ml/kg 可能产生肺不张，表明患者的呼吸肌群还比较衰弱，不能产生适当的潮气量。

（5）患者的舒适程度和与通气机的同步情况：如果患者主诉不能吸入足量的气体，则应检查灵敏度和流速率是否设置妥当。患者与呼吸发生不同步时，如果正在撤离通气机，可让患者镇静，注意与通气机配合，必要时用镇静剂，但注意不要抑制呼吸中枢。如果患者仍觉不舒服，则可改变通气模式，如 SIMV 和 PSV。

（五）同步间歇强制通气

1. 定义　同步间歇强制通气（synchronized intermittent mandatory ventilation，SIMV）时，患者能获得预先设定的潮气量和接受设置的呼吸频率，在这些通气机设定的强制通气期间，患者能触发自主呼吸，自主呼吸潮气量的大小与患者产生的呼吸力量有关。

SIMV 与 IMV 不同，IMV 模式通气时，通气机在一定的时间内给予患者强制通气，而与患者的呼吸状态无关；然而，SIMV 模式通气时，通气机释放的强制通气量与患者的吸气负压同步。如果患者不能产生吸气负压，则通气机可以在预定的时间内给予强制通气。

2. 应用指征　如下所述。

（1）呼吸中枢正常，但是患者的呼吸肌群不能胜任全部的呼吸功。

（2）患者的临床情况已能允许设定自己的呼吸频率，以维持正常的 $PaCO_2$。

（3）撤离呼吸机。

3. 优缺点　如下所述。

（1）优点：①SIMV 能与患者的自主呼吸相配合，因而可减少患者与通气机相拮抗的可能，防止呼吸"重叠"，患者在机械通气时自觉舒服，并能防止潜在的并发症，如气压伤等。②与 A/C 模式相比较，SIMV 产生过度通气的可能性较小，这与患者在 SIMV 时能主动控制呼吸频率与潮气量有关。③由于患者能应用较多的呼吸肌群，故呼吸肌萎缩的可能性较小。④与 CMV 或 A/C 模式相比，SIMV 通气的血流动力学效应较少，这与平均气道压力较低有关。

（2）缺点：SIMV 属于时间调整方式，因而有其缺点：①如患者自主呼吸良好，会使 SIMV 频率增加，可超过原先设置的频率。②同步触发的强制通气量，再加上患者自主呼吸的潮气量可导致通气量的增加。例如，患者的自主呼吸的潮气量为 200ml，设定的呼吸机 SIMV 潮气量为 600ml，则此时的一次潮气量可达 800ml。③如病情恶化，患者的自主呼吸突然停止，则可发生通气不足。④由于自主呼吸在一定程度上可增加呼吸功，如使用不当将导致呼吸肌群的疲劳。

4. 监护　如下所述。

（1）患者的呼吸频率：如果呼吸频率增加，应重新测定自主呼吸的潮气量。一般来说，自主呼吸的潮气量应为 5～8ml/kg。如果患者出现呼吸肌群的疲劳，会发生浅而速的通气，这可造成肺不张、肺顺应性下降并增加呼吸功，此时需加强呼吸支持。

（2）吸气峰压（PIP）：PIP 在容量切换的通气机中变化较大，可随肺顺应性和气道阻力而改变。

（3）强制通气的潮气量和自主呼吸的潮气量。

（4）患者的舒适程度：如果患者自觉不能从通气机获得足够的气体，应仔细检查灵敏度和流速率是否适当。如在撤机时患者有焦虑或不安，可适当给予镇静剂，但注意不要抑制呼吸中枢。如果撤机时使用 SIMV 失败，可改用 T 管法和 PSV。

（六）持续气道正压

1. 定义　持续气道正压（continous positive airway pressure，CPAP）应用于有自主呼吸的患者，是在呼吸周期的全过程中使用正压的一种通气模式。应有稳定的呼吸驱动力和适当潮气量，在通气时通气机不给予强制通气或其他通气支持，因而患者需完成全部的呼吸功。

CPAP 在呼气末给予患者正压支持，所以可防止肺泡塌陷，改善功能残气量（FRC）并提高氧合作用。就这些来说，CPAP 的生理作用等于 PEEP。CPAP 与 PEEP 的区别在于，CPAP 是患者自主呼吸的情况下，基础压力升高的一种通气模式，与是否应用通气机无关；而 PEEP 也是基础压力升高的一种通气，但是患者同时也应有其他方式的呼吸支持（如 A/C、SIMV、PSV 等）。

2. 应用指征　如下所述。
（1）功能残气量的下降、肺不张等而使氧合作用下降。
（2）气道水肿或阻塞（如阻塞性睡眠呼吸暂停综合征），需要维持人工呼吸。
（3）准备撤离通气机，在撤机的过程中应用 CPAP 改善肺泡稳定性和功能残气量。

3. 优缺点　如下所述。
（1）优点：①因为 CPAP 时无其他辅助支持，患者要承担全部呼吸功，所以能减轻肺不张，同时能维持和增加呼吸肌群的强度。②CPAP 常用于撤机的过程中，与 SIMV 交换使用，随着患者呼吸肌群功能的改善 CPAP 的时间可适当延长。③应用 CPAP 时，由于患者仍与通气机相连接，在撤机时，如 EVT 偏低，小于预定的警戒数值或出现呼吸暂停，通气机会报警，此时可改变通气模式。
（2）缺点：应用 CPAP 时可引起心排血量下降，增加胸腔内压力，导致肺部气压伤。

4. 监护　如下所述。
（1）患者的呼吸频率（RR）：RR 应少于 25 次/min。如 RR 增加，EVT 应重新测定。如患者出现疲劳，会产生浅而速的呼吸。
（2）呼出气潮气量（EVT）：EVT 应为 5~8ml/kg，如小于 5ml/kg，说明患者的呼吸肌群没有足够的力量来产生适当的潮气量。这时应改用其他通气模式，如 PSV、SIMV 或 A/C。
（3）患者的舒适程度：如患者主诉不能得到足够的气量，应适当调整流速率。

（七）压力支持

1. 定义　压力支持（pressure support，PSV）是指当患者的自主呼吸连同通气机能释放出预定吸气正压的一种通气。PSV 为一种流量切换的通气模式，气流以减速波的形式释出。当患者触发吸气时，通气机以预先设定的压力释放出气流，并在整个吸气过程中保持一定的压力。应用 PSV 时，不需要设定 VT，故 VT 是变化的，由患者的吸气力量和压力支持水平，以及患者和通气机整个系统的顺应性和阻力等多种因素决定。只有当患者有可靠的呼吸驱动时，方能使用 PSV，因为通气时必须由患者触发全部的呼吸。

PSV 模式可单独应用或与 SIMV 联合应用。SIMV 和 PSV 联合应用时，只有自主呼吸得到压力支持，故万一发生呼吸暂停，患者会得到预定的强制通气支持。

PSV 有两种不同水平的压力：高水平压力和低水平压力。①在高水平压力 PSV（PSVmax）时，PSV 的量是增加的，直到患者得到常用的 VT，在完全通气支持时为 10~15ml/kg。如 PSV 在此种压力水平下使用，只要患者有稳定的呼吸驱动力，不需要其他容量切换的呼吸支持。②低水平压力的 PSV，支持的数量需仔细调整，直到患者能得到适当的 VT，VT 的量与自主呼吸相似，5~8ml/kg。低水平 PSV 可单独使用，但常与 SIMV 合用，以保证患者能得到最小的肺泡通气量。无论应用高或低水平 PSV，随着患者呼吸肌群力量的增加和呼吸系统功能的改善，压力支持的水平也应降低。PSV 与 PEEP 同时应用的过程中，吸气峰压（PIP）等于 PSV 水平加上 PEEP 水平。

2. 应用指征　如下所述。

（1）撤离通气机：患者呼吸肌群所做功的质和量能完全由 PSV 水平的改变来控制。PSV 可作为撤机的重要模式。

（2）长时期机械通气：通过增加吸气气流，PSV 能降低与人工气道和通气机管道相关的呼吸功。由于患者在吸气全过程需应用呼吸肌群，故能减弱呼吸肌的失用性萎缩。

3. 优缺点　如下所述。

（1）优点：①PSV 可用于克服机械通气有关的阻力，与通气有关的氧耗量也能下降。呼吸功的下降，患者也能更好地忍受通气机的撤离。②PSV 使患者的自主呼吸与通气机相配合，同步性能较好，通气过程感觉舒适，能控制呼吸的全过程，也就是患者能决定何时触发一次呼吸、吸气和呼气的时间，以及通气的方式。③患者对 $PaCO_2$ 和酸碱平衡的控制较好。④临床医师能应用 PSV 对患者较弱的自主呼吸及潮气量进行适当"放大"，达到任何理想的水平并设定 PIP。⑤PSV 模式通气时平均气道压力较低。

（2）缺点：①PSV 时，VT 为多变的，因而不能确保适当的肺泡通气。如肺顺应性降低或气道阻力增加，VT 则下降。所以，对呼吸系统功能不全或有支气管痉挛或分泌物丰富的患者，使用 PSV 模式应格外小心。②如有大量气体泄漏，通气机就有可能不能切换到呼气相，这与 PSV 模式时支持吸气压力的流速率不能达到切换水平有关。这可导致在整个呼吸周期中应用正压通气，类似 CPAP。

4. 监护　如下所述。

1）呼出气潮气量（EVT）：当 PSV 用来做完全通气支持时，VT 应为 10～15ml/kg，部分通气支持时应为 5～8ml/kg。EVT 降低时应仔细检查原因，否则可能发生肺不张。

压力通气模式时呼出气潮气量下降的原因：

（1）患者方面：①肺顺应性的下降：如胸膜腔疾患、肺内浸润性病变。②气道阻力的增加：气道狭窄，如支气管痉挛，气道内分泌物增多。③呼吸肌群肌力不足以维持通气需要。④通过支气管胸膜瘘丢失一部分潮气量。

（2）通气机管路方面：①气流阻力增加：气管内插管或气管切开管的扭曲，通气机管道受压或积水等。②通气机管道接口松动造成漏气。③潮气量从气管内插管或气管切开管的套囊旁漏出。

2）患者的呼吸频率（RR）：RR 应小于 25 次/min。如 RR 增加，需重新测定 VT。

3）当应用 PSVmax 通气时，应估计正压通气时的血流动力学效应。

（八）无创与正压支持通气

1. 定义　无创伤正压支持通气（noninvasive pressure support，NIPSV）也称为双水平气道正压通气（BiPAP），是无创伤性的通气模式。同时设定呼吸道内吸气正压水平（IPAP）和呼气正压水平（EPAP）。如与常规通气机比较，IPAP 等于 PSV，EPAP 则等于 PEEP。

这一模式本质上等于 PSV，差别在于 NIPSV 为一种流量触发的系统，应用时需通过鼻面罩进行，因此不需建立人工气道（如气管切开或插管）。潮气量、流速率和吸气时间均随患者的呼吸力量、所设置的压力和肺顺应性及气道阻力而改变。这一通气模式的名称很多，包括鼻间歇正压通气（NIPPV）和 BiPAP。

2. 应用指征　如下所述。

（1）慢性通气功能不全因伴有急性疾病发作而造成的呼吸衰竭。

（2）对慢性通气功能不全的患者给予夜间呼吸支持，对有呼吸肌群功能不全的患者给予通气支持，如胸壁疾病、神经肌肉疾病或 COPD。

（3）对有睡眠呼吸暂停的患者，给予患者夜间通气支持。

（4）在原先使用的传统呼吸机辅助通气结束，患者拔管之后，在患者完全自主呼吸开始前，给予 NIPSV。

（5）为避免气管内插管或切开而提供通气支持。

3. 优缺点　NIPSV 原先用于睡眠呼吸暂停的治疗，IPAP 能产生适当的潮气量而 EPAP 能保持气道的扩张。

（1）优点：①提供适当的通气支持，无须气管内插管或气管切开，可避免人工气道的某些并发症，患者能正常饮食和说话。②与 CPAP 相比，NIPSV 能提供吸气辅助，把潮气量"放大"，因而可对微弱的呼吸肌群提供帮助；而 CPAP 不能提供吸气辅助，且实际上是增加了呼吸功。

（2）缺点：①NIPSV 时，形成一个密闭的通气系统是相当困难的，因而需要有一个系统来测定面罩周围的漏气情况，并通过增加流量来代偿漏气。Bi-PAP 的设计则遵循了这一准则，并且影响流量触发灵敏度。②通气机给予患者的通气支持相当局限，而且不能帮助患者清除呼吸道的分泌物。

4. 监护 如下所述。

（1）呼出气潮气量（EVT）：NIPSV 时，EVT 变化较大，一般至少应保持在 5~8ml/kg。临床应用时，应注意气道阻力的增加而使 VT 降低，例如通气机管路中积水。如 EVT 太少，可发生肺不张。

（2）吸气峰压（PIP）：应用 NIPSV 时，无论在系统中改变 EPAP 水平或改变 IPAP，均应测定 PIP。

（3）受压的区域，尤其是鼻梁部位。

（4）监护胃部胀气，必要时可放置胃管。

（九）压力控制通气

1. 定义 压力控制通气（pressure controlled ventilation，PCV）为一种预先设定呼吸频率，每次呼吸都得到预设的吸气压力的支持通气模式。在单一的 PCV 中，每次呼吸均由通气机触发，患者自身不能触发呼吸，也不能使呼吸频率高于预先设定的频率，因而实际上每次呼吸都由通气机循环给予强制通气。

但是 PCV 也能使用设定的灵敏度而由患者来触发通气，这些自身触发的呼吸也可得到预先设定的压力支持，这也称为压力辅助/控制通气模式。PCV 无须设定 VT，每次接受的 VT 是不断变化的，取决于所设定的吸气压力、呼吸频率、吸气时间、肺部顺应性以及气道和管道的阻力。吸气开始由时间机制决定，吸气气流由所设定的压力水平控制，也就是 PC 的水平。在吸气过程中始终保持这一水平的压力。气体流量则以减速波的形式释出，随着肺内气体的充盈，流速率自然衰减。

2. 应用指征 PCV 可提供完全通气支持，尤其适用于肺顺应性较差和气道压力较高的患者，或此类患者在使用容量切换型通气时氧合不理想。临床上能通过控制气道压力来使用 PCV，调节吸气压力而获得理想的 VT。与容量切换的通气方式相比，PIP 较低，因而减少了肺部气压伤的危险性。

3. 优缺点 在急性呼吸窘迫综合征（ARDS）的治疗中，PCV 相当有用。ARDS 时，有肺顺应性的降低，肺内分流的增加，虽然增加 FiO_2，但患者仍有严重的低氧血症，因有广泛的毛细血管漏出，生理无效腔也增加，血管有广泛的凝血，终末期 $PaCO_2$ 可升高。由于这些病理改变，如使用容量切换通气以及方形流速波释出通气量，也可能在 ARDS 患者中造成较高的吸气峰压（PIP），使肺内气体分布不均，可造成肺部气压伤，尤其当 PIP 增加，肺泡内压力梯度不均时。

PCV 通气则可在较高的通气压力和肺内气体分布不均时，减少肺气压伤的可能性。PCW 通过限制吸气压力，下降气道压力，这一压力往往低于容量切换型通气和方形流速波释出气流等类型的机械通气。PCV 通气模式常用减速波，可使肺内气体分布较为均匀，同时也使气道阻力明显下降、肺部顺应性改善、无效腔通气减少以及增加氧合。

PCV 在维持气道开放和改善气体分布方面，较其他通气模式更为有效。在吸气早期就可释放出较高的平均气流、压力和容量。吸气初迅速增加的压力有助于扩张塌陷的肺泡，而且在整个吸气相内能维持一定的压力，因而能保持气道开放和改善气体分布。

应用 PCV 时气道内的平均压力是增加的，这与在通气期间气道压力迅速增加，并且在吸气相维持这一 PIP 有关。平均气道压力与肺容量和氧合密切相关，为治疗 ARDS 的关键。适当应用平均气道压力，可以复原塌陷的肺泡，使肺血重新分布，进而增加肺容量和提高氧合作用。但是平均气道压的增加，对某些心功能较差的患者是不合适的，因为可使心搏出量进一步下降，减少回心血量和增加右心室后负荷，如果有氧气释放和输送受损，PCV 通气则有害而无利。

4. 监护 如下所述。

（1）熟悉通气机的全部指标，包括吸气压力水平，例如吸气压力为 4kPa（40cmH_2O），呼吸频率为

20 次/分，PEEP 为 1.5kPa（15cmH$_2$O），FiO$_2$ 为 0.6。

（2）密切观察 EVT 和分钟通气量：任何影响肺顺应性和气道阻力的因素都会导致 EVT 的变化。PCV 的水平随肺部病变的改善而降低，否则 VT 的增加会使肺部过度扩张及通气过度。

（3）监测 PIP：PIP 应等于所用的 PC 水平与 PEEP 之和。

（4）监测血流动力学变化：注意平均气道压力的变化造成的血流动力学改变。

（5）监测气管切开管或插管套囊有无漏气：如漏气，通气机就达不到预先设定的 PC 水平，可能造成吸气相的持续。

（十）压力控制并发吸呼反比例通气

1. 定义 压力控制并发吸呼反比例通气（pressure control with inverselnspiratory–to–expiratory ratio ventilation，PC–IRV）为压力控制通气的同时应用吸呼反比例通气，即预先设定呼吸频率和吸气压力水平，并使用吸呼反比例，如 1∶1、2∶1、3∶1、4∶1 等。

2. 应用指征 PC–IRV 可为肺顺应性较差的患者提供完全通气支持。这些患者往往有较高的气道压力，在使用容量切换型通气机时氧合作用较差。PCW 通气能通过控制吸气压力来获得理想的潮气量，使 PIP 降低，减少肺气压伤的可能性。PC–IRV 的应用可使平均气道压力增加，因而使肺内气体分布改善，同时能改善氧合作用。

3. 优缺点 ARDS 时，肺表面活性物质缺乏，肺部弥漫性病变分布不均，各肺单元阻力和顺应性变化多端。病变严重的肺泡需要较长时间充盈，如使用常规比例的通气，肺泡不能得到适当充盈，仍处于塌陷的状态，导致肺内分流的持续存在以及严重的低氧血症。I∶E 反比例通气增加了吸气时间，使肺泡得到适当充盈，故能改善肺内气体分布。同时在呼气相，肺泡没有时间排空到静止容量，气体在肺部陷闭，陷闭的气体在肺内产生了一种压力，这就是内源性 PEEP。

PC–IRV 的应用可使功能残气量增加、肺内分流降低、无效腔通气减少，因而改善氧合。但由于平均气道压力和总 PEEP 增加，这一模式的通气影响血流动力学较多。

4. 具体实施 严重呼吸衰竭患者表现为双肺弥漫性浸润影伴进行性加重，PIP 增加，虽然已使用了较高的 FiO 和高水平的 PEEP，并应用了较高的分钟通气量，但症状继续恶化，此时可考虑应用 PC–IRV。通气机设置如下：①FiO$_2$ 为 1.0。②I∶E 比例为 1∶1。③调节吸气压力（压力控制水平），使潮气量达 10～12ml/kg，通常 PC 为 1/3～1/2PIP，一般应用较低的压力，试图获得较大的 VT、分钟通气量和合适的 PaCO$_2$；肺顺应性较差，可试用较小的 VT。④呼吸频率（RR）为 20～25 次/min，RR 增快，在呼气完成前，下一次呼吸已经开始。⑤PEEP 的设置一般为 0.5kPa（5cmH$_2$O），由于应用 I∶E 反比例通气，可能有内源性 PEEP。

PC–IRV 应用时的注意事项：①患者需要适当的监护，包括心搏出量以及血流动力学监测等。②患者应适当地镇静和应用肌松剂，保证患者舒适，防止患者的自主呼吸干扰通气模式。患者自身的 I∶E比例可使 PEEP 丢失，因而使 FRC 减少和造成低氧血症。③清理患者气道内的分泌物，在清理和负压吸引分泌物时，应提供高浓度的氧吸入。

5. 通气机的调节 可根据氧饱和度和潮气末 CO$_2$ 分压的连续监测，以及血气分析的结果来适当调节通气机的各项指标。

（1）增加氧合作用（PaO$_2$）：①增加 FiO$_2$，但需保持在不引起氧中毒的吸氧水平（＜0.6）。②调节通气机的呼吸频率或 I∶E 比例，使内源性 PEEP 增加。呼吸频率增加，呼吸时间则缩短，使气体在肺泡内陷闭并形成内源性 PEEP。逐渐改变 I∶E 比例，从 1∶1 到 2∶1 再到 3∶1，由于呼气时间缩短，内源性 PEEP 增加，但需注意血流动力学的改变。

（2）增加通气（PaCO$_2$）：①如果有呼吸性酸中毒，则需增加通气量，可适当升高吸气压力或增加呼吸频率。吸气压力增加为 0.3～0.5kPa（3～5cmH$_2$O），需根据 EVT 的结果来调节。如果 EVT 增加，PaCO$_2$ 反而上升，则压力已超过了肺组织的扩张程度。此时应恢复原有的压力水平，按允许性高碳酸血症来处理。②如果有呼吸性碱中毒，应降低分钟通气量，可适当降低吸气压力或呼吸频率。但是呼吸频率的降低可使内源性 PEEP 减少，导致氧合作用降低。

6. 监护　如下所述。

（1）监测呼出气的潮气量（EVT）：任何降低肺顺应性或增加气道阻力的因素均可降低 EWT。

（2）监测内源性 PEEP 的水平。

（3）监测 PIP：PIP = 吸气压力 + 设定的 PEEP。

（4）监测血流动力学变化，保证组织有适当的氧供。

（5）适当对患者应用镇静剂或肌松剂，以抑制患者的呼吸驱动力。

（十一）强制每分钟通气

1. 定义　强制每分钟通气（mandatory minute ventilation，MMV）是通气机按照预先设定的某一恒定的分钟通气量进行机械通气治疗。如果患者的每分钟自主呼吸的通气量小于预定的分钟通气量，不足部分由通气机来提供；如果患者的每分钟自主呼吸的通气量大于或等于预定的分钟通气量，则通气机不再提供通气辅助。

MMV 可由容量切换或压力切换的通气模式来执行。近年来已研制用 PSV 的模式来提供 MMV。能提供 MMV 模式的通气有各种名称，包括：最低分钟通气量（minimum minute ventilation）、扩张型每分钟通气（augmented minute ventilation，AMV）和延伸型强制分钟通气（extended mandatory minute ventilation，EMMV）等。

2. 应用指征　如下所述。

（1）可作为一种撤机方式，通过增加呼吸肌群的强度和防止呼吸肌疲劳，MMV 能促进患者撤离通气机，并在撤机过程中保证安全通气，从而减少监护程度。

（2）当患者的通气驱动中枢变化较大时，MMV 可作为通气支持的过渡阶段。

（3）MMV 能保证给有呼吸暂停、呼吸肌无力以及其他呼吸功能不全的患者提供足够的通气量。

3. 优缺点　MMV 模式能使患者平稳地从完全通气支持过渡到部分通气支持，直到撤离通气机，并且能使患者获得稳定的分钟通气量和 $PaCO_2$。

但是，MMV 没有监测自主呼吸的质量，浅而速的呼吸也能产生最低的分钟通气量，如果不及时纠正会导致肺不张。此外，应用 MMV 可能忽视对患者的监护。

（十二）气道压力释放通气

1. 定义　气道压力释放通气（airway pressure release ventilation，APRV）期间，患者在自主呼吸的基础上接受 CPAP。

在呼气时，阀门间断打开，释放出一定的压力，低于预先设置的压力或低于周围的压力，因而同时应用了两种水平的压力：CPAP 水平、气道压力释放水平。气道压力释放后，仍保留 CPAP 水平。通气机需设置 CPAP 水平、气道压力释放频率、气道压力释放的压力水平和气道压力释放的时期。

应用 APRV 模式，在 CPAP 水平期间，FRC 保留在一定水平上。压力释放期间，在气体被动释放后，FRC 降至一个新水平。在气道压力释放时肺部被动排空，使肺泡通气增加并促进 CO_2 呼出。压力释放与呼气末暂停相似，应考虑到最佳释放时间，压力释放时间通常为 1.5s。严重的限制性肺部疾病患者，这一时间对于完全呼出气体是不适宜的，因而这类患者为应用 APRV 的相对禁忌证。

2. 应用指征　如下所述。

（1）急性肺损伤引起 FRC 的降低以及肺顺应性减少，但是呼吸肌群的强度或呼吸驱动力尚正常。

（2）手术后轻度的呼吸功能不全。

3. 优缺点　如下所述。

1）优点

（1）APRV 模式可增加肺容量和肺顺应性，防止呼吸肌群的萎缩，通过降低肺容量（而不是增加肺容量）来促进 CO_2 排出。平均气道压力也不超过 CPAP 水平，PIP 也较低，因而降低了肺部气压伤的可能性，对循环系统的影响也较少。

（2）APRV 和 PCV 均能在肺顺应性差的患者中降低 PIP，减少肺部气压伤和稳定塌陷的肺泡。这两种模式在设定吸气压力和呼气压力水平方面较为相似，区别在于 APRV 为自主呼吸模式，而 PCV 则不然。APRV 不需对患者使用镇静剂及肌松剂。另外，APRV 的通气辅助与自主呼吸频率相关，呼吸频率增快，压力释放通气的频率也相应增加，通气辅助增大。

（3）APRV 模式的优点还在于用气道压力的周期性降低来增加肺泡通气，可使部分呼吸衰竭患者避免气管内插管。

2）缺点：对气道阻力较高的 COPD 患者，可产生内源性 PEEP，导致肺部过度扩张。此外，APRV 为一种新模式，尚有待临床验证。

（十三）压力调节容量控制通气

1. 定义　压力调节容量控制通气（pressure – regulated volume control，PRVC）时，患者接受预定的呼吸频率和潮气量，并且在一定压力下完成。通气机的设置包括呼吸频率、吸气时间以及预计的潮气量/每分钟呼出气量（VT/VE）。通气机力图应用最低的压力达到预计的 VT，因而如果所测得的 VT 较大，那么压力会下降，直到所设定的和测得的 VT 相等为止。PRVC 为一种 VT 保证型控制通气，这种通气由压力控制水平的调节来完成。最大的压力控制水平允许低于设定压力上限的 0.5kPa（5cmH_2O）。为安全起见，上限压力应尽量设置在低水平。目前只有 servo300 通气机有 PRVC 模式，由微处理机连续测定肺胸顺应性并自动计算下一次通气要达到预定潮气量所需的吸气压力，通过连续测算和调整，使实际潮气量与预设潮气量相符。

2. 应用指征　PRVC 尤其适用于缺乏稳定和可靠的呼吸驱动的患者，这类患者由基础疾病或呼吸驱动受镇静剂和（或）麻醉剂的作用而发生呼吸衰竭。PRVC 对肺顺应性较差的患者而言是一种有用的通气模式，这些患者的肺由于疾病造成了肺泡充盈时间的差异。

3. 优缺点　PRVC 结合了压力控制和容量控制通气的优点，患者接受通气治疗时所需压力较低，而且 VT 得到保证。以减速波的形式释放通气量，能促进气体在病变不均匀的肺部得到均匀分布。通气机能随着顺应性和阻力等因素的改变、通气/压力关系的变化而自动调整吸气压力。在肺顺应性迅速和突然改变的病理情况下，例如张力性气胸，通气机也能立即作出反应和企图维持稳定的肺泡通气，直到临床医师采取有效的治疗措施。故 PRVC 能为各种急性呼吸衰竭提供有效的通气支持。

（1）优点：①自主呼吸与机械通气的协调性能好，可避免应用镇静剂或肌肉松弛剂。②潮气量稳定可保证呼吸驱动力不稳定的患者安全通气，避免 PCV 时频繁调整吸气压力来获得理想的潮气量。③降低 PIP，减轻肺气压伤的可能。

（2）缺点：通气机系统中万一发生大量的气体泄漏，通气机将不断增加压力控制水平，以"弥补"所丢失的通气量，很可能加剧通气量的泄漏。

4. 监护　如下所述。

（1）监测患者呼出气的 VT 和每分钟呼出气量，保证达到预先设置的参数。

（2）监测吸气压力，确定压力水平已获得理想的 VT。压力上限设定在平均所需压力的 1～1.5kPa（10～15cmH_2O）。当 PIP 达到压力上限的 0.5kPa（5cmH_2O）水平，而吸气继续进行，如连续发生 3 次这种呼吸，压力上限会发出报警信号，表现为"压力受限（limited pressure）"。如果达到实际压力上限，吸气将中止。

（十四）容量支持通气

1. 定义　容量支持通气（volume support ventilation，VSV）时，患者每次呼吸都获得压力支持，而且每一预置的潮气量都得到保证，是一种以容量为目标的通气，等于 PRVC，但又是一种自主通气模式，患者触发每一次呼吸。故 VSV 实际上为 PRVC 与 PSV 的联合应用。其基本通气模式为 PSV，为保证 PSV 时的潮气量稳定，通气机根据每次呼吸所测定的顺应性和压力 - 容积关系自动调节 PS 水平。

VSV 模式应用时，同 PSV 一样，患者触发每次通气，触发后的吸气量、呼吸比例由患者控制。又类似于 PRVC 模式，不断调节 PS 水平，以保证潮气量达到预置的 VT。随着患者呼吸能力的增加，可自动降低 PS 水平，直到自动转换为自主呼吸。如呼吸暂停超过 20s，通气机自动从 VSV 转换为 PRVC。

2. 应用指征　VSV 适用于呼吸肌群力量不足以产生恒定潮气量的患者，而患者又准备撤离通气机。目前只有 Serv0300 通气机具 VSV 模式。

3. 优缺点　VSV 可看作为 PSV 的"精确"类型，故具备 PSV 的全部优点。PSV 时，可确保最大吸气峰压，而 VT 则随着每次呼吸而有改变。VSV、VT 是有保证的，而压力则随着肺顺应性和气道阻力的改变而不断变化。但与 MAV 模式不同，患者不能通过浅而速的呼吸来达到预先设定的每分钟呼出气量。由于患者能控制呼吸频率和吸气时间，自觉更为舒适。

4. 监护　如下所述。

（1）监测呼出气潮气量：保证患者获得预定的最小 VT/每 min 呼出气量。如果患者的呼吸频率降低，则可获得潮气量将比预定 VT 大 150%。

（2）监测 PIP：同 PRVC。

（3）在 PRVC 模式上所有参数都确保已设定，为万一发生呼吸暂停时的通气准备好各种参数。

（4）监测患者的呼吸参数：如果患者的呼吸频率增至 25 次/min，每分钟呼出气量增加，应估计患者继续进行自主呼吸所需呼吸功的能力。由于所设定的每分钟呼出气量为最低的可接受水平，患者的每分钟呼出气量可能超过这一预定数值。故需设定每分钟呼出气量的报警上、下限。

（十五）成比例通气

1. 定义　吸气时给患者提供与吸气气道压成比例的辅助压力，而不控制呼吸方式。成比例通气（proportional assist ventilation，PAV）可改善呼吸力学和自主呼吸的能力的储备。患者通过增加自主呼吸用力，可成比例地增加通气机的通气辅助功，使通气机成为自主呼吸的扩展。

呼吸衰竭需要机械通气治疗的患者，其自主呼吸的比例大多降低，即呼吸用力大小与吸入气量（或吸气产生的流速）的关系不正常。为维护适当的通气和氧合，达到一定的吸气量和吸气流速，患者必须增加吸气用力，从而增加呼吸负荷，增大呼吸功，导致呼吸窘迫和呼吸肌疲劳。如今常用的正压通气（容量、压力或时间切换）方法虽能提供吸气气道正压和通气辅助功，但并不能纠正吸气用力和即时效果（产生的吸气量和吸气流速）间的不正常关系，因为提供的吸气压或吸气流速是预设的、非生理性的呼吸方式（如潮气量、呼吸比及流速方式）。如 PAV 为 1：1，就是说吸气气道压的产生有一半是由于呼吸肌的收缩，另一半为通气机施加的压力，即无论什么时候和什么通气水平，自主呼吸肌和通气机各分担一半呼吸功；又如 PAV 为 3：1，即通气机做 3/4 功，自主呼吸肌做 1/4 功。患者通过改变自己的呼吸用力，也可相应改变通气机提高呼吸的大小，而呼吸功比率维持不变。

PAV 的实施关键是如何感知自主呼吸肌的即时用力，然后通气机才能按比率给予 PAV。

2. 应用指征　PAV 也和 PSV 一样，只适用于呼吸中枢驱动正常或偏高的患者。PAV 和 PSV 均为可调性部分通气支持，可根据需要，以提供吸气正压的方式来提供不同水平的通气辅助功。它们也都没有控制患者的自主呼吸方式，如潮气量、呼吸比、吸气流速等均自主控制。两者不同之处是 PSV 提供的吸气正压是恒定的，在吸气触发后气道压力迅速增加达峰值并维持一定时间，并且 PSV 的水平是预设的，与自主呼吸用力无关；而 PAV 时提供的气道压是变化的，取决于自主呼吸用力的大小。

3. 优缺点　如下所述。

（1）优点：①应用 PAV 后，患者感觉舒适。②降低维持通气所需要的气道峰压。③减少过度通气的可能性。④改善呼吸力学和自主呼吸能力的储备，使通气机提供的辅助功成为自主呼吸肌力的扩展，因而可能避免气管内插管，可能应用无创伤性通气的方式即能改善通气。⑤增加负压通气的有效性，降低麻醉剂和镇静剂的使用。⑥通气机调节方便。

（2）潜在的缺点：①需要有自主呼吸驱动，PAV 压力的产生和大小由自主呼吸控制，如果自主呼吸驱动停止，则压力传送会停止。因此，PAV 模式应用于危重患者或呼吸驱动障碍的患者需设置背景通气。②压力脱逸现象。③PAV 只能在患者现有的呼吸形式控制下辅助呼吸，不能使呼吸正常化。④增加通气潜在的不稳定性，PAV 能增加通气对化学刺激的反应，而增加通气和呼吸周期的不稳定性。

总之，PAV 为新式通气模式，临床应用时间不长，应用病例尚不多，有待进一步评价。

（十六）自动转换模式

1. 定义　自动转换模式（auto mode）其特点是当患者的吸气用力可触发通气机时，通气机即从控制通气模式自动转换为支持通气模式，只要患者能保持触发能力，通气机就维持以支持通气模式来通气。但如果患者停止呼吸，或无力触发通气机，通气机即马上转换回控制通气模式。

设计自动转换模式的目的是为了让通气机去适应患者的自主呼吸，只要患者有中枢呼吸驱动和触发通气机的能力，通气机就自动提供（容积或压力）支持通气，这就意味着，只要患者开始第一次自主呼吸，就开始应用部分通气支持模式，也就开始了撤离机械通气的过程。在通气过程中，自主呼吸和机械通气能很好协调，减少两者的对抗而使患者感觉舒适。可减少或避免应用镇静剂，也可缩短患者应用机械通气的时间。此外，在应用支持通气模式的全过程，有控制模式作为后盾，从而可有效地保证患者的通气安全。

由于通气机是根据患者的病理生理状况自动提供通气支持的，这种高度智能化的现代通气模式可大大减少临床医师在床旁对患者的监控时间和避免频繁的通气机参数调整或重新设置。

2. 实施步骤和方法　在 SV300A 通气机中，"自动转换模式"可以用"容积控制/支持"通气模式，此时的支持模式是"容积支持"；也可以用"压力控制/支持"模式，此时的支持模式是"压力支持"；或用"压力调节容积控制/支持"模式，此时的支持模式是"容积支持"。

如果在控制模式时患者能触发通气机和维持自主呼吸，通气机就自动从控制模式转换为支持模式，同时"支持"钮旁的黄灯闪亮。如果患者不能维持自主呼吸，则在患者停止呼吸 12s 后通气机即自动从支持模式转换回控制模式。

同 PRVC 和 VS 一样，应用自动转换模式时的吸气压力水平在 PEEP 水平与气道压力上限以下 0.49kPa（5cmH$_2$O）水平范围内自动调节，如果气道压力上限设置过低，则可能导致实际潮气量小于预设潮气量而发生通气不足。

"自动转换模式"是机械通气模式自动化、智能化的新尝试，理论上确有许多优点，但应用于临床的时间尚短，真正的临床应用价值尚待今后更多的实践才能确切评价。

（十七）适应性支持通气

1. 定义　适应性支持通气（adaptive support ventilation，ASV）是瑞士 Galileo 最新一代通气机所特有的机械通气模式，是一种目标选择性正压通气模式。如果患者有吸气触发，则通气机可与患者的每一次呼吸相同步。

临床上应用 ASV 模式时需设置：①体重（body weight）：用于在 ASV 模式时计算分钟通气量和潮气量的限值。②分钟通气量（minute ventilation，MV）：用于调节通气机释出的分钟通气量，成人总的目标分钟通气量，可按每千克体重 100ml 计算。③流量触发/压力触发（flow trigger/pressure trigger）。④压力斜坡（pramp）：在压力控制或支持通气中可决定所释出压力的上升时间。⑤呼气触发灵敏度（ETS）：在压力支持的自主呼吸中决定呼出气的标准。

在 ASV 模式通气时，呼吸频率和潮气量是由理想体重以及达到预置目标通气所测得患者的肺部功能来决定。目标通气从患者的理想体重和所设置的分钟通气量百分比计算而得。患者如无自主呼吸，此时 ASV 实际上等于控制通气，吸气压力（pcontrol）由释放出的潮气量和最佳呼吸频率调节。通常释出的最大吸气压力（pmax）低于实际设置的高压警报限制数值（10cmH$_2$O）。如果患者能部分触发呼吸，其自主呼吸将得到最小压力（Pmin = PEEP + 5cmH$_2$O）支持。压力支持（psupport）根据生理潮气量来调节。实际自主呼吸频率和计算所得的呼吸频率之间的差值由通气机的强制通气进行补偿。完全自主呼吸的患者，其压力支持水平由通气机自动调节，使患者保证获得最佳的呼吸频率和潮气量。临床上应用 ASV 模式时，可以通过增加或降低分钟通气量来增加或减少呼吸频率和潮气量。

2. 适应证　ASV 可应用于机械通气的各个阶段，以辅助患者的通气治疗。ASV 能自动适应患者的通气需要，从完全支持通气（控制通气）到 CPAP。ASV 模式通气时，通气机依下述 4 个步骤进行工作：①评价患者的肺部功能，ASV 通过连续 5 次试验性通气来测定患者的肺部动态顺应性、呼出气时间常数。②计算最佳通气方式，潮气量和呼吸频率根据最低做功的原则计算：如测得呼吸频率高于目标频率，则强制性通气频率降低，反之亦然；如测得潮气量大于目标潮气量，则降低气道压，反之亦然。③实现最佳通气方式。④维持最佳通气方式。

3. 优点　如下所述。

（1）ASV 可自动调节适应患者的通气需要。

（2）避免患者发生压力伤、容量伤，防止窒息和呼吸频速，预防内源性 PEEP（PEEPi）的发生。

（3）可提供安全的最低分钟通气量。

（4）ASV 可用作自动撤机支持系统。

总之，ASV 是第一个真正适应患者呼吸状态及能力的通气模式，ASV 从开始工作的瞬间状态就自动地引导患者走向脱机，该通气模式可用于自主呼吸到强制通气，如果患者发生呼吸停止，ASV 可自动进入强制通气。患者的自主呼吸恢复后，ASV 自动进入支持通气阶段。临床应用证明，ASV 可以最低的气道压力、最佳的呼吸频率来满足患者的通气需要，从而避免气道压力伤、容量伤、呼吸频速及PEEPi。

（十八）双水平正压通气模式

当前在普通的机械通气机上，压力控制通气是一种常用的模式，这也是现在通气策略所决定的。临床通气治疗时，常常希望患者能在机械通气时保留自主呼吸，使患者的自主呼吸成为总的通气量的一部分，因而减少对机械通气的依赖程度。但是机械通气的常规通气模式对提供患者自主呼吸的能力有限。传统的机械通气模式中，为了使患者与通气机相配合，常需应用镇静剂和肌松剂以抑制患者的呼吸驱动力，使通气机与患者的自主呼吸相配合。目前新一代的通气机上推出了一种新模式——双水平正压通气模式（bilevel ventilation，BiLevel），正是为适应当前通气策略进展的需要。

1. 定义　双水平正压通气模式是正压通气的一种增强模式，允许患者在通气周期的任何时刻都能进行不受限制的自主呼气，因而能使患者与通气机之间得到较为满意的同步化。BiLevel 这一通气模式使患者有可能在两个不同水平的 PEEP 上进行自主呼吸。其压力波形如同压力控制通气模式（PCV），但差别在于这种模式能让患者在高水平压力和低水平压力上都能进行自主呼吸。

在两个 PEEP 水平之间转换的通气支持所产生的潮气量，以及患者的自主呼吸共同组成了分钟通气量。容量监护仪能显示患者在两个 PEEP 水平上的自主呼吸量以及在 PEEPH（高压力水平上的 PEEP）到 PEEPL（低压力水平上的 PEEP）的呼出气容量。

2. BiLevel 的两种通气策略　BiLevel 模式中的两种不同通气策略，其差别在于低水平 PEEP（PEE-PL）时所需时间不同。

（1）常规 I：E 比例：BiLevel 不受特殊的 TH：TL（高水平 PEEP 时间到低水平 PEEP 时间）比例的限制。如果高水平和较低水平 PEEP 上所消耗的时间都足够长，且允许在这两个水平上都能进行自主呼吸，则常常称为 Bi - phasic 或 BiPAP（见前述）。如设置完好，则患者的自主呼吸能在两个 PEEP 水平上都能得到压力支持。

（2）气道压力释放通气（APRV）：气道压力释放通气是另一种通气策略。APRV 时，因为所有的自主呼吸均发生在高水平 PEEP 上，故 APRV 表示一种 TL 时间方式（低水平 PEEP 时间）。在较低的 PEEP 水平所"释放"的压力，其时间只允许肺容量能降低，随后立即回到高水平的 PEEP。降低而不是增加肺容量，这一原则可将 APRV 与其他类型的压力支持模式区别开来。

APRV 应用于肺部顺应性降低的患者，有其明显的优点：APRV 除有 CPAP 所具备的能改善肺部力学和氧合作用之外，还能增加患者的肺泡通气。

3. 优点　BiLevel 为 Puritan - Bennett840 通气机上所特有的模式，能使患者在各个设置压力水平上所设定的吸气时期内进行不受限制的自主呼吸，明显优于压力支持和压力控制模式，尤其对有自主呼吸的患者更具有明显的优越性。

（1）在 PEEP 不同水平与患者自主呼吸之间同步转换，增加患者的舒适程度，进一步减少呼吸功。

（2）只要有 1.5cmH₂O 的压力支持，就可在两个 PEEP 水平上增强所有的自主呼吸。

（3）在两个 PEEP 水平上监护所有的自主呼吸。

（4）此外，BiLevel 能扩大压力支持通气的能力。在较低的 PEEP 水平上，如时间设置足够长也能允许进行自主呼吸，进行压力支持（PS）。在较高的 PEEP 水平上，如果 PS 水平设置足够高，也能实现压力支持通气。

（5）降低机械通气时的镇静水平，在通气治疗时间所有时相内，患者都能进行自主呼吸，在各个压力水平间进行同步转换，患者的镇静水平可降低。因而可以减少镇静剂对其他脏器的影响，加强患者自身对并发症的识别能力，或者能自主活动、保留咳嗽反射，有利于分泌物排出。

（6）BiLevel 将 BiPAP 和 PSV 的概念结合在一起，可通过面罩进行无创伤通气。BiLevel 将两种通气模式结合为一种模式，通过将 APRW 的应用原理转换至其他控制通气模式，以增加各个水平上的通气，适用于患者的整个通气治疗过程。

4. BiLevel 通气在常规 TH：TL 比例时的应用指南　BiLevel 通气时，最初设置高和低的 PEEP 压力水平，可以根据在容量通气时所设置的 PEEP 和平台压力来调节。设置高和低的 PEEP 所需时间，可将 TH：TL 比例调节为 1：1，与容量通气相类似。较低的 PEEP 水平可调节至能获得适当的氧合作用，而较高的 PEEP 水平通常调至 12～16cmH₂O，高于较低 PEEP 水平，这取决于患者肺部的顺应性，目的是达到适当的潮气量。PS 水平的设置为辅助患者在高和低 PEEP 时的自主呼吸。

5. BiLevel 通气在 APRV 时的应用指南　最初设置的频率（释放）与在常规机械通气时所设定的频率相似（能达到理想的肺泡通气的频率）。高 PEEP 水平（通常为 10～30cmH₂O）由肺部顺应性来决定，调节到理想的平均呼吸道压力（MAP）和分钟通气量，在此水平的 PEEP 能增强自主呼吸。较低水平的 PEEP 最初设置在 3cmH₂O，调节至能释放出适当的容量。"释放"时间较短，为 1～1.5s。如"释放"时间超过 2s，气体交换可能恶化。呼气时间的设定原则为使内源性 PEEP（PEEPi）保留在低水平，能防止低顺应性肺单元的肺泡塌陷。随后再调节呼吸频率和高压水平，以维持理想的 PaCO₂ 和 pH。各种可使 MAP 增加的通气治疗设置调节措施，都能增加氧合作用，如增加较高或较低的压力水平，延长 TH，或增加 FiO₂。

如 APRV 脱机，与 IMV 相似，随着自主呼吸增强，逐渐降低 PEEPH 和频率，直到通气单用 CPAP 维持。

临床应用 APRV 时应注意其相对禁忌证，凡是气道阻力增加的患者（COPD 和哮喘等），临床上如听诊发现患者有呼气相喘鸣音或呼气时间延长，由于不能在 2s 钟内将肺泡排空，不适合应用 ARPV。

总之，ARPV 能应用于 ARDS 患者，可支持 ARDS 的治疗，并以最佳状态与自主呼吸同步。BiLevel 在常规 TH：TL 比例通气时，能从控制通气模式简单地转换到自主呼吸，而不需改变通气模式。

虽然通气模式多种多样，但基本上分为两大基本类型：容积预置通气（volume preset ventilation，VPV）和压力预置通气（pressure preset ventilation，PPV）。①VPV：代表模式为 IMV 和 SIMV，通气时预先设定通气量，而气道压和肺泡内压是变化的，故应监测并设定报警上、下限。②PPV：代表模式有 PSV、PSV+SIMV、PCV、APRV、PRVC 等。如果将 VPV 和 PPV 这两大类通气分别就通气/灌注比值、患者和通气机的协调性、气压伤的危险性和通气保障 4 个方面进行比较，PPV 在前 3 个方面占明显优势，而 VPV 仅在通气保障方面处于有利地位。故现在通气治疗的临床应用趋势为 PPV 类通气（如 PSV）。当前更为理想的通气方式是将两者结合起来，如 VSV 等。

总之，随着电脑在现代通气机的应用，已经能让通气机更好的配合患者，而不是像以往那样让患者去配合通气机。临床上可根据患者的病情和治疗目的而选用各种通气模式，透彻地了解每一模式的作用机制和优缺点，有助于作正确的判断。但有一点必须遵循：即维持适当的氧合和肺泡通气，而对心肺功能和体循环的灌注无明显影响，以及防止通气治疗的并发症。虽然目前机械通气治疗中可应用的模式繁多，但实际上临床上最普遍应用的模式为 IMV（SIMV）和 PSV。

（十九）呼吸机工作参数的调节

1. 呼吸机主要 4 大参数的调节　潮气量、压力、流量、时间（包括呼吸频率、吸呼比）为呼吸机主要的 4 大参数。

1）潮气量：潮气量一定要大于人的生理潮气量，生理潮气量为 6~10ml/kg；而呼吸机的潮气量可达 10~15ml/kg，往往是生理潮气量的 1~2 倍。还要根据胸部起伏、听诊两肺进气情况、血气分析进一步调节。

2）压力：一般指气道峰压（PIP），当肺部顺应性正常时，吸气压力峰值一般为 10~20cmH$_2$O；肺部轻度病变时为 20~25cmH$_2$O；中度病变时为 25~30cmH$_2$O；重度病变时为 30cmH$_2$O 以上；RDS、肺出血时可达 60cmH$_2$O 以上。但一般在 30cmH$_2$O 以下，新生儿较上述压力低 5cmH$_2$O。

3）流量：至少需分钟通气量的 2 倍，一般 4~10L/min。

4）时间

（1）呼吸频率：接近生理呼吸频率。新生儿 40~50 次/min，婴儿 30~40 次/min，年长儿 20~30 次/min，成人 16~20 次/min。潮气量×呼吸频率=每分通气量。

（2）吸呼比：一般 1∶（1.5~2），阻塞性通气障碍可调至 1∶3 或更长的呼气时间，限制性通气障碍可调至 1∶1。

5）正压呼吸（PEEP）：使用 IPPV 的患者一般给 PEEP 2~3cmH$_2$O 是符合生理状况的。当严重换气障碍时（RDS、肺水肿、肺出血）需增加 PEEP，一般在 4~10cmH$_2$O，病情严重者可达 15cmH$_2$O 甚至 20cmH$_2$O 以上。当吸氧浓度超过 60%（FiO$_2$>0.6）时，如动脉血氧分压仍低于 80mmHg，应以增加 PEEP 为主，直到动脉血氧分压超过 80mmHg。PEEP 每增加或减少 1~2cmH$_2$O，都会对血氧产生很大影响，这种影响数分钟内即可出现，因此减少 PEEP 应逐渐进行，并注意监测血氧变化。PEEP 数值可从压力二表指针呼气末的位置读出（有专门显示的更好）。

6）吸氧浓度（FiO$_2$）：一般机器氧浓度从 21%~100% 可调。既要纠正低氧血症，又要防止氧中毒，一般不宜超过 50%~60%，如超过 60%，时间应小于 24h。吸氧的目标是以最低的吸氧浓度使动脉血 PaO$_2$>60mmHg（8.0kPa）。如给氧后发绀不能缓解，可加用 PEEP。复苏时可用 100% 氧气，不必顾及氧中毒。

2. 根据血气分析进一步调节　首先要检查呼吸道是否通畅、气管导管的位置、两肺进气是否良好、呼吸机是否正常送气、有无漏气。调节方法如下：

（1）PaO$_2$ 过低时：①提高吸氧浓度。②增加 PEEP。③如通气不足可增加分钟通气量，延长吸气时间、吸气末停留等。

（2）PaO$_2$ 过高时：①降低吸氧浓度。②逐渐降低 PEEP。

（3）PaCO$_2$ 过高时：①增加呼吸频率。②增加潮气量：定容型可直接调节，定压型加大预调压力，定时型增加流量及提高压力限制。

（4）PaCO$_2$ 过低时：①减慢呼吸频率：可同时延长呼气和吸气时间，但应以延长呼气时间为主，否则将起相反作用，必要时可改成 IMV 方式。②减小潮气量：定容型可直接调节，定压型可降低预调压力，定时型可减少流量、降低压力限制。

三、无创正压通气

目前，无创呼吸机分为持续正压呼吸机（CPAP）及双水平持续正压呼吸机（bilevel positive airway pressure，BiPAP）。CPAP 呼吸机结构简单、功能单一，在整个呼吸周期内仅提供单一恒定压力，不能提供有效辅助通气做功。因此，目前只用于睡眠呼吸暂停综合征的患者。BiPAP 呼吸机采用两个压力之间压力差的大小来调节潮气量的大小，且它还具有 CPAP 的功能，因此，在临床上可用于各种原因造成的呼吸功能不全或呼吸衰竭。

BiPAP 呼吸机结构简单、体积小、携带方便、使用方便，可间歇使用，同步性好，患者容易接受。

BiPAP 呼吸机采用性能良好的涡轮电机提供动力，通过电机转速的快速变化实现压力的切换，保持压力恒定及漏气补偿；经鼻面罩或口鼻面罩和患者相连，此种方式保留了鼻腔过滤、加温、加湿等自然防御功能，可以显著减少呼吸机相关性肺炎的发生率，同时也避免了气管内插管所带来的呼吸机管路气流阻力明显增加（气管内插管径细，气流阻力数十倍增加），使人机同步性明显改变；采用持续气流送气技术，可满足患者吸气时对流速的要求，减少呼吸功耗；开放呼吸回路始终保持和外界大气相通，使呼出气充分排出；由于面罩佩戴不当容易引起漏气，所以还有漏气补偿技术；BiPAP呼吸机多采用流量传感器，流量传感器比压力传感器灵敏度高，呼吸切换同步性好，人机协调性好；好的BiPAP呼吸机还有微电脑控制系统，控制呼吸机各个部件协调一致的工作。

（一）优缺点

1. 优点　与有创通气相比，无创通气的优点主要是减少了气管内插管产生的不良反应和可能的并发症（如声带损伤、创口出血、呼吸机相关性肺炎等），降低了医疗费等。

（1）无创性：①应用上（和气管内插管比较）：易于实施，易于卸除，允许间歇应用，增加患者的舒适感，减少镇静剂的使用。②保留口腔通畅：保留讲话和吞咽，保留有效咳嗽，减少鼻肠饲管的需要，易于口腔护理。

（2）避免气管内插管引起的阻力功。

（3）避免气管内插管的并发症：①早期：避免局部创伤、误吸。②后期：避免损伤下咽部、喉和气管，避免医院内感染。

2. 缺点　如下所述。

（1）无创通气系统的固有特点：气体交换异常纠正较慢；开始起作用的时间较长。

（2）面罩：漏气；意外脱开可发生短暂低氧血症；眼刺激；面部皮肤坏死。

（3）缺乏气道的径路和保护不易进行深部分泌物的吸引；易误吸。

（4）胃肠胀气。

（二）适应证、禁忌证、患者的依从性

1. 适应证　如下所述。

（1）清醒和合作的患者。

（2）血流动力学稳定。

（3）不需要气管内插管来保护气道或清除过多的分泌物（神志迟钝、吞咽功能受损或上消化道活动性出血者常需气道保护）。

（4）无急性面部创伤。

（5）有适合患者的恰当的面罩。

（6）满足下列至少1条生理学上机指征（表5-2）。

表5-2　严重呼吸衰竭患者简易生理学上机指征

通气力学	
潮气量（ml/kg）	<3（5~7）
呼吸频率（次/分）	>35（12~20）
每分通气量（L/min）	<3或>20（6~10）
气体交换指标	
PaO_2（FiO_2>0.5）（kPa）	<6.7
P（A-a）O_2（FiO_2=1.0）（kPa）	>46~60（3.3~8.6）

注：括号内为正常值。

2. 禁忌证　无绝对禁忌证，只有相对禁忌证，如气胸、肺大疱等，但只要严密监护，仍能安全使用。

（1）大咯血。

（2）气胸、纵隔气肿。

（3）肺大疱。

（4）严重低血压。

（5）脑出血。

（6）多发性肋骨骨折。

3. 患者的依从性　因为无创通气的使用需要有患者的配合，所以一定要关注患者的依从性。对于患者的依从性，除了参数调节外，还涉及与患者的沟通、无创通气的连接以及患者的配合。

需要机械通气的患者往往病情较重，患者对预后不乐观，对无创通气往往有一定的恐惧心理。这就需要医师、护士与患者进行良好的沟通。医务人员要耐心细致地解释，让患者了解无创通气的作用、运作方式和可能产生的异常感觉，让患者树立战胜疾病的信心，使患者对无创通气能有一个充足的心理准备。无创通气与患者的连接直接关系到患者的舒适度，也是较重要的一环，这要求医务人员能选择适当的鼻罩或面罩，选择长度适当的头带。不管是用鼻罩还是面罩，患者都要积极配合，尽量减少张口呼吸，保持一种较为平稳的呼吸，同时保持平和的心态。无创通气后，医师和护士要密切观察患者对治疗的反应，随时调节通气参数和面罩、头带的松紧度，直到患者能舒适地适应。

对于一般患者，无创通气要从较低压力开始，如6cmH$_2$O左右，隔15min，手调升高一次压力，每次升高2～3cmH$_2$O，也可利用呼吸机的延时升压功能，先设定一个延时时间，如15min，然后启动呼吸机，呼吸机会在设定时间内自动逐步升高到治疗压力。

对于病情较急的患者需要立即提供足够通气支持，开始治疗压力较大。由于患者初次使用，往往精神较紧张，此时，往往会急促吸气，这样呼吸机就不停地送气，患者会觉得气流太大受不了。在此种情况下，应先给患者佩戴好面罩，尽可能不漏气，然后开机，嘱咐患者跟着口令有规律地吸气和呼气。一般压力调节合适，几分钟后患者就会感觉轻松舒适，之后就可由患者自由呼吸。

（三）无创通气的实施

1. 无创通气模式的选择　无创通气模式包括CPAP（持续气道正压通气）、S模式（即常见的PSV模式）、T模式（相当于完全的压力控制模式PCV）、S/T模式（在自主呼吸时使用的是PS、方式，而在控制通气时使用的是PC方式）。

（1）持续气道正压通气（CPAP）：当吸气相与呼气相的压力始终维持在一个恒定压力时，称为持续气道正压通气。它主要的作用是能够提供一个恒定的压力，在阻塞性呼吸睡眠暂停患者能对抗上气道阻力、改善通气；在COPD患者能对抗内源性PEEP，减少患者的触发功和改善气体分布；在ARDS患者则能增大功能残气量、保持肺泡开放、减少分流而改善氧合避免肺损伤。

（2）S模式：S模式为英文spontaneous triggered的简称，意为同步触发，即呼吸机和患者呼吸同步，患者吸气，呼吸机以高压力送气；患者呼气，则立即切换到较低压力，帮助患者呼气。由于BiPAP呼吸机低压（EPAP）都高于零，所以不论调节与否，都存在呼气末正压（PEEP）。S模式实质为PSV+PEEP。

（3）T模式：T模式为timed safety frequency的简称，意为时间或节律安全频率，即呼吸机按照预设的压力、呼吸频率及吸呼比，完全控制患者的呼吸，其实质为PCV+PEEP。

（4）S/T模式：S/T模式为S和T模式的组合，即患者自主呼吸稳定时以S模式和患者呼吸同步，如果患者呼吸停止或不稳定，低于预设安全频率时自动切换到T模式；若患者呼吸恢复稳定，自主频率超过预设频率时，则又从T模式切换到S模式。ST模式实质为PCV+PSV+PEEP。

由于无创通气要与患者较好地进行配合，T模式在实际运用中往往是较少选用的。S模式是BiPAP呼吸机最主要的一种通气模式，它是一种自主性通气模式，更加符合呼吸生理，同步性好，参数调节简单，一般只要调节支持压力即可。S模式的缺点是在气道阻力增加或胸肺顺应性减少时，潮气量会减少，必须及时调高压力水平。呼吸停止或呼吸微弱时，因为无法触发呼吸机呼吸切换，不能采用S模式。S/T模式因为有一个后备的频率进行保障，所以在有中枢性呼吸睡眠暂停综合征和一些缓慢性呼吸节律疾病的患者中有应用价值，这一点要优于S模式。

2. 无创通气时参数的调整　由于BiPAP呼吸机属于定压型呼吸机，因此压力设定是其最主要的参数。

（1）IPAP：IPAP-EPAP值的大小直接决定辅助通气的大小，也就是潮气量的大小，压差越大，潮气量越大；反之，潮气量越小。气道阻力增加（如气道水肿、痉挛或狭窄）或胸肺顺应性下降（如肺水肿、ARDS 等）时，要保证一定的潮气量，就必须提高压差。

在压力控制通气（PCV）时，患者呼吸停止或减弱，呼吸机提供全部辅助通气，压力应较大。压力支持通气（PSV）时，患者自主呼吸也参与通气，实际压力等于呼吸机提供的压力与自主呼吸产生的压力之和，总潮气量也相应等于自主呼吸潮气量加呼吸机潮气量，故压力可适当减少。压力过大会造成通气过度，并可能产生气压伤，而压力过小则通气不足，不能改善呼吸衰竭。压力调节首先应针对不同疾病的呼吸病理生理，选择合适的 EPAP（PEEP），然后选择 IPAP，一般来说 PEEP 3 ~ 5cmH$_2$O，IPAP10 ~ 12cmH$_2$O，然后根据实际情况选择隔几分钟每次升高 IPAP 2 ~ 3cmH$_2$O，直到所需 IPAP。EPAP 也可适当调整，但应注意和 IPAP 同步调整。

什么样的压力才是合适的呢？当然，最可靠的方法是血气分析。但血气分析必定有一定的创伤，检查也较麻烦，故早期可每半个小时检查一次，以后逐步延长间隔时间。但病情变化时应及早复查血气。血氧饱和度也可用于动态监测患者通气是否合适，应注意血氧饱和度只能反映换气功能，而不能准确地反映通气功能。只有动脉血 CO$_2$ 水平才是反映通气功能的精确标准。如果不能反复进行血气分析，通过观察临床症状，也可初步判断通气是否合适。如患者呼吸困难缓解，三凹征消失，呼吸平稳有力，口唇肢端肤色红润，情绪稳定，呼吸频率变慢，则通气基本合适。随着病情好转，通气支持压力应逐步减小，使辅助通气做功减小，患者自主呼吸做功增加，使呼吸肌得到锻炼，避免失用性萎缩，为完全过渡到患者自主呼吸做准备。

什么样的压力水平才是安全的呢？从压力 - 容积曲线（P - V 曲线）看，最高压力不应超过高位拐点（UIP）。一般而言，峰压 < 40cmH$_2$O，平台压 < 30 ~ 35cmH$_2$O，很少发生气压伤。可以说，< 30cmH$_2$O 的压力是安全的。在此之下，只要患者能耐受，需要多大压力就给多大压力。

（2）CPAP、EPAP（PEEP）：对于需要机械通气的呼吸衰竭患者，由于存在不同程度的肺泡损伤，甚至是 ARDS。PEEP 主要用于维持周期性陷闭的肺泡扩张，减少肺泡内液体的渗出。PEEP 经验值一般为 8 ~ 2cmH$_2$O。PEEP 虽然有许多益处，但过高的 PEEP（超过 15cmH$_2$O）可加重过度充气，明显抑制循环等。但在 SARS 患者，无创通气时 PEEP 选值一般不高的原因更主要的是由于患者不能耐受。理想的 PEEP 值为压力 - 容积曲线（P - V 曲线）的下拐点，但在无创通气时，P - V 曲线难以测量获得。所以，一般而言可以选用 PEEP 的经验值，并且在初始阶段可以根据患者的耐受情况选用较大的值。一般地，随着病情的缓解，应逐步降低 PEEP 值。

（3）呼吸频率和呼吸比：仅在 T 模式或 S/T 模式时，或确定 T 模式安全频率时需要调节。阻塞性疾病，如 CODP、哮喘，呼吸频率宜慢，呼吸比应调为 1 : 2.5 或稍长，以使呼气充分。SARS 主要存在限制性通气障碍，呼吸频率宜稍快，吸呼比以 1 : 1.5 为宜，但呼吸频率不宜超 30 次/min。

为了最大限度改善换气，也可考虑使用吸呼比 >1 : 1 的反通气。但反通气严重违反呼吸生理，产生明显的循环抑制和呼气不足，应严格应用，最好短期使用。

3. 中断无创通气的标准　如下所述。

（1）因为不舒适或疼痛，不能耐受面罩。

（2）不能改善气体交换或呼吸困难。

（3）要气管内插管来处理分泌物或保护道。

（4）血流动力学不稳定。

（5）心电图不稳定，有心肌缺血迹象或显著的室性心律失常。

（6）因 CO$_2$ 潴留而嗜睡或因低氧血症而烦躁不安，应用无创通气 30min 后神志状态没有改善。

四、机械通气对肺外器官功能的影响

（一）对循环的影响

正压通气时，吸气及呼气（PEEP）相胸腔内产生正压，妨碍腔静脉的回流，降低心脏的前负荷，进而降低心脏每搏输出量（SV）及心排血量（CO）；对容量不足的患者可造成血压下降而影响全身各器官组织的灌流。此时应尽快扩容，必要时短期给予提升血压的药物（如多巴胺、去甲肾上腺素等）。对于出现急性心源性肺水肿的患者，机械通气降低前负荷的效应可能对患者有利。

（二）对肾功能的影响

由于正压通气时回心血量和心排血量减少，使肾脏灌注不良，并激活肾素 – 血管紧张素 – 醛固酮系统（RAAS），同时抗利尿激素（ADH）分泌增加，从而导致钠水潴留，甚至肾功能不全；但缺氧和 CO_2 潴留的改善又有利于肾功能的恢复。

（三）对消化系统的影响

正压通气时，胃肠道血液灌注和回流受阻，pH 降低，上皮细胞受损，加之正压通气本身也可作为一种应激性刺激使胃肠道功能受损，故上机患者易并发上消化道出血（6% ~ 30%）。正压通气时肝脏血液灌注和回流受阻，肝功能受损，胆汁分泌亦受一定影响。

（四）中枢神经系统

$PaCO_2$ 降低使脑血流减少，颅内压随之降低。正压通气使颅内静脉血回流障碍，颅内压升高。

五、机械通气的撤离

肺功能正常，机械通气时间短的患者，如麻醉恢复期，撤机过程可迅速完成；而肺急性损伤、败血症并发多器官功能衰竭、神经 – 肌肉疾患等，需长期机械通气的患者，撤机过程需逐步进行，有时需数天才能完成整个撤机过程。

（一）撤机标准

（1）循环稳定。

（2）意识清楚，合作良好。

（3）造成呼吸衰竭的原发病已基本控制。

（4）营养情况良好，呼吸肌有力。

（5）血气分析（ABG）结果：$FiO_2 \leqslant 0.5$，$PaO_2 \geqslant 60mmHg$，$PaO_2/FiO_2 > 150mmHg$，$PaCO_2 \leqslant 45mmHg$（不存在 COPD），$pH > 7.35$（不存在代谢性酸碱平衡紊乱）。

（6）$RR < 35$ 次/min，$V_T > 5ml/kg$ 体重，肺活量（VC）$> 10 ~ 15ml/kg$ 体重，最大吸气压力（MIF）$\leqslant -25cmH_2O$（保证拔管后患者排痰有力）。

（二）撤机步骤

（1）将 FiO_2 逐渐降到 $\leqslant 0.5$。

（2）将 PEEP 降至 $5cmH_2O$ 以下。

（3）将压力支持（IPS）值降至 $\leqslant 10cmH_2O$。

（4）将 I：E 恢复至 1：2。

（5）选择患者可自主呼吸的通气模式，如 SIMV、ASV、BiPAP，这些模式可同时加 IPS 或 VS。逐步减少机械通气频率（每次减少 2 ~ 4 次/min），让患者过渡到完全自主呼吸的模式，如 CPAP + IPS、CPAP + VS；也可让患者完全脱机，经 T 型管自主呼吸试验。患者达到停机各项指标后，停机、拔出气管内插管；气管切开的患者可保留气管切开内导管，仅脱机。拔管后给患者吸湿化的氧气，30min 后测定 ABG，同时监测患者的血流动力学及呼吸频率。整个撤机过程应在血流动力学及 ABG 的监测下进行。

患者不能耐受撤机的表现有：RR 升高、VT 降低、胸 – 腹反常呼吸、分泌物滞留、烦躁，心率、血压升高。出现上述表现应停止撤机过程，不要等 ABG 结果，因 ABG 恶化往往为患者不能耐受撤机较晚期的表现。将机械通气各项指标恢复到撤机前水平，同时寻找患者不能耐受撤机的原因。

（刘继民）

第五节　呼吸危重症的营养支持

疾病的严重状态或不同阶段，具有不同的生理改变，对营养支持也有不同的需求。呼吸系统疾病患者经常发生营养不良，同时伴有免疫功能低下。营养不良又可降低呼吸肌肌力，导致呼吸肌疲劳，进而发生呼吸衰竭。由于免疫功能低下和感染两者互为因果并形成恶性循环，重症患者的营养状态对其恢复至关重要。因此，营养支持已成为现代危重病治疗的一个重要组成部分。

一、营养不良的评价

营养不良的评价包括临床评估和相关实验室检查。

（一）临床评估

临床上标准营养状况评估的第一步是测定患者的体重和身高。体重低于理想体重的10%具有临床意义，也是最常用于评价营养状态的筛选工具。但在水肿或脱水状态下，它并不能反映实际的营养状况。其次是相关病史的获取，包括患者的饮食习惯、营养素摄入量、基础疾病、引起摄入不足和丢失过多的原因。最后体格检查发现营养缺乏的征象也是非常重要的，如肌肉萎缩、皮下脂肪减少、皮疹、毛发稀疏、水肿、腹腔积液、指甲凹陷症、舌淡和其他黏膜损害等，另外，营养缺乏也可引起情感淡漠、昏睡等症状。

人体形态学测量，如中臂肌围、骨骼肌测量和三头肌皮下脂肪测量等对营养不良的评价意义不大，因为不同人群正常值不同，且短期（2周内）变化不大，因此不是评价营养不良的敏感指标。

（二）营养不良的实验室检查

包括血生化、尿液及免疫学检查。

1. 血生化检查　营养状态的血生化检查包括白蛋白、前白蛋白、转铁蛋白和在肾功能正常状态下视黄醛结合蛋白测定等。白蛋白反映蛋白质合成，是评价无蛋白尿或肝实质疾病患者营养状态的最早指标。但白蛋白有较长的半衰期（20d），连续测量变化不大，白蛋白的降低通常是分解代谢的结果，反映疾病的严重程度和代谢应激的持续而不能真实反映营养状况本身。转铁蛋白半衰期较短（7d），与白蛋白相比能更好反映肌体营养状况，但可因缺铁、应激和急性感染而改变前白蛋白。视黄醛结合蛋白半衰期较短，较适用于监测营养状态，特别适用于评价治疗效果。但令人遗憾的是这些检查不能常规或迅速完成。因此血生化检查用于评价营养状态帮助不大。

2. 尿液检查　测定24h尿肌酐，可用于评价肌肉重量，但易受外伤、脓毒血症和蛋白质摄入水平的影响，不能用于并发肾衰竭或横纹肌溶解患者的肌肉重量评价，在蛋白质摄入稳定时长可用于监测患者的营养状态。尿3－甲基组氨酸是骨骼肌的肌肉蛋白和肌球蛋白的组成成分，但用于评价肌肉组成有无破坏目前尚有争论。

3. 免疫学检查　免疫学检查包括淋巴细胞计数和皮肤试验。营养不良时总淋巴细胞计数<1 200/μl，但其他非营养因素，如外科手术或麻醉，也能引起淋巴细胞计数降低，故在机械通气患者不易区分。营养不良患者对普通抗原的皮内注射无反应，而且感染、皮质类固醇和其他抑制细胞免疫的因素都能影响皮质反应。因此，免疫学检查对营养状态的评价也不敏感。

上述实验室检查都各有优点，应用时必须排除其他影响。营养史和有关体重减少的体征是最简便和有效的评价指标。住院患者定期测量体重，体重减少大于正常体重的10%是诊断营养不良的依据。近年来不少学者提出多营养参数评价，能更真实地反映危重患者的营养状态。

二、能量需要评估

患者每日的能量消耗（EE）是指机体在24小时内消耗的热能，包括静息能量消耗（REE）、食物的特殊动力学效应（DIT）和活动消耗的能量。呼吸衰竭患者由于代谢应激程度，如睡眠、活动、发热、吸痰和人机对抗等不同，每日的 EE 与 REE 有明显差异。同时，DIT 也对 EE 有一定影响，因此有必要引入校正因子 – 应激因子，以较精确地评价呼吸衰竭患者 24h 的实际能量消耗。

估计呼吸衰竭患者的能量需要有许多方法，如用公式计算或图表或用能量测量仪测量等。

呼吸衰竭患者每日能量消耗的测定：

能量消耗测定

估算　25kcal/（kg·d）

计算　静息能量消耗（REE）

Harris – Benedict 公式乘以应激因子

测定　间接能量测定仪

肺动脉插管测定法

需要呼吸机辅助通气的患者，建议供给能量 25kcal/（kg·d）；通过静息能量消耗（REE）可以估计基础代谢率（BMR），因此，可用 Harris – Benedict 公式计算 BMR：

BMR（男）= 66.47 + 13.75（W）+ 5.0（H）– 6.70（A）

BMR（女）= 65.51 + 9.46（W）+ 1.85（H）– 4.68（A）

其中体重（W）单位为 kg，高度（H）单位为 cm，年龄单位（A）为年，能量单位为 kcal。病情严重程度乘以应激因子就是患者的全日能量需要。应激因子是因为考虑到代谢需要高于静息能量消耗值，应激因子数值大小与体温、活动量和损伤程度等有关。大部分呼吸衰竭患者的应激因子约为 1.2。利用 Harris – Benedict 公式计算患者能量需要存在不同意见。计算能量需要值常常超过患者的需要。即使如此，对于呼吸衰竭患者，利用公式计算的方法仍然是相对简单的热量需要估算方法。

最为精确的测定能量需要的方法是利用代谢对实际能量消耗进行间接测定。能量消耗可通过测定氧气消耗来测定，通常每升氧气消耗约 4 ~ 5kcal 能量。尽管间接能量测定可精确反映测定时间内（30 ~ 60min）的能量需要，但通过被测定时间内的结果，很难正确推测 24h 的能量消耗。

另一种方法是通过肺动脉插管，用热稀释法测量心排血量和动静脉血氧含量差，然后计算出氧耗量，根据氧消耗计算出能量消耗。

呼吸肌的能量消耗与肺过度膨胀的严重程度相关。无论采用计算、估计或测定等方法来确定全日能量需要，其目的都是为供给患者适当的全天能量，过多或过少的能量供给对患者都不利。临床医师在对呼吸衰竭患者进行营养治疗时，必须考虑疾病的危重程度、营养不良对胸肺功能的影响及喂养过度增加代谢性并发症（主要为营养高碳酸血症）的危险性。

三、营养支持方式的选择

营养支持可分为肠内营养（EN）和肠外营养（PN）。总的来说，需要营养支持的呼吸衰竭患者应尽可能启动肠内营养，不能或不宜接受肠内营养的患者才考虑全部或部分肠外营养支持，如肠道营养消化、吸收功能障碍、严重腹泻或呕吐、有胃肠道梗阻和有胃肠道解剖结构破损的疾患等。

（一）营养支持的适应证和相关并发症

1. 肠外营养的途径和相关的并发症　中心静脉置管是肠外营养的主要途径，目前常用的中心静脉置管途径有颈内或颈外静脉置管、锁骨下静脉置管等。

相关并发症主要包括：

1）机械性因素导致的并发症：如气胸、血胸、血管和神经损伤、导管栓塞和静脉血栓形成，临床发生率为 1% ~ 8%。

2）感染性因素导致的并发症：主要是导管相关性败血症，临床发生率为 3% ~ 5%，是 TPN 最常见、最严重的并发症。

3）代谢并发症

（1）糖代谢紊乱：可发生高血糖、高渗透压、非酮症昏迷和低血糖反应。

（2）电解质紊乱：由于机体消耗和丢失增加，可导致电解质缺乏，如低钾、低磷、低钙和低镁血症，应及时检测和补充。

（3）脂代谢紊乱：TPN 输注过程中，如不及时补充脂肪，可能发生必需脂肪酸缺乏，但过度补充含脂肪溶液，特别是长链脂肪酸，也可引起高三酰甘油血症和血流动力学紊乱，增加重要脏器负担。

（4）酸碱平衡紊乱：主要由输入含氯离子浓度高的氨基酸盐溶液引起，可导致高氯性酸中毒。另外，当给予过多碳水化合物时，能量供应超过能量需求，呼吸商及二氧化碳产量显著增加，可加重患者的高碳酸血症。

4）肝功能损害：短期或长期应用 TPN，特别是提供过多的热量，可引起脂肪肝和胆汁淤积，临床可表现为血转氨酶、碱性磷酸酶及胆红素等升高，严重时可导致肝功能不全，甚至肝衰竭死亡。

2. 肠外营养的适应证和禁忌证 如下所述。

（1）适应证：呼吸衰竭在以下情况可考虑采用肠外营养：胃肠道梗阻、胃肠道吸收功能障碍（肠道缺血、小肠疾病、严重缺血或呕吐 >1 周）、严重营养不良伴无法耐受肠内营养等。

（2）禁忌证：胃肠功能正常或 5 天内可恢复、心血管功能异常并需要严格控制入水量、严重电解质和代谢紊乱及并发严重肝胆功能障碍等。

3. 肠内营养途径和相关并发症 肠内营养的输注途径主要有口服、鼻胃管、胃造口和空肠造口等，可根据患者的病情严重程度、耐受性、需要喂食时间长短及胃肠道功能等具体情况选择恰当的方法，临床上应用最多的是鼻胃管和空肠造口。

4. 肠内营养相关并发症 如下所述。

1）机械性因素导致的并发症：主要包括急性鼻窦炎、气管食管瘘、造口并发症等。

2）胃肠道并发症：临床常见，主要有：①恶性、呕吐，发生率为 10%。②腹泻：最常见，主要原因包括肠腔内渗透压过高、小肠对营养液不耐受、营养液污染和严重的低蛋白血症等。③便秘：少见，主要由脱水、纤维素不足、大便干结和肠梗阻引起。呼吸衰竭患者在机械通气过程中应用镇静药，后者可减弱胃平滑肌的收缩活动而引起胃潴留，同时由于胆管痉挛和胃液分泌减少导致胃肠道吸收功能降低，容易发生胃肠道相关并发症。

3）代谢并发症

（1）水代谢异常：主要是高渗性脱水，发生率为 5% ~ 10%。另外，心、肾功能不全患者大量输注营养液可发生水潴留。

（2）糖代谢异常：可由于应激或糖尿病发生高血糖症，肠内营养突然减少或胰岛素应用过量可引起低血糖症。

（二）呼吸重症疾病患者营养支持治疗

1. COPD 患者的营养支持 COPD 患者多并发营养不良，其明显标志是体重减轻，对呼吸系统最显著的影响是减低正常通气的动力，主要表现是呼吸中枢和呼吸肌的功能降低，对缺氧和高二氧化碳反应性下降、免疫力低下。当呼吸肌肌力较正常减低 30% 时，可发生高碳酸呼吸衰竭。对于呼吸衰竭，营养支持显得更重要，应尽早进行直到患者能正常经口进食。研究表明，营养支持可改善 COPD 患者的肺功能、血气指标、呼吸肌力，缩短机械通气时间，但能否改善预后尚无研究证实。由于碳水化合物呼吸商（RQ）为 1，脂肪 RQ 为 0.7，蛋白质 RQ 为 0.8。因此，COPD 患者更能耐受高脂饮食，但过多的热量和碳水化合物可产生大量二氧化碳，使 RQ 增大，加重通气障碍。有报道认为进食高碳水化合物时 VO_2 和 VCO_2 分别增加 10% 和 20%，提示对 COPD 患者进行营养支持时应注意通气负荷。碳水化合物转变为脂肪的 RQ 是 1.7，对于肺疾病患者，避免营养过剩更为重要。

COPD 呼吸衰竭患者进行营养支持时应进行精确计算，使其逐步达到营养支持的目的，调整营养配方，用脂肪代替葡萄糖（50% 脂肪）。对于撤机患者，应减少热量供给，使其接近基础需要量，避免增加额外的代谢负荷。

有研究认为，COPD 患者应用促合成激素，如人重组生长激素（rhGH）可以改善患者的人体测量值，但不能增加其呼吸肌力和运动能力，而且也有研究指出在重症患者应激早期应用 rhGH 会增加死亡率。因此，一般认为仅在营养供给充足，但蛋白质合成仍未改善，或考虑呼吸肌力不足而导致撤机困难的呼吸衰竭患者使用 rhGH 可能获益。

2. ARDS 或肺感染者　不同于其他类型的急性呼吸衰竭（如急性肺栓塞、支气管哮喘急性发作），ARDS 或肺感染者存在着明显的全身炎症反应，并伴随着体内各种应急激素及多种细胞因子和炎症介质的释放。ARDS 患者多存在严重的高分子代谢，短期内即可出现混合型营养不良。由于大多数 ARDS 患者需要机械通气治疗，可以通过调整呼吸机清除过多的二氧化碳，直至度过急性期。因此，营养支持无须特别改变配方。ARDS 的营养支持应当提倡尽早的提供肠内营养，这样可以减少不饱和脂肪酸的应用，并改善 ω-3 不饱和脂肪酸的供给。有研究表明，ARDS 患者应用肠内营养联合鱼油不饱和脂肪酸（EPA）、谷氨酰胺（GLA）以及一些抗氧化物质，可以提高体内的抗氧化水平，防止脂质过氧化损害，减低肺泡的通透性，改善气体交换，减少进一步的器官功能损害。如果必须进行肠外营养，应尽可能避免增加氧耗和二氧化碳的产生。但也有学者认为，为了迅速、有效地满足能量需求和减少蛋白丢失，如维持危重患者重要的生理平衡，短期营养支持中可考虑优先输注葡萄糖 1 000～3 000kcal 热量或在最初 5～6d 内，葡萄糖提供 80%～90% 热量，脂肪溶液提供另外的 10%～20% 热量，并同时输注氨基酸和应用胰岛素。

（张云飞）

第六节　呼吸重症疾病抗菌药物的合理应用

抗菌药物治疗是应用抗生素或人工合成的化学制剂治疗微生物感染的化学疗法。抗菌药物是目前临床上使用最多的一类药物。抗菌药物治疗的迅速发展所取得的成就是原来难以治疗的许多微生物疾病能得以控制和根治。但是，正是由于抗菌药物的功效显著，造成了目前临床上存在着普遍而严重的滥用抗生素的问题。

抗生素药物发展带来的负效应有 3 个方面：①滥用抗菌药物，导致大量耐药菌株的出现，耐药菌感染问题已成为 20 世纪末人类面临的新挑战。②不合理使用抗菌药物，导致机体菌群失调，引起二重感染以及消化不良等症状。③抗菌疗法"药到病除"的假象，使医护人员对抗菌药物过分依赖，忽视了抗感染治疗的一般原则，使抗感染治疗失败，降低了对消毒、隔离、无菌操作等控制感染传播措施的重视，造成院内感染流行，同时增加了医疗费用。

一、治疗原则

正确的抗菌药物治疗，是现代医学领域中成功的病因治疗的少数范例之一，应严格掌握指征，强调合理用药。

（一）坚持按适应证用药

合理用药的指征有：①有感染表现，病原菌对抗菌药物敏感（体外试验）。②实验证明这些微生物在体内使用抗菌药物时常有效。③根据经验感染不能自行缓解者。

抗菌药物治疗的适应证是根据临床和病原学两个方面的诊断而定的。危重病治疗中，由于病情危急，往往根据临床症状就开始治疗，但最好要有初步的病原学检查，这是一条重要原则。

（二）注意抗菌药物、病原微生物和宿主机体之间的关系

抗菌治疗的过程是抗菌药物、病原微生物和宿主机体之间相互制约的过程。一方面，抗菌药物作用于病原微生物，抑制或杀死病原微生物，起到治疗作用，但其作用于机体，可产生不良反应；另一方面，病原微生物在抗菌药物作用下发生变异，可产生耐药性，而药物进入机体后必然会被机体所代谢。此外，抗菌药物疗效又与宿主的免疫力密切相关。因此，合理使用抗生素必须考虑三者之间的关系，减少不良反应和耐药性的产生。

（三）合理用药的原则

（1）选择有效药物：根据药物抗菌谱、病原学检查结果和药代学特点选择。

（2）采取合理的给药方法：根据药代学规律制订给药方案，特殊患者应采取个体化方案。

（3）避免不良反应：应避免不适当的联合用药和不合理的给药方案。

（4）防止产生耐药性：强调针对性用药，减少预防性用药和外用。

（5）减少浪费。

（四）抗菌药物的联合应用

1. 适应证　如下所述。

（1）混合感染，单一药物抗菌谱不能囊括。

（2）危及生命的重症感染，明确病原微生物之前的起始治疗。

（3）对某些重症感染，通过联合用药取得协同或相加作用，减少不良反应。

（4）免疫缺陷患者的感染。

（5）需长期治疗时，为减少细菌产生耐药性。

2. 效应　如下所述。

（1）累加作用：两种抗菌药物联用后，其抗菌活性较任意一种单药稍有增加。

（2）协同作用：两种抗菌药物的活性显著大于各单药抗菌作用之和。

（3）无关作用：两种抗菌药物的活性均不受另一种药物的影响。

（4）拮抗作用：一种药物的活性被另一种抗菌药物削弱。

3. 应注意的问题　如下所述。

（1）联用的药物各自均应有针对性。

（2）避免盲目应用协同组合，首先应考虑有无联合用药的适应证。

（3）避免拮抗联合。

（4）避免有相同毒性的药物联合，如氨基糖苷类与万古霉素。

（5）避免多种抗菌药物盲目联合，一般 2～3 种药物联合即可。

（6）注意抗菌作用的平衡，防止二重感染或交替感染。

（五）抗菌药物的预防性应用

不合理的预防性应用是滥用抗菌药物的典型做法，抗菌药物决不能替代医院内良好的卫生措施和严格的无菌操作。危重病有预防应用抗菌药物指征者同样极少，昏迷、休克、心力衰竭、免疫缺陷、免疫抑制剂应用、病毒性疾病等情况，预防应用抗菌药物均弊多益少。适当的预防应用仅限于针对某一种或一组特定菌，用药防止多种菌侵入是徒劳无益的。用药物作 SDD 预防危重病患者感染是 20 世纪 80 年代后出现的新方法，但对其临床和社会价值尚无一定肯定的结论。

（六）抗菌药物的局部应用

一般认为，抗菌药物局部应用易发生过敏反应，易产生耐药菌株，且治疗作用有限。但临床实践中，如果制剂特性适用于局部给药的途径，则对某些全身用药时药物难以到达的部位的感染，局部给药可能有更好的疗效。如氨基糖苷类抗生素雾化吸入治疗下呼吸道感染、纤维支气管镜灌洗和注入抗菌药物治疗肺化脓症、庆大霉素珠链填充治疗慢性骨髓炎等，均有良好的临床疗效。

二、呼吸危重病患者的抗菌药物治疗

抗菌药物治疗的要点有抗菌药物的选择，给药方案的确定。

抗菌药物的选择原则是高效、低毒、廉价。在病原学确立诊断后，根据病原微生物和药敏结果进行确定性治疗。但由于常规检查耗时几天，危重病患者病情不允许等待，因此，一般在病原学诊断确立之前，常根据临床特点和规律制订个体化治疗方案，一旦得到了病原学检查和药敏初步结果，就考虑更正确的治疗。危重病患者感染不同于一般感染，应尽快有效控制，开始就应选择高效、敏感的抗菌药物，抗菌谱也可以广些，如果像一般患者那样按部就班有可能延误病情。

呼吸道感染是危重病最常见的继发性感染，多属于医院内感染。根据笔者观察，综合性 ICU 内凡经气管内插管或器官造口行呼吸机治疗的患者，下呼吸道感染的发生率超过50%，持续1周以上，感染率接近100%。呼吸机治疗并发下呼吸道感染时，临床症状不典型，主要表现是痰量增加，可呈脓性，胸部X线也不典型，多表现为双侧支气管肺炎。

（一）主要病原微生物及诊断

危重病患者下呼吸道感染的病原微生物多为对抗菌药物呈多重耐药的革兰阴性杆菌，主要是铜绿色假单胞菌、醋酸钙不动杆菌、黄单胞菌和肠杆菌科各属，革兰阳性菌中的MRSA和真菌中的白假丝酵母菌也占相当比例。免疫受损明显的患者，病毒、真菌、卡氏肺孢子虫等感染的机会显著增加。危重病患者下呼吸道感染的病原微生物变化多端，即使为常见细菌，其药敏情况也复杂多变。因此，病原学检查十分重要。诊断困难或治疗效果不佳时，除常规多次涂片镜检和细菌真菌培养外，可以考虑采用PSB经人工气道或纤维支气管镜采样，防污染支气管肺泡灌洗，甚至开胸活检等采样技术，并酌情运用特殊染色涂片镜检、厌氧菌培养、血清学检查等检验方法，以明确病原学诊断，尽快给予确定性治疗。

（二）治疗

就抗菌药物而言，氟喹诺酮类、大环内酯类、氨基糖苷类、利福平、万古霉素等均易渗入支气管和肺组织，β-内酰胺类虽然不易进入这些组织，但由于β-内酰胺类临床给药剂量较大，且炎症时通透性增加，在下呼吸道局部也能达到有效的浓度。所以这些药物都是下呼吸道感染的可选药物。

1. 一般感染 对一般的下呼吸道感染，尤其是人工气道或呼吸机相关的感染，首先应当考虑包括铜绿色假单胞菌在内的革兰阴性杆菌感染。经验性治疗可选择抗假单胞菌的青霉素，有强大抗假单胞菌活性的第三代头孢菌素、对铜绿色假单胞菌有效的氨基糖苷类、氟喹诺酮类和亚胺培南等。根据作者对中国人民解放军急救中心ICU所做的革兰阴性杆菌多重耐药性调查，亚胺培南对除黄单胞菌外的革兰阴性杆菌最敏感，耐药率降低，头孢他啶、环丙沙星和哌拉西林其次，氨曲南、阿米卡星再次，而第一、二代头孢菌素、氨苄西林、庆大霉素的耐药率超过50%。病原不明的下呼吸道感染，特别是呼吸机相关性肺炎，重症者可选用亚胺培南加用阿米卡星或奈替米星，也可选用头孢他啶加用阿米卡星或奈替米星，倘若有肾功能不全，用氨基糖苷类也有顾忌，可选、亚胺培南单用、头孢他啶加用哌拉西林，改氨基糖苷类全身用药为雾化吸入。轻中度感染者，常用哌拉西林或氨曲南加阿米卡星，替卡西林-克拉维酸加或不加氨基糖苷类也是较好的选择。

2. 金黄色葡萄球菌肺炎 在危重病患者并不少见，尤其在ICU内，甚至会发生金黄色葡萄球菌感染的暴发流行。目前，临床流行的葡萄球菌绝大多数为产酶菌株，而且相当比例的菌株为IRSA。对MRSA，万古霉素、去甲万古霉素和夫西地酸具有稳定的抗菌活性。因此，重症病例应用万古霉素或去甲万古霉素。这两种药肾毒性较大，但选用高纯度的万古霉素制剂，常规剂量下比较安全。即使是国产去甲万古霉素，只要密切监测药物毒性，0.8~1.6g/d，疗程5~10d，用药安全性仍较好。轻症病例，MRSA感染的可能性不大，可用苯唑西林加氨基糖苷类。

3. 表皮葡萄球菌及其耐甲氧西林株（IN/IRSE）感染 较金黄色葡萄球菌少，治疗同金黄色葡萄球菌肺炎。

4. 厌氧菌肺炎 有昏迷、酗酒和吸入等病史，咳恶臭浓痰，胸部X线呈破坏性肺炎或肺脓肿改变，应考虑厌氧菌感染可能。痰涂片找到大量细菌而普通培养阴性者也须怀疑厌氧菌感染。经验性治疗可选用克林霉素或大剂量青霉素、头孢西丁加甲硝唑。亚胺培南也具有广谱、强大抗厌氧菌活性的作用。此外，还应保证痰液引流通畅。

5. 黄单胞菌感染 ICU内有时会发生黄单胞菌下呼吸道感染的流行。该菌的耐药谱较特殊，普通头孢菌素、氨基糖苷类及多种新的抗菌药物对其均缺乏活性，甚至亚胺培南也仅有中度活性，而头霉素类和某些广谱青霉素确具有很强的活性，故可以选用头孢西丁、阿莫西林-克拉维酸、美洛西林或哌拉西林等。

（张云飞）

第七节 支气管肺泡灌洗技术

支气管肺泡灌洗（BAL）是经纤维支气管镜，获取下呼吸道（主要是肺泡）来源的细胞与生化成分，分析探讨肺疾病病理学过程的一种比较安全而实用的技术。BAL 不同于以获取大气道来源的样本进行病原学和肿瘤细胞学检查而采用少量液体（10～30ml）进行的支气管冲洗，也不同于治疗性灌洗，如采用少量液体进行的支气管冲洗以移出支气管哮喘、支气管扩张等患者气道内的黏稠分泌物或采用大量液体（10～30L）进行的全肺灌洗技术，以治疗肺泡蛋白沉积症。

自从 20 世纪 70 年代开始应用 BAL 研究肺疾病局部的免疫反应和炎症机制以来，无论是 BAL 的操作技术，还是支气管肺泡灌洗液（BALF）的检测手段、检测项目及其应用范围都有了长足的进步。许多国家的医学团体，包括我国，还先后制订并发表了指南性意见，规范了 BAL 的技术操作及 BALF 实验室处理过程，使其结果更加标准可靠，从而进一步促进了 BAL 的发展和应用，使其作为研究肺疾病的一种检查手段得到了广泛的认可。最新发布的关于结节病和特发性肺纤维化（IPF）的诊断和治疗的国际性联合声明也将 BAL 推荐为常规诊断手段。

一、支气管肺泡灌洗的应用指征

因为相对无创，没有明显的并发症，患者容易耐受，所以 BAL 目前已经成为肺活检的替代或补充手段，用于各种原因引起的弥漫性实质性肺疾病的临床诊断、疗效判断、预后评价以及病理和发病机制的研究。临床上，BAL 检查主要用于感染性原因、非感染性原因、免疫性原因和肿瘤性原因引起的弥漫性实质性肺疾病（diffuse parenchyma lung disease，DPLD）或间质性肺疾病（interstitial lung disease，ILD）的诊断和鉴别诊断。

（一）BAL（不需要活检）足以建立诊断的疾病（高敏感性、高特异性）

（1）肺泡蛋白沉积症。
（2）卡氏肺孢子虫肺炎。
（3）支气管肺癌。
（4）嗜酸性粒细胞肺炎。

（二）BAL 结合临床与 HRCT 特征足以建立诊断的疾病（高敏感性、高特异性）

（1）IPF（中性粒细胞±嗜酸性粒细胞）。
（2）EAA（淋巴细胞、浆细胞和泡沫样巨噬细胞）。
（3）RB－ILD（色素沉着的巨噬细胞）。
（4）BOOP（混合性细胞改变，CD4/CD8 比值降低）。
（5）淋巴管平滑肌瘤病（肺泡出血）。

（三）BAL±肺活检（BALF 典型者 50%，通常需要活检）（中度敏感性、高度特异性）

（1）结节病（淋巴细胞增加，CD4/CD8 比值增加）。
（2）朗格汉斯组织细胞增多症（CD1 增加）。
（3）BAL 多数时候不具有诊断价值，需要活检（低敏感性±低特异性）。
（4）Hodgkin 病。
（5）侵入性曲霉病。

在 DPLD 的诊断过程中，BAL 结果对于提示或除外某些疾病，缩小鉴别诊断范围确实具有非常重要的意义。这些疾病主要包括结节病、外源性过敏性肺泡炎（EAA）、闭塞性细支气管炎伴机化性肺炎（BOOP）、慢性嗜酸性粒细胞肺炎（CEP）、特发性肺纤维化、药物性肺损伤、结缔组织病（CTD）等。如果临床和肺功能异常提示 ILD，而胸片正常，这时有必要进行 BAL；相反，如果 BAL 结果正常，则可除外某些活动性 ILD。有时候，通过 BAL 也可发现疾病的特征性异常，作出特异性疾病诊断。这些疾病包括卡氏肺孢子虫肺炎（PCP）、巨细胞病毒（CMV）肺炎、肺结核、石棉沉着病、肺出血、肺部肿瘤或癌性淋巴管炎、肺泡蛋白沉积症（PAP）、肺朗格汉斯组织细胞增多症（PLCH）等。

二、支气管肺泡灌洗的实施

虽然各国关于 BAL 操作及 BALF 实验室处理过程和检测方法的指南存在一定的差异，但是原则基本上一致。

1. 操作前准备与注意事项　操作前准备与麻醉同常规的纤维支气管镜检查。BAL 通常是通过纤维支气管镜，在观察气管支气管后，但在其他操作（如活检或支气管毛刷）之前进行，以免因为出血造成灌洗回收液被污染。当 BAL 是为了评价非感染性 ILD 时，如果支气管镜检查发现支气管炎症并伴脓性分泌物时，则需要进行抗生素治疗控制感染后再进行 BAL 检查，以免影响 BALF 的实际结果。还需要强调的是，进行 BAL 时，对所选灌洗肺段的支气管应该常规使用 2% 利多卡因进行局部麻醉，以防止咳嗽，但是在进行 BAL 前又必须吸引清除局部的利多卡因，以防止利多卡因影响细胞回收、活性及功能。此外，适当使用镇静剂也有利于患者合作，适当使用胆碱能受体抑制剂可以降低迷走神经反射和支气管分泌，这些都有利于增加 BAL 的回吸收。

2. 灌洗部位　纤维支气管镜嵌顿于段或亚段是保证灌洗液回吸收的重要条件。在患者仰卧位时，右中叶或左舌叶易于操作及嵌顿，有利于回吸收，与灌洗下叶比较，回吸收增加至少 20%。关于 DPLD 的 BAL 研究还显示，一个部位的灌洗通常能够代表全肺并能提供足够的临床资料。因此，对于 DPLD 患者，常规采用右中叶或左舌叶作为灌洗部位。然而，对于局灶性病变，如肿瘤、肺部感染等，则需要在影像学证实的局部病变部位进行灌洗。

3. 预热　灌洗液通常使用预热至 37℃ 或室温的无菌生理盐水进行灌洗，预热至 37℃ 可以减轻咳嗽，增加细胞的回吸收。

4. 灌注和回收　在纤维支气管镜嵌顿于所选择的段或亚段支气管后，通常使用塑料注射器经活检孔（或经活检孔插入的细硅胶管）快速注射等份的无菌生理盐水，每次 20~60ml，重复 4~5 次，灌洗总量 100~300ml。临床上较实用而安全的灌洗量是 5×20ml。少于 100ml 的灌洗量可能增加灌洗回收液体中的支气管腔分泌物混杂。每次灌注后立刻通过手动回抽轻轻吸引至塑料注射器内或采用 25~100mmHg（1mmHg=0.133kPa）的负压，轻轻吸引至无菌塑料或硅化的玻璃回收容器内。通常第一次回吸收的量相对较小，总的回吸收率为 40%~70%。回收液体过程中需要注意的是吸引负压过大可能导致远端气道塌陷或气道黏膜损伤，降低回吸收率或改变 BALF 的组分。咳嗽、气管镜嵌顿不良可能导致灌洗液体从气管镜周围漏出，影响回吸收。患者的疾病状况、吸烟和年龄也影响回吸收量，当存在阻塞性气道疾病或肺气肿时，回吸收明显降低，甚至低于 30%。当 BAL 的回收率小于 25% 时，BALF 结果通常不可靠。

三、支气管肺泡灌洗的禁忌证

（1）凡气管镜的禁忌证均为支气管肺泡灌洗的禁忌证。
（2）精神高度紧张不能配合完成气管镜检查患者。
（3）严重通气和换气功能障碍患者，$PaO_2 < 6.67kPa$（50mmHg）或吸氧状态下 $PaO_2 < 9.33kPa$（70mmHg）。
（4）冠心病、高血压、心律失常、频发心绞痛患者。
（5）主动脉瘤和食管静脉曲张有破裂危险的患者。
（6）近期发热、咯血和哮喘发作患者。

四、实施支气管肺泡灌洗的注意事项

1）用于做支气管肺泡灌洗的气管镜顶端直径应在 5.5~6.0mm，适于紧密楔入段或亚段支气管管口，防止大气道分泌物混入和灌洗液外溢，保证 BALF 满意回收量。

2）在灌洗过程中咳嗽反射必须得到充分的抑制，否则易引起支气管壁黏膜损伤而造成灌洗液混血，同时影响回收量。

3）一份合格的 BALF 标本应是：BALF 中没有大气道分泌物混入；回收率 > 40%，存活细胞占 95% 以上；红细胞 < 10%（除外创伤、出血因素），上皮细胞 < 3% ~ 5%；涂片细胞形态完整，无变形，分布均匀。

4）注意防治并发症：虽然目前认为 BAL 是一种安全的检测方法，但随着 BAL 应用范围不断扩大，其不良反应和并发症亦在增加。主要并发症有：

（1）灌洗时偶有支气管痉挛喘息，灌洗后数小时出现发热、寒战。

（2）术后 24 小时内灌洗肺段肺泡浸润影，个别有肺不张。

（3）肺功能：FEV_1、肺活量（vital capacity，VC）、最大呼气流量（PEF）、PaO_2 短暂减低。

（4）气胸、出血，仅见于 TBLB。

（张云飞）

第八节 体外膜肺氧合技术

一、发展简史

体外膜氧合（extracorporeal membrane oxygenation，ECMO），简称膜肺，是抢救垂危患者生命的新技术。ECMO 技术源于心外科的体外循环，早在 20 世纪 60 年代末期就有人用体外膜肺氧合（ECMO）治疗呼吸衰竭，不幸的是这些患者颅内出血发生率高。1975 年成功用于治疗新生儿严重呼吸衰竭。1975 年美国国立卫生研究院对此进行调查，结果是急性呼吸窘迫综合征（ARDS）用常规方法治疗生存率为 8%，而用 ECMO 的生存率也仅为 10%，两种疗法效果无明显差异。有 3 个因素导致 ECMO 疗效较低：①这些患者的肺大多为不可逆器质性改变。②在 EGMO 治疗时还继续应用 60% 氧浓度（FiO_2）进行呼吸机支持，导致肺组织纤维化。③病因学上这些患者的 ARDS 为病毒和细菌感染所致，而 ECMO 对损伤、栓塞所致 ARDS 疗效较佳。

1980 年，美国密歇根医学中心 Bartlett 医师领导并建立了第一个 ECMO 中心，随后世界各地相继建立了 145 个 ECMO 中心。近 10 年来，随着新的医疗方法的出现，ECMO 技术有了很大的改进，应用范围较以前扩大。

二、ECMO 的原理和方法

ECMO 治疗期间，心脏和肺得到充分的休息，而全身氧供和血流动力学处在相对稳定的状态。此时膜肺可进行有效的二氧化碳排出和氧的摄取，体外循环机使血液周而复始地在机体内流动。这种呼吸和心脏的支持优越性表现在：①有效地进行气体交换。②长期支持性灌注为心肺功能恢复赢得时间。③避免长期高氧吸入所致的氧中毒。④避免了机械通气所致的气道损伤。⑤提供有效的循环支持。⑥ECMO 治疗中可用人工肾对机体内环境，如电解质，进行可控性调节。

ECMO 主要分为两种方式：V - V 转流与 V - A 转流（图 5 - 6）。

1. V - V 转流 经静脉将静脉血引出，经氧合器氧合并排出二氧化碳后，泵入另一静脉。通常选择股静脉引出，颈内静脉泵入，也可根据患者情况选择双侧股静脉。原理是将静脉血在流经肺之前已部分气体交换，弥补肺功能的不足。V - V 转流适合单纯肺功能受损，无心脏骤停危险的病例。可在支持下降低呼吸机参数至氧浓度 < 60%、气道压 < 40cmH_2O，从而阻断为维持氧合而进行的伤害性治疗。需要强调 V - V 转流只可部分代替肺功能，因为只有一部分血液被提前氧合，并且管道存在重复循环现象（指部分血液经过 ECMO 管路泵入静脉后又被吸入 ECMO 管路，重复氧合）。

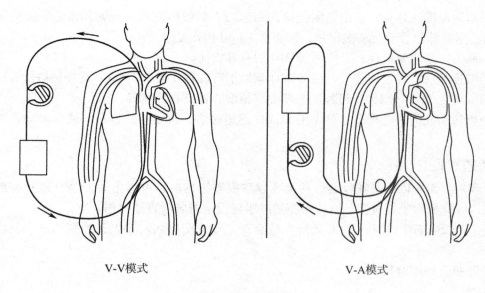

V-V模式   V-A模式

图 5-6　ECMO 模式

2. V-A 转流　经静脉将静脉血引出，经氧合器氧合并排出二氧化碳后，泵入动脉。成人通常选择股动静脉；新生儿及幼儿由于股动静脉偏细，选择颈动静脉；也可开胸手术动静脉置管。V-A 转流是可同时支持心肺功能的连接方式。V-A 转流适合心功能衰竭、肺功能严重衰竭并有心脏骤停可能的病例。由于 V-A 转流 ECMO 管路是与心肺并联的管路，运转过程会增加心脏后负荷，同时流经肺的血量减少。长时间运行可出现肺水肿甚至粉红泡沫痰。这可能就是 ECMO 技术早期对心脏支持效果不如肺支持效果的原因。当心脏完全停止跳动时，V-A 模式下心肺血液滞留，容易产生血栓而导致不可逆损害，如果超声诊断下心脏完全停止跳动 >3h 则应立即开胸手术置管转换成 A-A-A 模式。两条插管分别从左、右心房引出经氧合器氧合并排出二氧化碳后泵入动脉。这样可防止心肺内血栓形成并防止肺水肿发生。

ECMO 基本回路与 CPB 类似，一路导管将体内血液引流至储血罐，然后由机械泵将血泵入氧合器，经膜肺将血液氧合、排出 CO_2 并加温后再通过另一路管道回输体内。引流体外和泵入体内的管道之间有一备用的短路，其作用是一旦回路或机械故障时可迅速将机体与 ECMO 系统脱离，从而确保临床使用安全。

ECMO 的管道回路模式分两种，即静脉-动脉体外氧合（VA-ECMO 模式）和静脉-静脉体外氧合（VV-ECMO 模式）。VA-ECMO 模式经静脉置管到达右心房引流静脉血，通过动脉置管到主动脉弓处将排出了 CO_2 的氧合血回输动脉系统。新生儿一般选择右侧颈内静脉和颈总动脉置管，而成人可选择股动静脉。ECMO 方式的选择要参照病因、病情，灵活进行。总体来说 V-V 转流方法为肺替代的方式，V-A 转流方法为心肺联合替代的方式。心脏功能衰竭及心肺衰竭病例选 V-A；肺功能衰竭选用 V-V 转流方法；长时间心跳停止选 A-A-A 模式。在病情的变化过程中还可能不断更改转流方式。例如在心肺功能衰竭急救过程中选择了 V-A 转流方法，经过治疗心功能恢复而肺还需要时间恢复，为了肺功能的快速恢复，转为 V-V 模式。不合理的模式选择则可能促进原发症的进展，降低成功率；正确的模式选择可对原发症起治疗作用，提高成功率。

三、ECMO 的适应证

ECMO 治疗效果主要取决于心脏和肺功能结构是否恢复。可逆性呼吸衰竭患者均可考虑用 ECMO，如急性休克、误吸、严重损伤、感染等造成的呼吸功能不全。

（一）心脏适应证

1. 急性心力衰竭　无法以药物或主动脉内球囊反搏维持足够的循环时，可考虑使用 ECMO。

2. 心脏手术后心源性休克　多由再灌注损伤引起的心肌顿抑所致。若无其他心脏结构异常或心肌梗死，单纯的心肌顿抑尽管暂时功能很差，都能在 4～6d 内恢复。

3. 急性心肌炎　多为暂时性，是应用 ECMO 的良好指征。

4. 急性心肌梗死后心源性休克　可在 ECMO 辅助下行内科支架（PTCA）或外科搭桥（CABG）。

5. 心肌病　可在 ECMO 辅助下过渡到安装心室辅助装置或心脏移植。

6. 急性肺栓塞引起的右心衰竭　可先用 ECMO 稳定患者，再给予溶栓药，或手术去除肺动脉内的血栓。

（二）肺适应证

急性呼吸衰竭，无法以传统呼吸器，甚至高频呼吸器维持时，可考虑用 ECMO 取代肺脏功能，维持足够的换气，并降低呼吸器设定，减少过高的呼吸器设定对肺的直接损伤。

（1）新生儿肺部疾病：①吸入性胎粪肺炎综合征。②透明膜病。③先天性膈疝。④新生儿顽固性肺高压。

（2）急性呼吸窘迫综合征。

（三）其他

（1）肺移植。

（2）某些神经外科手术：如基底动脉瘤手术等，需要应用体外循环时，可考虑使用 ECMO。因为 ECMO 只用较少的肝素甚至不用肝素，出血并发症较少。此外，ECMO 在股动静脉插管，与开胸手术建立传统的体外循环相比，伤口较小，而且建立、撤除所耗费的时间也短。

四、ECMO 的禁忌证

（1）外科手术或外伤后 24h 内。

（2）头部外伤并颅内出血 72h 内。

（3）缺氧致脑部受损。

（4）恶性肿瘤。

（5）成人呼吸窘迫综合征并慢性阻塞性肺疾病。

（6）在应用 ECMO 前已有明显不可逆转的病况。

（7）持续进展的退化性全身性疾病。

ECMO 是一新兴的治疗方法，对呼吸功能衰竭有很好的治疗效果。它持续时间长，涉及方面多，很多问题有待进一步探讨。目前只有少数先进发达国家能常规开展，这是因为 ECMO 技术复杂，人力、物力、财力消耗大，远期效果尚须证实。随着体外循环设备的完善以及对 ECMO 各种问题的深入理解，其疗效将会不断提高。ECMO 是体外循环扩展应用的一个重要途径。

（臧会玲）

第九节　呼吸重症疾病的肺康复治疗

在医学发展的今天，人们对健康和疾病的发生、发展、转归有了更多的认识和更严格的要求，医务人员的职责不再局限于疾病的诊断和治疗，还要考虑到患者身心健康的全面恢复。患者除出院回家之外，还要重返社会。对于慢性呼吸系统疾病患者来说，过去一直认为，他们病程的发展是不可逆的，但最新研究表明，如果在疾病进展过程中，通过医务人员的积极干预，他们的各项肺功能指标、生活质量和临床症状都会得到有效改善。

一、肺康复的定义

肺康复是医疗实践的艺术，通过准确的诊断、心理支持、宣教，根据每个病例的具体情况，制订综合性方案，用以稳定、逆转肺疾病的病理生理改变，争取患者在具体肺疾病造成生理功能损害和全身情况条件下，能发挥最大的呼吸功能潜力。

1. 多学科　肺康复医疗方案的制订和实施需要医疗卫生部门的多学科专家参与，根据患者的需要制订多方面有机结合的方案。

2. 个体化　针对每位患者的肺疾病及其损害的严重程度进行客观评价，以便制订一个适合患者情况的切实可行的康复方案。

3. 关注器官生理功能和社会心理功能　为了使康复取得成功，既要关心患者的生理学功能，也要关心患者的心理、情感和社会问题，并进行理想的医学治疗以改善肺功能。

二、肺康复治疗的主要目标

（1）缓解或控制呼吸系统疾病的急性症状及并发症。

（2）消除疾病遗留的功能障碍和心理影响，开展积极的呼吸和运动训练，发掘呼吸功能潜力。

（3）教育患者如何争取在日常生活中能达到最大活动量，并提高其对运动和活动的耐力，增加日常生活自理能力，减少住院的需要。

三、肺康复方案的实施

制订康复方案之前，应首先对患者的情况进行全面评价，包括全面的病史、体格检查、胸部 X 线检查、肺功能测定、心电图，必要时做动脉血气分析、痰液检查、血茶碱浓度测定、血电解质和血常规检查。呼吸系统以外的其他伴随疾病，如心脏病、高血压、胃肠道疾病、肾脏疾病等也需认真了解，因为这可影响患者的康复能力。如患有癌症、脑血管意外或其他器质性脑病、心力衰竭、严重呼吸衰竭、严重关节炎等，可限制患者活动，使其难以从肺康复中获益。影响肺康复效果的其他因素还有年龄、智力、职业、受教育水平等。具有良好的家庭支持和帮助、个人参加肺康复的愿望强烈者，康复的效果较好。

1. 心理治疗　重视程度最为不足，呼吸重症疾病多为慢性疾病，其特征是缓慢进行，症状时有时无，但构成疾病的病理生理改变是不可逆的，并随时因积累而加重，患者自我感觉社会地位不断下降，自信丧失，对自我供养、工作能力，甚至自理能力心存疑问。觉得对家庭和社会是一种负担，甚至有的家属也有这种想法，以致患者和家属都产生不同程度和类型的心理障碍，如孤独、苦恼、焦虑、易怒及抑郁等，对此，医务人员除了积极处理患者躯体上的不适外，对出现的心理障碍也要给予足够的重视，并给予帮助。首先，要建立良好的医患关系，同情患者，并不断给予鼓励，除制订合适的治疗方案和确定要达到的治疗目标外，还应进行有关自理能力和康复治疗技术的教育，如正确的呼吸方法、如何排痰、氧疗、营养等。耐心解释各种疑问，主动介绍一些生理心理方面的知识，不断鼓励患者以积极的态度面对人生。

2. 呼吸肌的训练与康复　如下所述。

（1）腹式呼吸：吸气时，膈肌收缩下降，腹肌松弛，保持最大吸气量。呼气时，腹肌收缩帮助膈肌松弛，随腹腔内压增加而上抬，增加呼气潮气量。其作用是增加潮气量，减少功能潮气量，提高肺泡通气，换气功能改善，呼吸困难缓解。尽量减少肋间肌、呼吸副肌的劳动，保持休息。要求是根据病情取卧位、半卧位、坐位，左右手分别放于胸腹部，经鼻吸气，经口呼气，气要匀、细、缓。2 次/d，10～15min/次，熟练后增加次数和时间，最后不自觉形成呼吸习惯。

（2）缩唇呼吸：是腹式呼吸的组成部分，吸呼比为 1∶（2～3），作用是防止呼气时小气道狭窄、陷闭，利于肺泡气排出。缩唇呼吸训练方法，距口唇 15～20cm 处蜡烛火焰随气流排出但不致熄灭，锻炼若干次，即可掌握。注意事项：呼吸肌和其他肌肉一样，训练所取得的效果具有可逆性，告诫患者保持或进一步增强已取得的效果，一定要持之以恒。

（3）体育锻炼：如行走、慢跑、游泳、上下楼梯等，均可增加呼吸肌的肌力和耐力。

3. 氧疗　氧疗是肺康复的另一个重要内容，宣传进行长期的家庭氧疗，其目的是改善患者的生理指标、生活质量，降低死亡率。

注意事项：长期氧疗氧浓度不能过高，以小于 30% 为宜，间歇低流量吸入，每天吸氧时间大于 15h。COPD 患者在进行呼吸肌康复训练时，最好能同时或训练后进行氧疗，这不但因为呼吸肌康复训练是一种耗氧运动，更因为 COPD 患者平静呼吸时呼吸肌的氧耗量是常人的 10 ~ 20 倍，运动时可增至 80 倍。

4. **营养支持治疗**　呼吸重症疾病患者由于病程长、年老体弱、抑郁及胃肠功能减退等原因，营养物质摄入减少，消化吸收不良，常并发营养不良，因而常伴有免疫功能低下，以致容易发生肺部感染，它们互为因果，形成恶性循环。有效的营养支持可以减少感染和呼吸衰竭的发生率，降低死亡率，还能保证呼吸肌具有足够的收缩力和耐力。首先安排好进餐环境，进餐前适当休息，必要时吸氧 3 ~ 5min，少食多餐，软食为主，安排好食谱，对于一般患者给予高蛋白，富含糖类和淀粉类的食物。但对于病重出现呼吸困难者，不宜进食高蛋白或高糖类食物，因为高蛋白食物会刺激呼吸中枢兴奋，加重气促症状；而淀粉或糖分过高的食物可使体内二氧化碳产生过多，加重体内二氧化碳潴留，易导致呼吸衰竭的发生。此时最好进食含脂肪比例高的食品，而且脂肪每克热量 9kcal 之多，有利于患者热量的补充。注意补充维生素，多吃新鲜蔬菜和水果。

（臧会玲）

第十节　呼吸重症患者的镇痛镇静治疗

呼吸重症患者常处于强烈的应激环境之中。焦虑是一种强烈的忧虑，不确定或恐惧状态；躁动指一种伴有不停动作的易激惹状态，或者说是一种伴随着挣扎动作的极度焦虑状态。常见原因包括：自身严重疾病的影响 - 患者因为病重而难以自理、各种有创诊治操作、自身伤病的疼痛；环境因素 - 患者被约束于床上，灯光长明，昼夜不分，各种噪声，睡眠剥夺，邻床患者的抢救或去世；隐匿性疼痛 - 气管内插管及其他各种插管，长时间卧床；以及对未来命运的忧虑，对疾病预后的担心，对死亡的恐惧，对家人的思念与担心。故此，应该注意观察和及时处理患者的疼痛和焦虑反应，镇痛与镇静应作为呼吸重症患者的常规治疗。

一、呼吸重症患者镇痛镇静治疗的目的与意义

（1）消除或减轻患者的疼痛及躯体不适感，减少不良刺激及交感神经系统的过度兴奋。

（2）帮助和改善患者的睡眠，诱导遗忘，减少或消除患者对其在 ICU 治疗期间病痛的记忆。

（3）减轻或消除患者的焦虑、躁动甚至谵妄，防止患者的无意识行为（挣扎等）干扰治疗，保护患者的生命安全。

（4）降低患者的代谢速率，减少其氧耗，使得机体组织氧耗的需求变化，尽可能适应受到损害的氧输送状态，并减轻各器官的代谢负担。

有研究观察表明，对非常危重的患者，诱导并较长时间维持一种低代谢的"休眠"状态可减少各种应激和炎性损伤，减轻器官损害。

二、重症患者疼痛与意识状态及镇痛镇静疗效的观察与评价

相对于全身麻醉患者的镇静与镇痛，对重症患者的镇静镇痛治疗更加强调"适度"的概念，"过度"、"不足"都可能给患者带来损害；为此，需要对重症患者疼痛与意识状态及镇痛镇静疗效进行准确的评价。对疼痛程度和意识状态的评估是进行镇痛镇静的基础，是合理、恰当镇痛镇静治疗的保证。

（一）疼痛评估

目前对于疼痛评估最可靠的方法仍然是患者的主诉。最常用评分方法为数字评分法（numeric rating scale，NRS）：NRS 是一个从 0 ~ 10 的点状标尺，0 代表不痛，10 代表疼痛难忍，由患者从上面选择一个数字描述其疼痛程度（图 5 - 7）。其在评价老年患者急慢性疼痛的有效性和可靠性上已获得证实。此

外，也可选择语言评分法（verbal rating scale，VRS）、视觉模拟法（visual analogue scale，VAS）。这些评分依赖于患者和医护人员之间的交流能力。当患者在较深镇静情况下常常不能主观表达疼痛的强度。在此情况下，观察患者的疼痛相关行为（运动、面部表情和姿势）与生理指标（心率、血压和呼吸频率）的变化也可反映疼痛的程度，需定时仔细观察来判断疼痛的程度及变化。面部表情评分法（faces pain scale，FPS）由6种面部表情及0~10分构成，程度从不痛到疼痛难忍，由患者选择图像或数字来反映最接近其疼痛的程度（图5-8）。FPS与VAS、NRS有很好的相关性，可重复性也较好。

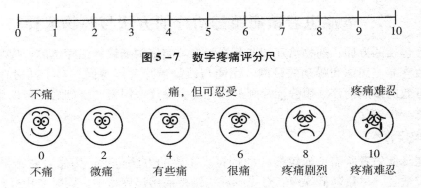

图5-7 数字疼痛评分尺

图5-8 面部表情疼痛评分法

（二）镇静评估

重症患者理想的镇静水平，是既能保证患者安静入睡，又容易被唤醒。应在镇静治疗开始时就明确所需的镇静水平，定时、系统地进行评估和记录，并随时调整镇静用药以达到并维持所需镇静水平。目前临床常用的镇静评分系统有 Ramsay 评分、Riker 镇静躁动评分（SAS），以及肌肉活动评分法（MAAS）等主观性镇静评分以及脑电双频指数（BIS）等客观性镇静评估方法。

1. Ramsay 评分 是临床上使用最为广泛的镇静评分标准，分为6级，分别反映3个层次的清醒状态和3个层次的睡眠状态（表5-3）。Ramsay 评分被认为是可靠的镇静评分标准，但缺乏特征性的指标来区分不同的镇静水平。

表5-3 Ramsay 评分

分数状态	描述
1	患者焦虑、躁动不安
2	患者配合，有定向力、安静
3	患者对指令有反应
4	嗜睡，对轻叩眉间或大声听觉刺激反应敏捷
5	嗜睡，对轻叩眉间或大声听觉刺激反应迟钝
6	嗜睡，无任何反应

2. Riker 镇静、躁动评分（sedation-agitation scale，SAS） 见表5-4。

表5-4 Riker 镇静、躁动评分

分值	描述	定义
7	危险躁动	拉拽气管内插管、试图拔除各种导管、翻越床栏、攻击医护人员、在床上辗转挣扎
6	非常躁动	需要保护性束缚并反复语言提示劝阻，咬气管内插管
5	躁动	焦虑或身体躁动，经言语提示劝阻可安静
4	安静合作	安静、容易唤醒、服从指令
3	镇静	嗜睡，语言刺激或轻轻摇动可唤醒并能服从简单指令，但又迅即入睡
2	非常镇静	对躯体刺激有反应，不能交流及服从指令，有自主运动
1	不能唤醒	对恶性刺激无或仅有轻微反应，不能交流及服从指令

3. 肌肉活动评分法（motor activity assessment scale，MAAS） 自 SAS 演化而来。

客观性评估是镇静评估的重要组成部分。目前报道的方法有脑电双频指数（bispectral index，BIS）、心率变异系数及食管下段收缩性等。

BIS 是目前得到公认的镇静程度评估方法，它以 0～100 的连续数字表示患者的脑电活动状态，许多研究显示 BIS 的数值与脑组织的代谢状态有着良好的正相关，可以较好地反映镇静的深度与脑代谢氧耗状态，值得关注。

三、重症患者镇痛镇静治疗的方法与药物选择

镇痛镇静治疗包括两方面：药物治疗和非药物治疗。实施镇痛镇静治疗之前，应尽可能以非药物手段去除或减轻导致疼痛、焦虑和躁动的诱因。镇痛与镇静治疗并不等同，对于同时存在疼痛因素的患者，应首先实施有效的镇痛治疗。镇静治疗则是在先已去除疼痛因素的基础之上帮助患者克服焦虑，诱导睡眠和遗忘的进一步治疗。

（一）非药物治疗

非药物治疗能降低患者所需镇痛镇静药的剂量。主要的方法包括：为患者营造舒适的人性化的环境，保持患者体位适宜，尽量降低噪声、灯光刺激，维持病房温度适中。同时应积极寻找诱因，纠正其紊乱的生理状况，如低氧血症、低血糖、低血压和疼痛等。向患者解释病情及所做治疗的目的和意义，尽可能使患者了解自己的病情，参与治疗并积极配合。

（二）镇痛治疗

治疗药物主要包括阿片类镇痛药、非阿片类中枢性镇痛药、非甾体抗炎药（NSAIDs）及局麻药。

1. 阿片类镇痛药 理想的阿片类药物应具有以下优点：起效快、易调控、用量少、较少的代谢产物蓄积及费用低廉。临床中应用的阿片类药物多为相对选择性 μ 受体激动药。但某些作用，如组胺释放、用药后峰值效应时间、作用持续时间等存在较大的差异，所以应根据患者的特点考虑选择药物。阿片类药物的不良反应主要是引起呼吸抑制、血压下降和胃肠蠕动减弱，在老年人尤其明显。持续静脉用药可以根据镇静深度的评估调整剂量、速度，维持适宜的血药浓度，减少药物的总剂量，对血流动力学影响相对稳定；对一些短效镇痛药更符合药效学和药代学的特点，但需根据镇痛效果的评估不断调整用药剂量，以达到满意镇痛的目的。

治疗剂量的吗啡对血容量正常患者的心血管系统一般无明显影响。对低血容量患者则容易发生低血压，在肝肾功能不全时其活性代谢产物可造成延时镇静及不良反应加重。芬太尼具有强效镇痛效应，对循环的抑制比吗啡轻，但由于其清除半衰期（$T_{1/2\beta}$）较长，重复用药后可导致明显的蓄积和延时效应。瑞芬太尼是新的短效 μ 受体激动剂，在 ICU 可用于短时间镇痛，多采用持续输注；其代谢途径是被组织和血浆中非特异性酯酶迅速水解，清除率不依赖于肝肾功能，在部分肾功能不全患者的持续输注中没有发生蓄积作用。舒芬太尼的镇痛作用持续时间为芬太尼的 2 倍。一项与瑞芬太尼的比较研究证实，舒芬太尼在持续输注过程中随时间剂量减少，但唤醒时间延长。哌替啶和单胺氧化酶抑制剂合用可出现严重副反应，且其代谢产物甲基哌替啶半衰期显著延长，造成肝脏蓄积损害，不宜重复大量应用；所以在 ICU 镇静不推荐使用哌替啶。

2. 局部麻醉药物 目前常用药物为布比卡因和罗哌卡因。局麻药加阿片类用于硬膜外镇痛，其优点是药物剂量小、镇痛时间长及镇痛效果好。但应注意可能导致延迟性呼吸抑制及发生神经并发症。

3. 其他镇痛药物 近年来合成的镇痛药盐酸曲马多属于非阿片类中枢性镇痛药，治疗剂量不抑制呼吸，可用于老年人。主要用于术后轻度和中度的急性疼痛治疗。非甾体抗炎药（NSAIDs）对肝衰竭的患者易产生肝毒性，应予警惕；其主要不良反应包括胃肠道出血、血小板抑制继发出血和肾功能不全。在低血容量或低灌注患者、老年人和既往有肾功能不全的患者，更易引发肾功能损害。

（三）镇静治疗

理想的镇静药应具备以下特点：起效快、剂量-效应可预测；半衰期短、无蓄积；对呼吸循环抑制

最小；代谢方式不依赖肝肾功能；抗焦虑与遗忘作用同样可预测；停药后能迅速恢复；价格低廉等。但目前尚无药物能符合以上所有要求。目前 ICU 最常用的镇静药物为苯二氮䓬类和丙泊酚。

1. 苯二氮䓬类药物　苯二氮䓬类是较理想的镇静催眠药物。它通过与中枢神经系统内 GABA 受体的相互作用，产生剂量相关的催眠、抗焦虑和顺行性遗忘作用；其本身无镇痛作用，但与阿片类镇痛药有协同作用，可明显减少阿片类药物的用量。老年患者、肝肾功能受损者药物清除减慢，肝酶抑制剂亦影响药物的代谢。故用药须按个体化原则进行调整。苯二氮䓬类药物负荷剂量可引起血压下降，尤其是血流动力学不稳定的患者；反复或长时间使用苯二氮䓬类药物可致药物蓄积或诱导耐药的产生；该类药物有可能引起反常的精神作用。用药过程中应经常评估患者的镇静水平以防镇静延长。ICU 常用的苯二氮䓬类药为咪达唑仑、地西泮以及劳拉西泮。咪达唑仑是苯二氮䓬类中相对水溶性最强的药物，起效快、持续时间短、清醒相对较快，适用于治疗急性躁动患者。地西泮代谢产物去甲西泮和奥沙西泮均有类似地西泮的药理活性，且半衰期长，因此反复用药可致蓄积而使镇静作用延长。劳拉西泮是首选的长期镇静药物，具有较好的遗忘作用和量效关系；但由于水溶性差，其溶媒丙二醇具有横纹肌溶解等不良反应。苯二氮䓬类药物有其相应的竞争性拮抗剂 – 氟马西尼（flumazenil），但应慎重使用，需注意两者的药效学和药动学差异，以免因拮抗后再度镇静而危及生命。

2. 丙泊酚　丙泊酚是一种广泛使用的静脉镇静药物，特点是起效快、作用时间短、撤药后迅速清醒，且镇静深度呈剂量依赖性，镇静深度容易控制。丙泊酚还具有减少脑血流、降低颅内压、降低脑氧代谢率的作用。用于颅脑损伤患者的镇静可减轻 ICP 的升高。而且丙泊酚半衰期短，停药后清醒快，可利于进行神经系统评估。丙泊酚注射时可出现暂时性呼吸抑制和血压下降、心动过缓，对血压的影响与剂量相关，尤见于心脏储备功能差、低血容量的患者。肝肾功能不全对丙泊酚的药代学参数影响不明显。丙泊酚的溶剂为乳化脂肪，长期或大量应用可能导致高三酰甘油血症。2% 的丙泊酚可降低高三酰甘油血症的发生率，因此更适宜于 ICU 患者应用。

口服和肌内注射镇静药物多用于辅助改善患者的睡眠。ICU 患者的镇静治疗应以静脉持续输注为主，首先应给予负荷剂量以尽快达到镇静目标。短期（≤3d）镇静，丙泊酚与咪达唑仑产生的临床镇静效果相似。丙泊酚停药后清醒快，拔管时间明显早于咪达唑仑，但未能缩短患者在 ICU 停留时间。长期（>3d）镇静，丙泊酚与咪达唑仑相比，丙泊酚苏醒更快、拔管更早。在诱导期丙泊酚较易出现低血压，而咪达唑仑易发生呼吸抑制，用药期间咪达唑仑可产生更多的遗忘。常用镇静药物的负荷剂量与维持剂量见表 5 – 5。

表 5 – 5　常用镇静药物的负荷剂量与维持剂量参考

药物名称	负荷剂量	维持剂量
咪达唑仑	0.03 ~ 0.3mg/kg	0.04 ~ 0.2mg/（kg·h）
地西泮	0.02 ~ 0.1mg/kg	
丙泊酚	1 ~ 3mg/kg	0.5 ~ 4mg/（kg·h）

为避免药物蓄积和药效延长，可在镇静过程中实施每日唤醒计划，即每日定时中断镇静药物输注（宜在白天进行），以评估患者的精神与神经功能状态，特别是在护士与床位比例较低（≤3∶1）时，该方案可减少用药量，减少机械通气时间和 ICU 停留时间。大剂量使用镇静药治疗超过 1 周，可产生药物依赖性和戒断症状。为防止戒断症状，停药不应快速中断，而是有计划地逐渐减量。

3. α_2 受体激动剂　右美托咪定（dexmedetomidine）同时具有镇痛与镇静作用，可减少阿片类药物的用量。可单独应用，也可与阿片类或苯二氮䓬类药物合用。近年来，该药由于其特有的发生谵妄率低、苏醒时间短等优点而日益受到重视。

四、镇静镇痛治疗中器官功能的监测与保护

镇痛镇静治疗对患者各器官功能的影响是 ICU 医师必须重视的问题之一。在实施镇痛镇静治疗过程中应对患者进行严密监测，以达到最好的个体化治疗效果、最小的不良反应和最佳的效价比。

（一）呼吸功能

多种镇痛镇静药物都可产生呼吸抑制。深度镇静还可导致患者咳嗽和排痰能力减弱，影响呼吸功能恢复和气道分泌物清除，增加肺部感染机会。不适当的长期过度镇静治疗可导致气管内插管拔管延迟、ICU 住院时间延长、患者治疗费用增高。应注意呼吸运动的监测，常规监测脉搏氧饱和度，定时监测动脉血氧分压和二氧化碳分压，对机械通气患者定期监测自主呼吸潮气量、分钟通气量等。ICU 患者长期镇痛镇静治疗期间，应尽可能实施每日唤醒计划。观察患者的意识，在患者清醒期间鼓励其肢体运动与咳痰。在患者接受镇痛镇静治疗的过程中，应加强护理，缩短翻身、拍背的间隔时间，酌情给予背部叩击治疗和肺部理疗，结合体位引流，促进呼吸道分泌物排出，必要时可应用纤维支气管镜协助治疗。

（二）循环功能

镇痛镇静治疗在血流动力学不稳定、低血容量或交感神经张力升高的患者更易引发低血压。芬太尼对循环的抑制比吗啡轻。苯二氮䓬类镇静剂在给予负荷剂量时可发生低血压。丙泊酚所致的低血压在老年人表现更显著。尤其给予负荷剂量时，应根据患者的血流动力学变化调整给药速度，并适当进行液体复苏治疗，力求维持血流动力学平稳，必要时应给予血管活性药物。硬膜外镇痛引起的低血压经液体复苏治疗或适量的血管活性药可迅速纠正低血压。

同时，长时间镇静、制动使患者关节和肌肉活动减少，并增加深静脉血栓（DVT）形成的危险，应给予积极的物理治疗，预防深静脉血栓形成并保护关节和肌肉的运动功能。阿片类镇痛药可抑制肠道蠕动，导致便秘，可酌情应用刺激性泻药。

（三）谵妄

谵妄是多种原因引起的一过性的意识混乱状态。短时间内出现意识障碍和认知功能改变是谵妄的临床特征。意识清晰度下降或觉醒程度降低是诊断的关键。ICU 患者发生谵妄的例数远远高于实际获得诊断的例数。ICU 中的患者因骤然的病理生理变化而出现焦虑、意识改变、代谢异常、缺氧、循环不稳定或神经系统病变等，可以出现谵妄症状，且长时间置身于陌生而嘈杂的 ICU 环境会加重谵妄的临床症状。表现为精神状态突然改变或情绪波动、注意力不集中、思维紊乱和意识状态改变，伴或不伴躁动状态。临床上，伴有躁动的谵妄比较容易识别；不伴有躁动的谵妄往往因不易被察觉而预后较差。研究表明，机械通气患者谵妄发病率可达 70%～80%。谵妄患者，尤其是老年患者，住院时间明显延长，每日住院费用及病亡率均显著增加。

不适当的使用镇静镇痛药物可能会加重谵妄症状，有些谵妄患者接受镇静剂后会变得迟钝或思维混乱，导致躁动。

谵妄状态必须及时治疗。一般少用镇静药物，以免加重意识障碍。但对于躁动或有其他精神症状的患者则必须给药予以控制，防止意外发生。镇静镇痛药使用不当可能会加重谵妄症状。氟哌啶醇（haloperidol）是治疗谵妄的常用药物。临床使用氟哌啶醇的方式通常是间断静脉注射。其不良反应主要为锥体外系症状（EPS），此外，还可引起剂量相关的 QT 间期延长，增加室性心律失常的危险，因此应用过程中须监测 ECG。既往有心脏病史的患者更易出现此类不良反应。

（臧会玲）

第六章

急性呼吸窘迫综合征

第一节 概述与发病机制

一、概述

急性呼吸窘迫综合征（acute respiratory distress syndrome，ARDS）是以低氧血症为特征的急性起病的呼吸衰竭。病理基础是各种原因引起的肺泡－毛细血管损伤，肺泡膜通透性增加，肺泡表面活性物质破坏，透明膜形成和肺泡萎陷，肺顺应性降低、通气血流比例失调和肺内分流增加是 ARDS 典型的病理生理改变，进行性低氧血症和呼吸窘迫为 ARDS 特征性的临床表现。

1967 年 Ashbaugh 首先描述并提出 ARDS。4 年以后，"成人呼吸窘迫综合征"被正式推广采用。根据病因和病理特点不同，ARDS 还被称为休克肺、灌注肺、湿肺、白肺、成人肺透明膜病变等。1992 年欧美危重病及呼吸疾病专家召开 ARDS 联席会议，以统一概念和认识，提出了 ARDS 的现代概念和诊断标准。①急性而非成人：ARDS 并非仅发生于成人，儿童亦可发生。成人并不能代表 ARDS 的特征，急性却能反映 ARDS 起病的过程。因此，ARDS 中的"A"由成人（adult）改为急性（acute），称为急性呼吸窘迫综合征。②急性肺损伤与 ARDS 是连续的病理生理过程：急性肺损伤是感染、创伤后出现的以肺部炎症和通透性增加为主要表现的临床综合征，强调包括从轻到重的较宽广的连续病理生理过程，ARDS 是其最严重的极端阶段。这一认识反映了当前 ARDS 概念的转变和认识的深化，对早期认识和处理 ARDS 显然是有益的。③ARDS 是多器官功能障碍综合征的肺部表现：ARDS 是感染、创伤等诱导的全身炎症反应综合征（SIRS）在肺部的表现，是 SIRS 导致的多器官功能障碍综合征（MODS）的一个组成部分，可以肺损伤为主要表现，也可继发于其他器官功能损伤而表现为 MODS。④推荐的诊断标准包括：急性发病；X 线胸片表现为双肺弥漫性渗出性改变；氧合指数（PaO_2/FiO_2）＜300mmHg；肺动脉嵌顿压（PAWP）≤18mmHg，或无左心房高压的证据，达上述标准为急性肺损伤（ALI），PaO_2/FiO_2 小于 200mmHg 为 ARDS。

创伤是导致 ARDS 的最常见原因之一。根据肺损伤的机制，可将 ARDS 病因分为直接性和间接性损伤。创伤后 ARDS 病因复杂，常有多因素交叉作用。早期主要是直接损伤，包括肺钝挫伤，吸入性损伤和误吸，后期主要为间接性损伤，主要是持续的创伤性休克，挤压综合征和急性肾损伤，积极的液体复苏以及创面的反复感染和菌血症。由于这些因素的长期作用，导致创伤后 ARDS 病程持续时间较长，而且可以出现多次反复，临床上必须高度重视。

时至今日，虽然 ARDS 治疗策略不断改进和更新，但与 1967 最初提出 ARDS 相比，ARDS 的病死率没有显著改善，仍高达 30%～40%。患者年龄、病变严重程度、导致 ARDS 病因以及是否发展为 MODS 均是影响 ARDS 预后的主要因素。其中，感染导致的 ARDS 患者病死率高于其他原因引起的 ARDS。研究表明，发病早期低氧血症的程度与预后无相关性；而发病后 24～72h 之间 OI 的变化趋势可反映患者预后；另外，肺损伤评分（LIS）（表 6-1）也有助于判断预后，有研究显示，LIS＞3.5 患者生存率为 18%，2.5＜LIS＜3.5 生存率为 30%，1.1＜LIS＜2.4 生存率为 59%，LIS＜1.1 生存率可达 66%。

表 6 - 1　LIS 评分表

	胸片	低氧血症 （PiO$_2$/FiO$_2$） （mmHg）	PEEP 水平 （mmHg）	呼吸系统顺应性 （ml/cmH$_2$O）
0 分	无肺不张	≥300	≤5	≥80
1 分	肺不张位于 1 个象限	225～299	6～8	60～79
2 分	肺不张位于 2 个象限	175～224	9～11	40～59
3 分	肺不张位于 3 个象限	100～174	12～14	20～39
4 分	肺不张位于 4 个象限	<100	≥15	≤19

注：上述 4 项或 3 项（除肺顺应性）评分的总和除以项目数（分别为 4 或 3），得到肺损伤评分结果。

二、发病机制

虽然 ARDS 病因各异，但发病机制基本相似，不依赖于特定病因。大量研究表明，感染、创伤等各种原因引发的全身炎症反应综合征（SIRS）是 ARDS 的根本原因。其中炎症细胞如多形核白细胞（PMN）的聚集和活化、花生四烯酸（AA）代谢产物以及其他炎症介质为促进 SIRS 和 ARDS 发生发展的主要因素，彼此之间错综存在，互为影响。

（一）炎症细胞的聚集和活化

1. 多形核白细胞　多形核白细胞（PMN）介导的肺损伤在 ARDS 发生发展中起极为重要的作用。研究显示，ARDS 早期，支气管肺泡灌洗液（BALF）中 PMN 数量增加，PMN 蛋白酶浓度升高，两者与 ALI 的程度和患者的预后直接相关。由脓毒血症导致 ARDS 而死亡的患者 BALF 中，PMN 及其蛋白酶浓度持续升高。

正常情况下，PMN 在肺内仅占 1.6%，PMN 包括中性、嗜酸性和嗜碱性粒细胞，其中中性粒细胞所占比例最高，对 ARDS 的发生和发展的作用也最大。机体发生脓毒血症后数小时内，肺泡巨噬细胞产生白介素（ILs）和肿瘤坏死因子 α（TNF - α），同时上调肺毛细血管内皮细胞和中性粒细胞表面黏附分子的表达，均促进 PMN 在肺内积聚和活化，通过释放蛋白酶、氧自由基、花生四烯酸（AA）代谢产物等损伤肺泡毛细血管膜。另外 PMN 还可通过释放上述炎症介质激活补体、凝血和纤溶系统，诱发其他炎症介质的释放，产生瀑布级联反应，形成恶性循环，进一步促进和加重肺损伤。在 ARDS 发生和发展的过程中，PMN 发挥着中心作用。

2. 巨噬细胞　为多功能细胞，主要来自骨髓内多核细胞，在机体的防御中起重要作用。根据所在部位不同，巨噬细胞分为不同亚型，包括肺泡巨噬细胞、肺间质和肺血管内巨噬细胞、胸膜巨噬细胞、血管巨噬细胞和支气管巨噬细胞等。肺泡巨噬细胞主要分布在肺泡膜表面的一层衬液中，是体内唯一能与空气接触的细胞群，组成肺组织的第一道防线。受到毒素等的刺激后产生炎症介质如肿瘤坏死因子（TNF）- α、白细胞介素（IL）- 1 等细胞因子和白三烯等，有助于杀灭病原体；同时在肺泡局部释放大量氧自由基、蛋白溶解酶，强烈趋化 PMN 在肺内聚集，进一步促进炎症介质大量释放，导致肺泡 - 毛细血管损伤。肺间质巨噬细胞与间质内其他细胞及细胞外基质密切接触，具有较强的调节功能，形成肺组织防御的第二道防线。该细胞产生和释放炎症介质的能力明显低于肺泡巨噬细胞，但有较强的分泌 IL - 1 和 IL - 6 的功能。肺血管内巨噬细胞受到毒素等刺激后，也可产生氧自由基、溶酶体酶、前列腺素和白三烯等炎症介质，参与 ALI 的发病。

3. 淋巴细胞　耗竭绵羊的 T 淋巴细胞可缓解内毒素诱导的肺动脉高压，提示 T 淋巴细胞可能释放 TXA$_2$，参与 ARDS 发生。

4. 上皮细胞和内皮细胞　有害气体吸入后，首先损伤肺泡上皮细胞。而创伤或感染等产生的有害物质首先损伤肺毛细血管内皮细胞，释放氧自由基，并表达黏附分子。黏附分子诱导粒细胞和巨噬细胞黏附于血管内皮，损伤内皮细胞。研究表明，肺毛细血管内皮细胞损伤 2 小时后可出现肺间质水肿，严重肺损伤 12～24h 后可出现肺泡水肿。

（二）炎症介质合成与释放

1. 花生四烯酸代谢产物 花生四烯酸（AA）存在于所有的细胞膜磷脂中，经磷脂酶 A_2（PLA_2）催化后通过两个途径代谢产生氧化产物。经脂氧酶催化，最终转化为白三烯 A_4（LTA_4）、LTB_4、LTC_4 和 LTD_4 等物质。LTB_4 具有强大的化学激动和驱动作用，PMN 的趋化活性几乎全部来源于 LTB_4。LTC_4 和 LTD_4 具有支气管平滑肌和毛细血管收缩作用，增加血管渗透性。另外经环氧合酶途径代谢为前列腺素 $F_{2\alpha}$（PGF_2）、PGE_2、PGD_2、血栓素 A_2（TXA_2）和前列环素（PGI_2）。TXA_2 显著降低细胞内环磷酸腺苷（cAMP）水平，导致血管的强烈收缩和血小板聚集。PGI_2 主要来自血管内皮细胞，可刺激腺苷酸环化酶，使细胞内 cAMP 水平升高，因此具有对抗 TXA_2 的作用。

脓毒血症、休克、弥散性血管内凝血等导致 TXA_2 与 PGI_2 的产生和释放失调，是引起肺损伤的重要因素。ARDS 动物的血浆和肺淋巴液中 TXA_2 水平明显升高，布洛芬、吲哚美辛等环氧化酶抑制剂能部分缓解 ARDS，ARDS 患者及动物血浆中 LT 亦明显升高。AA 代谢产物是导致 ARDS 的重要介质。

2. 氧自由基 氧自由基（OR）是诱导 ARDS 的重要介质。PMN、肺泡巨噬细胞等被激活后，细胞膜上 NADPH 氧化酶活性增强，引起呼吸爆发，释放大量 OR。OR 包括超氧阴离子（O_2^-）、羟自由基（OH^-）、单线态氧（$^1O_2$）和过氧化氢（H_2O_2）。OR 对机体损伤广泛，损伤机制主要包括：①脂过氧化：主要作用于生物膜磷脂的多不饱和脂肪酸，形成脂过氧化物，产生大量丙二醛及新生 OR。该反应一旦开始，则反复发生。细胞膜上的多不饱和脂肪酸的损失及丙二醛的作用可使细胞膜严重损伤，导致细胞功能改变。细胞线粒体膜受损伤后，失去正常氧化磷酸化过程，导致三羧酸循环障碍和细胞呼吸功能异常。溶酶体膜损伤导致溶酶体酶释放和细胞自溶。核膜的破坏可造成 DNA 等物质损伤。②蛋白质的氧化、肽链断裂与交联：OR 可氧化 α_1-抗胰蛋白酶等含巯基的氨基酸，使该类酶和蛋白质失活。③OR 可导致 DNA 分子的断裂，从而影响细胞代谢的各个方面。④与血浆成分反应生成大量趋化物质，诱导粒细胞在肺内聚集，使炎症性损伤扩大。

3. 蛋白溶解酶 蛋白溶解酶存在于白细胞的颗粒中，白细胞、巨噬细胞等炎症细胞激活时可释放大量蛋白溶解酶，直接参与 ARDS 的发生发展。主要包括中性粒细胞弹性蛋白酶、胶原酶和组织蛋白酶等，其中中性粒细胞弹性蛋白酶具有特异性水解弹性蛋白的作用，破坏力最强。弹性蛋白是构成气血屏障细胞外基质的主要成分，被分解后上皮细胞之间的紧密连接破坏，大量蛋白和活性物质渗透至肺间质。中性粒细胞弹性蛋白酶还分解胶原蛋白和纤维连接蛋白等结构蛋白；降解血浆蛋白；激活补体；诱导细胞因子表达，分解表面活性蛋白，降低表面活性物质的作用。可见中性粒细胞弹性蛋白酶的多重效应构成一个级联网络而形成恶性循环。正常肺组织有 α_1-抗胰蛋白酶（α_1-AT）等抑制物对抗中性粒细胞弹性蛋白酶的破坏作用。但随着病情的发展，机体 α_1-AT 保护性作用受到破坏，导致急性肺损伤。

4. 补体及凝血和纤溶系统 补体激活参与 ARDS 发生。ARDS 发病早期，首先补体系统被激活，血浆补体水平下降，而降解产物 C3a 和 C5a 水平明显升高，导致毛细血管通透性增加。脓毒血症导致的细菌毒素或细胞损伤等可直接激活凝血因子Ⅻ，引起凝血系统的内源性激活，导致高凝倾向和微血栓形成，是导致 ARDS 的重要原因；Ⅻa 可使激肽释放酶原转化为激肽释放酶，引起缓激肽的大量释放，诱导肺毛细血管扩张和通透性增高，导致肺损伤。

5. 血小板活化因子 血小板活化因子（PAF）主要来自血小板、白细胞和血管内皮细胞。血小板受到血循环中的致病因子或肺组织炎症的刺激，在肺内滞留、聚集，并释放，TXA_2、LTC_4、LTD_4 和 PAF 等介质。PAF 引起肺-毛细血管膜渗透性增加的机制为：①PAF 是很强的趋化因子，可促使 PMN 在肺内聚集，释放炎症介质。②PAF 作用于肺毛细血管内皮细胞膜受体，通过第二信使磷酸肌醇的介导，使内皮细胞中 Ca^{2+} 浓度升高，使微丝中的肌动蛋白等收缩成分收缩，内皮细胞连接部位出现裂隙，通透性增加。

6. 肿瘤坏死因子 肿瘤坏死因子（TNF-α）是肺损伤的启动因子之一。主要由单核-巨噬细胞产生。TNF-α 可使 PMN 在肺内聚集、黏附、损伤肺毛细血管内皮细胞膜，并激活 PMN 释放多种炎症介质；刺激 PCEC 合成前凝血质和纤溶酶原抑制物；刺激血小板产生 PAF；导致凝血-纤溶平衡失调，促使微血栓形成。TNF-α还能抑制肺毛细血管内皮细胞膜增生，增加血管的渗透性。

7. 白细胞介素　与 ARDS 关系密切的白细胞介素（IL）包括 IL-1、IL-8 等。IL-1 主要由单核-巨噬细胞产生，是急性相反应的主要调节物质，亦为免疫反应的始动因子，具有组织因子样促凝血作用。IL-1 与 IL-2 和 γ 干扰素同时存在时可显著增强 PMN 趋化性。IL-1 还诱导单核-巨噬细胞产生 IL-6、IL-8、PGE_2 等。IL-8 是 PMN 的激活和趋化因子，IL-8 不能被血清灭活，在病灶内积蓄，导致持续炎症反应效应。

（三）肺泡表面活性物质破坏

表面活性物质的异常是 ARDS 不断发展的主要因素之一。表面活性物质由肺泡 II 型上皮细胞合成，为脂质与蛋白质复合物，其作用包括：降低肺泡气液界面的表面张力，防止肺泡萎陷；保持适当的肺顺应性；防止肺微血管内液体渗入肺泡间质和肺泡，减少肺水肿的发生。脓毒血症、创伤等导致 II 型肺泡上皮细胞损伤，表面活性物质合成减少；炎症细胞和介质使表面活性物质消耗过多、活性降低、灭活增快。表面活性物质的缺乏和功能异常，导致大量肺泡陷闭，使血浆易于渗入肺间质与肺泡，出现肺泡水肿和透明膜形成。

（四）神经因素

脓毒血症、休克和颅脑外伤等都通过兴奋交感神经而收缩肺静脉，导致肺毛细血管充血、静水压力升高和通透性增加，导致 ALI。动物实验显示使用 α-肾上腺能阻断剂，可防止颅脑外伤导致的肺水肿，提示交感神经兴奋在 ARDS 发病机制中的作用。颅内压增高常伴随周围性高血压，使肺组织血容量骤增，也是诱发 ALI 的原因。

（五）肝脏和肠道等器官在 ALI 发生中的作用

1. 肝功能　正常人大约 90% 的功能性网状内皮细胞存在于肝脏，主要为 Kupffer 细胞，能够清除循环中的毒素和细菌。肝脏功能损害可能加重 ARDS，主要机制如下：①肝功能不全时，毒素和细菌可越过肝脏进入体循环，诱导或加重肺损伤。②肝脏 Kupffer 细胞受内毒素刺激时，释放大量 TNF-α、IL-1 等炎症介质，进入循环损伤肺等器官。③Kupffer 细胞具有清除循环中的毒性介质的功能，肝功能不全时炎症介质作用时间会延长，可能使 ARDS 恶化。④肝脏是纤维连接蛋白的主要来源，肝功能损害时，纤维连接蛋白释放减少，将导致肺毛细血管通透性增高。α_1-抗胰蛋白酶主要也来源于肝脏，对灭活蛋白酶具有重要作用。

2. 肠道功能　胃肠黏膜的完整性是机体免受细菌和毒素侵袭的天然免疫屏障。胃肠黏膜对缺血、缺氧以及再灌注损伤的反应非常敏感，脓毒血症、创伤、休克等均可导致胃肠黏膜缺血缺氧性损伤，造成肠道黏膜对毒素和细菌的通透性增高，毒素和细菌移位入血，诱导或加重肺损伤。

（六）炎症反应在 ARDS 发病机制中的地位

目前认为，ARDS 是感染、创伤等原因导致机体炎症反应失控的结果。外源性损伤或毒素对炎症细胞的激活是 ARDS 的启动因素，炎症细胞在内皮细胞表面黏附及诱导内皮细胞损伤是导致 ARDS 的根本原因。代偿性炎症反应综合征（CARS）和 SIRS 作为炎症反应对立统一的两个方面，一旦失衡将导致内环境失衡，引起肺内、肺外器官功能损害。

感染、创伤等原因导致器官功能损害的发展过程常表现为两种极端。一种是大量炎症介质释放入循环，刺激炎症介质瀑布样释放，而内源性抗炎介质又不足以抵消其作用，结果导致 SIRS。另一种极端是内源性抗炎介质释放过多，结果导致 CARS。SIRS/CARS 失衡的后果是炎症反应扩散和失控，使其由保护性作用转变为自身破坏性作用，不但损伤局部组织细胞，同时打击远隔器官，导致 ARDS 等器官功能损害。就其本质而言，ARDS 是机体炎症反应失控的结果，也就是说是 SIRS/CARS 失衡的严重后果。

总之，感染、创伤、误吸等直接和间接损伤肺的因素均可导致 ARDS。但 ARDS 并不是细菌、毒素等直接损害的结果，而是机体炎症反应失控导致的自身破坏性反应的结果。ARDS 实际上是 SIRS/CARS 失衡在具体器官水平的表现。

（袁成波）

第二节　病理和病理生理

一、病理学改变

各种原因所致 ARDS 的病理变化基本相同，分为渗出期、增生期和纤维化期，三个阶段相互关联并部分重叠（图 6-1）。

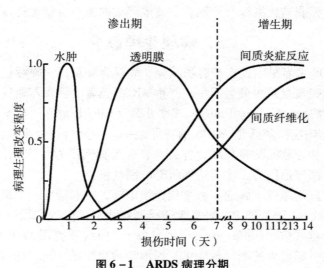

图 6-1　ARDS 病理分期

1. 病理分期

（1）渗出期（early exudative phase）：发病后 24~96h，主要特点是毛细血管内皮细胞和 I 型肺泡上皮细胞受损。毛细血管内皮细胞肿胀，细胞间隙增宽，胞饮速度增加，基底膜裂解，导致血管内液体漏出，形成肺水肿。由于同时存在修复功能，与肺水肿的程度相比，毛细血管内皮细胞的损伤程度较轻。肺间质顺应性较好，可容纳较多水肿液，只有当血管外肺水超过肺血管容量的 20% 时，才出现肺泡水肿。I 型肺泡上皮细胞变性肿胀，空泡化，脱离基底膜。II 型上皮细胞空泡化，板层小体减少或消失。上皮细胞破坏明显处有透明膜形成和肺不张，呼吸性细支气管和肺泡管处尤为明显。肺血管内有中性粒细胞扣留和微血栓形成，有时可见脂肪栓子，肺间质内中性粒细胞浸润。电镜下可见肺泡表面活性物质层出现断裂、聚集或脱落到肺泡腔，腔内充满富蛋白质水肿液，同时可见灶性或大片性肺泡萎陷不张。

（2）增生期（proliferative phase）：发病后 3~7d，显著增生出现于发病后 2~3 周。主要表现为 II 型肺泡上皮细胞大量增生，覆盖脱落的基底膜，肺水肿减轻，肺泡膜因 II 型上皮细胞增生、间质多形核白细胞和成纤维细胞浸润而增厚，毛细血管数目减少。肺泡囊和肺泡管可见纤维化，肌性小动脉内出现纤维细胞性内膜增生，导致管腔狭窄。

（3）纤维化期（fibrotic phase）：肺组织纤维增生出现于发病后 36h，7~10d 后增生显著，若病变迁延不愈超过 3~4 周，肺泡间隔内纤维组织增生致肺泡隔增厚，III 型弹性纤维被 I 型僵硬的胶原纤维替代。有研究显示，死亡的 ARDS 患者其肺内该胶原纤维的含量增加至正常的 2~3 倍。电镜下显示肺组织纤维化的程度与患者死亡率呈正相关。另外可见透明膜弥漫分布于全肺，此后透明膜中成纤维细胞浸润，逐渐转化为纤维组织，导致弥漫性不规则性纤维化。肺血管床发生广泛管壁增厚，动脉变性扭曲，肺毛细血管扩张。肺容积明显缩小。肺泡管的纤维化是晚期 ARDS 患者的典型病理变化。进入纤维化期后，ARDS 患者有 15%~40% 死于难以纠正的呼吸衰竭。

2. 病理学特征　ARDS 肺部病变的不均一性是其特征性、标志的病理变化，这种不均一性导致 ARDS 机械通气治疗策略实施存在困难。不均一性主要包括：病变部位的不均一性、病例过程的不均一和病理改变的不均一。

（1）病变部位的不均一性：ARDS 病变可分布于下肺，也可能分布于上肺，呈现不均一分布的特征。另外病变分布有一定的重力依赖性，即下肺区和背侧肺区病变重，上肺区和前侧肺区病变轻微，中间部分介于两者之间。

（2）病理过程的不均一性：不同病变部位可能处于不同的病理阶段，即使同一病变部位的不同部分，可能也处于不同的病理阶段。

（3）病因相关的病理改变呈多样性：不同病因引起的 ARDS，肺的病理形态变化有一定差异。全身性感染和急性胰腺炎所致的 ARDS，肺内中性粒细胞浸润十分明显。创伤后 ARDS 肺血管内常有纤维蛋白和血小板微血栓形成。而脂肪栓塞综合征则往往造成严重的肺小血管炎症改变。

二、病理生理改变

1. 肺容积减少　ARDS 患者早期就有肺容积减少，表现为肺总量、肺活量、潮气量和功能残气量明显低于正常，其中以功能残气量减少最为明显。严重 ARDS 患者实际参与通气的肺泡可能仅占正常肺泡的 1/3。因此，ARDS 的肺是小肺（small lung）或婴儿肺（baby lung）。

2. 肺顺应性降低　肺顺应性降低是 ARDS 的特征之一。主要与肺泡表面活性物质减少引起的表面张力增高和肺不张、肺水肿导致的肺容积减少有关。表现为肺泡压力 - 容积（P - V）曲线与正常肺组织相比有显著不同，需要较高气道压力，才能达到所需的潮气量。

以功能残气量（FRC）为基点，肺泡压力变化为横坐标，肺容量变化为纵坐标绘制的关系曲线为肺顺应性曲线（肺 P - V 曲线）。正常肺 P - V 曲线呈反抛物线形，分为二段一点，即陡直段和高位平坦段，二段交点为高位转折点（upper inflection point，UIP）。曲线陡直段的压力和容量的变化呈线性关系，较小的压力变化即能引起较大的潮气量变化，提示肺顺应性好；而在高位平坦段，较小的容量变化即可导致压力的显著升高，提示肺顺应性减低，发生肺损伤的机会增加。正常情况下，UIP 为肺容量占肺总量 85% ~90% 和跨肺压达 35 ~50cmH$_2$O 的位置。

ARDS 患者由于肺泡大量萎陷，肺顺应性降低，故肺 P - V 曲线呈现"S"形改变，起始段平坦，出现低位转折点（lower inflection point，LIP），同时 FRC 和肺总量下降，导致中间陡直段的容积显著减少。低位平坦段显示随着肺泡内压增加，肺泡扩张较少，提示肺顺应性低；随着肺泡内压的进一步升高，陷闭肺泡大量开放，肺容积明显增加，肺 P - V 曲线出现 LIP，代表大量肺泡在非常窄的压力范围内开放；随着肺泡内压的进一步增加，正常肺组织和开放的陷闭肺组织的容积增加，出现陡直段；同正常肺组织相似，肺容积扩张到一定程度，曲线也会出现 UIP 和高位平坦段，提示肺泡过度膨胀，肺顺应性降低。

在 ARDS 的纤维化期，肺组织广泛纤维化使肺顺应性进一步降低。

3. 通气/血流比例失调　通气/血流比值失调是导致低氧血症的主要原因。ARDS 由于肺部病变的不均一性，通气/血流比值升高和通气/血流比值降低可能同时存在于不同的肺部病变区域中。

（1）通气/血流比值降低及真性分流：间质肺水肿压迫小气道、小气道痉挛收缩和表面活性物质减少均导致肺泡部分萎陷，使相应肺单位通气减少，通气/血流比值降低，产生生理性分流。另外，广泛肺泡不张和肺泡水肿引起局部肺单位只有血流而没有通气，即出现真性分流或解剖样分流。ARDS 早期肺内分流率（Qs/Qt）可达 10% ~20%，甚至更高，后期可高达 30% 以上。

（2）通气/血流比值升高：肺微血管痉挛或狭窄、广泛肺栓塞和血栓形成使部分肺单位周围的毛细血管血流量明显减少或中断，导致无效腔样通气。ARDS 后期无效腔率可高达 60%。

4. 对 CO$_2$ 清除的影响　ARDS 早期，由于低氧血症致肺泡通气量增加，且 CO$_2$ 弥散能力为 O$_2$ 的 20 倍，故 CO$_2$ 排出增加，引起低碳酸血症；但到 ARDS 后期，随着肺组织纤维化，毛细血管闭塞，通气/血流比值升高的气体交换单位数量增加，通气/血流比值降低的单位数量减少，无效腔通气增加，有效肺泡通气量减少，导致 CO$_2$ 排出障碍，动脉血 CO$_2$ 分压升高，出现高碳酸血症。

5. 肺循环改变

（1）肺毛细血管通透性明显增加：由于大量炎症介质释放及肺泡内皮细胞、上皮细胞受损，肺毛细血管通透性明显增加。通透性增高性肺水肿是主要的 ARDS 肺循环改变，也是 ARDS 病理生理改变的特征。

（2）肺动脉高压：肺动脉高压，但肺动脉嵌顿压正常是 ARDS 肺循环的另一个特点。ARDS 早期，肺动脉高压是可逆的，与低氧血症和缩血管介质（TXA$_2$、TNF-α 等）引起肺动脉痉挛以及一氧化氮生成减少有关。ARDS 后期的肺动脉高压为不可逆的，除上述原因外，主要与肺小动脉平滑肌增生和非肌性动脉演变为肌性动脉等结构性改变有关。值得注意的是，尽管肺动脉压力明显增高，但 ARDS 肺动脉嵌顿压一般为正常，这是与心源性肺水肿的重要区别。

（袁成波）

第三节　临床表现、分期、辅助检查

一、临床表现

ARDS 由于病因复杂，部分患者存在严重创伤，包括截肢、巨大创面及骨折等，同时又具有强烈的精神创伤，故临床表现可以隐匿或不典型，主要表现为呼吸困难不典型，临床表现与 X 线胸片明显不一致，临床医生必须高度警惕。

1. 症状　呼吸频速、呼吸窘迫是口唇及指端发绀 ARDS 的主要临床表现之一。其特点是起病急，呼吸频速、呼吸困难和发绀进行性加重是其临床特点。通常在 ARDS 起病 1~2d 内，发生呼吸频速，呼吸频率大于 20 次/min，并逐渐进行性加快，可达 30~50 次/min。随着呼吸频率增快，呼吸困难也逐渐明显，危重者呼吸频率可达 60 次/min 以上，呈现呼吸窘迫症状。

随着呼吸频数和呼吸困难的发展，缺氧症状也日益明显，患者表现烦躁不安、心率增速、唇及指甲发绀。缺氧症状以鼻导管或面罩吸氧的常规氧疗方法无法缓解。此外，在疾病后期，多伴有肺部感染，表现为发热、畏寒、咳嗽和咳痰等症状。

2. 体征　疾病初期除呼吸频数外，可无明显的呼吸系统体征，随着病情进展，出现唇及指甲发绀，吸气时锁骨上窝及胸骨上窝下陷，有的患者两肺听诊可闻及干湿性啰音、哮鸣音，后期可出现肺实变体征，如呼吸音减低或水泡音等。

二、分期

按照 Moore 标准，一般将 ARDS 分为 4 期。

1. 第一期（急性损伤期）　损伤后数小时，原发病为主要临床表现。呼吸频率开始增快，导致过度通气。无典型的呼吸窘迫。可不出现 ARDS 症状，血气分析示低碳酸血症，动脉血氧分压尚属正常或正常低值。X 线胸片无阳性发现。

2. 第二期（相对稳定期）　多在原发病发生 6~48h 后，表现为呼吸增快、浅速，逐渐出现呼吸困难，肺部可听到湿性啰音或少数干啰音。血气分析示低碳酸血症，动脉血氧分压下降，肺内分流增加。X 线胸片显示细网状浸润阴影，反映肺血管周围液体积聚增多，肺间质液体含量增加。

3. 第三期（急性呼吸衰竭期）　此期病情发展迅速，出现发绀，并进行性加重。呼吸困难加剧，表现为呼吸窘迫。肺部听诊湿性啰音增多，心率增快。动脉血氧分压进一步下降，常规氧疗难以纠正。X 线胸片因间质与肺泡水肿而出现典型的、弥漫性雾状浸润阴影。

4. 第四期（终末期）　呼吸窘迫和发绀持续加重，患者严重缺氧，出现神经精神症状如嗜睡、谵妄、昏迷等。血气分析示严重低氧血症、高碳酸血症，常有混合性酸碱失衡，最终导致心力衰竭或休克。X 线胸片显示融合成大片状阴影，呈"白肺"（磨玻璃状）。

不同原因引起的 ARDS，其临床表现可能会有所差别。通常内科系统疾病引起的 ARDS 起病较缓慢，临床分期不如创伤等原因引起的 ARDS 分期那样明确。但总的来说，ARDS 的病程往往呈急性过程。但也有一部分病例，病程较长。

三、辅助检查

1. X 线胸片　早期胸片常为阴性，进而出现肺纹理增加和斑片状阴影，后期为大片实变阴影，并可见支气管充气征。ARDS 的 X 线改变常较临床症状延迟 4～24 小时，而且受治疗干预的影响很大。为纠正休克而大量液体复苏时，常使肺水肿加重，X 线胸片上斑片状阴影增加，而加强利尿使肺水肿减轻，阴影减少；机械通气，特别是呼气末正压（PEEP）和其他提高平均气道压力的手段，也增加肺充气程度，使胸片上阴影减少，但气体交换异常并不一定缓解。

2. CT 扫描　与正位胸片相比，CT 扫描能更准确地反映病变肺区域的大小。通过病变范围可较准确地判定气体交换和肺顺应性病变的程度。另外，CT 扫描可发现气压伤及小灶性的肺部感染。

3. 肺气体交换障碍的监测　监测肺气体交换对 ARDS 的诊断和治疗具有重要价值。动脉血气分析是评价肺气体交换的主要临床手段。ARDS 早期至急性呼吸衰竭期，常表现为呼吸性碱中毒和不同程度的低氧血症，肺泡 – 动脉氧分压差 $[P_{(A-a)}O_2]$ 升高，高于 35～45mmHg。由于肺内分流增加（＞10%），通过常规氧疗，低氧血症往往难以纠正。对于肺损伤恶化、低氧血症进行性加重而实施机械通气的患者，PaO_2/FiO_2 进行性下降，可反映 ARDS 低氧血症程度，与 ARDS 患者的预后直接相关，该指标也常常用于肺损伤的评分系统。另外，除表现为低氧血症外，ARDS 患者的换气功能障碍还表现为无效腔通气增加，在 ARDS 后期往往表现为动脉二氧化碳分压升高。

4. 肺力学监测　肺力学监测是反映肺机械特征改变的重要手段，可通过床边呼吸功能监测仪监测。主要改变包括顺应性降低和气道阻力增加。

5. 肺功能检测　肺容量和肺活量、功能残气量和残气量均减少；呼吸无效腔增加，无效腔量/潮气量 ＞0.5；静 – 动脉分流量增加。

6. 血流动力学监测　血流动力学监测对 ARDS 的诊断和治疗具有重要意义。ARDS 的血流动力学常表现为肺动脉嵌顿压正常或降低。监测肺动脉嵌顿压，有助于与心源性肺水肿的鉴别；同时，可直接指导 ARDS 的液体治疗，避免输液过多或容量不足。

7. 支气管灌洗液　支气管灌洗及保护性支气管刷片是诊断肺部感染及细菌学调查的重要手段，ARDS 患者肺泡灌洗液的检查常可发现中性粒细胞明显增高（非特异性改变），可高达 80%（正常小于5%）。肺泡灌洗液发现大量嗜酸性粒细胞，对诊断和治疗有指导价值。

8. 肺泡毛细血管屏障功能和血管外肺水　肺泡毛细血管屏障功能受损是 ARDS 的重要特征。测定屏障受损情况，对评价肺损伤程度具有重要意义。测定肺泡灌洗液中蛋白浓度或肺泡灌洗液蛋白浓度与血浆蛋白浓度的比值，可反映从肺泡毛细血管中漏入肺泡的蛋白量，是评价肺泡毛细血管屏障损伤的常用方法。

肺泡灌洗液中蛋白含量与血浆蛋白含量之比 ＞0.7，应考虑 ARDS，而心源性肺水肿的比值 ＜0.5。血管外肺水增加也是肺泡毛细血管屏障受损的表现。肺血管外含水量测定可用来判断肺水肿的程度、转归和疗效，目前用热燃料双示踪剂稀释法测定。正常人血管外肺水含量不超过 500ml，ARDS 患者的血管外肺水可增加到 3 000～4 000ml。

9. 电阻抗断层成像技术　新近电阻抗断层成像技术（electrical impedance tomography，EIT），由于无辐射、无创伤等优点，被认为是有广泛应用前景的床旁呼吸监测技术。EIT 能较准确反映肺不同区域气体分布状态和容积改变，有研究发现 EIT 可能是实现 ARDS 床旁个体化潮气量选择、实施肺复张和指导 PEEP 选择的重要手段和希望。

（袁成波）

第四节　诊断和鉴别诊断

一、诊断

1. 诊断依据　具有脓毒血症、休克、重症肺部感染、大量输血、急性胰腺炎等引起 ARDS 的原发病；疾病过程中出现呼吸频速、呼吸窘迫、低氧血症和发绀，常规氧疗难以纠正缺氧；血气分析示肺换气功能进行性下降；胸片示肺纹理增多，边缘模糊的斑片状或片状阴影，排除其他肺部疾病和左心功能衰竭。

2. 诊断标准

（1）Murray 评分法诊断标准：1988 年 Murray 等提出了 ARDS 的评分法诊断标准，对 ARDS 作量化诊断。评分内容包括 3 方面内容：①肺损伤程度的定量评分。②具有 ARDS 患病的危险因素。③合并肺外器官功能不全。

根据 PaO_2/FiO_2、PEEP 水平、X 线胸片中受累象限数及肺顺应性变化的评分评价肺损伤程度。0 分无肺损伤，0.1~2.5 分为轻度 – 中度肺损伤，评分 >2.5 分为重度肺损伤，即 ARDS。

Murray 评分法 ARDS 诊断标准强调了肺损伤从轻到重的连续发展过程，对肺损伤作量化评价。Owens 等研究显示肺损伤评分与肺脏受累范围呈显著正相关（$r=0.75$，$P<0.01$），而且也与肺血管通透性密切相关（$r=0.73$，$P<0.01$）。可见，该标准可较准确地评价肺损伤程度。

（2）欧美联席会议诊断标准：尽管 Murray 标准有利于临床科研，但应用于临床就显得过于烦琐，难以推广。1992 年欧美 ARDS 联席会议提出新标准（表 6 – 2），被广泛推广采用。

表 6 – 2　急性肺损伤与 ARDS 的诊断标准

	起病	氧合障碍程度	X 线胸片	肺动脉嵌顿压
急性肺损伤	急性	$PaO_2/FiO_2 \leq 300mmHg$	双肺有斑片状阴影	肺动脉嵌顿压 $\leq 18mmHg$，或无左心房压力增高的临床证据
ARDS	急性	$PaO_2/FiO_2 \leq 200mmHg$	双肺有斑片状阴影	肺动脉嵌顿压 $\leq 18mmHg$，或无左心房压力增高的临床证据

急性肺损伤：①急性起病。②$PaO_2/FiO_2 \leq 300mmHg$（不管 PEEP 水平）。③正位 X 线胸片显示双肺均有斑片状阴影。④肺动脉嵌顿压 $\leq 18mmHg$，或无左心房压力增高的临床证据。诊断 ARDS 除要满足上述急性肺损伤的诊断标准外，PaO_2/FiO_2 需 $\leq 200mmHg$，反映肺损伤程度更严重。

该标准与以往标准有很大区别：①PEEP 改善氧合的效应具有时间依赖性，而且其水平的提高与氧合改善并不呈正相关，因此不考虑 PEEP 水平。②医师的经验及指征掌握等许多因素均影响机械通气应用，可因未及时采用机械通气，而使患者延误诊断，因此，也不把机械通气作为诊断条件。③肺动脉嵌顿压 $\leq 18mmHg$ 作为诊断条件，有助于排除心源性肺水肿。④与以往诊断标准中的 $PaO_2/FiO_2 \leq 100 \sim 150mmHg$ 相比，$PaO_2/FiO_2 \leq 200mmHg$ 作为诊断条件能使 ARDS 患者更早的得到诊断和治疗。

Moss 等将欧美 ARDS 标准与 Murray 的评分标准作比较，结果显示对于具有明确 ARDS 危险因素的患者来说，特异性分别为 96% 和 94%，灵敏度分别为 100% 和 81%，诊断准确率分别为 97% 和 90%，显然前者优于后者。对于无明确 ARDS 危险因素患者来说，欧美 ARDS 标准也略优于 Murray 的评分标准。因此，欧美 ARDS 诊断标准对临床更有价值，目前已被广泛采用。

二、鉴别诊断

ARDS 突出的临床征象为肺水肿和呼吸困难。在诊断标准上无特异性，因此需要与其他能够引起和 ARDS 症状类似的疾病相鉴别。

1. 心源性肺水肿　见于冠心病、高血压性心脏病、风湿性心脏病和尿毒症等引起的急性左心功能不全。其主要原因是左心功能衰竭，致肺毛细血管静水压升高，液体从肺毛细血管漏出，至肺水肿和肺弥散功能障碍，水肿液中蛋白含量不高。而 ARDS 的肺部改变主要是由于肺泡毛细血管膜损伤，致通透性增高引起的肺间质和肺泡性水肿，水肿液中蛋白含量增高。根据病史、病理基础和临床表现，结合 X 线胸片和血气分析等，可进行鉴别诊断（表6-3）。

表6-3　ARDS 与心源性肺水肿的鉴别诊断

	ARDS	心源性肺水肿
发病机制	肺实质细胞损害、肺毛细血管通透性增加	肺毛细血管静水压升高
起病	较缓	急
病史	感染、创伤、休克等	心血管疾病
痰的性质	非泡沫状稀血样痰	粉红色泡沫痰
痰内蛋白含量	高	低
痰中蛋白/血浆蛋白	>0.7	<0.5
体位	能平卧	端坐呼吸
胸部听诊	早期可无啰音	湿啰音主要分布于双肺底
	后期湿啰音广泛分布，不局限于下肺	
肺动脉嵌顿压	<18mmHg	>18mmHg
X 线		
心脏大小	正常	常增大
血流分布	正常或对称分布	逆向分布
叶间裂	少见	多见
支气管血管袖	少见	多见
胸膜渗出	少见	多见
支气管气象	多见	少见
水肿液分布	斑片状，周边区多见	肺门周围多见
治疗		
强心利尿	无效	有效
提高吸入氧浓度	难以纠正低氧	低氧血症可改善

2. 其他非心源性肺水肿　ARDS 属于非心源性肺水肿的一种，但其他多种疾病也可导致非心源性肺水肿，如肝硬化和肾病综合征等。另外还可见于胸腔抽液、抽气过多、过快或抽吸负压过大，使胸膜腔负压骤然升高形成的肺复张性肺水肿。其他少见的情况有纵隔肿瘤、肺静脉纤维化等引起的肺静脉受压或闭塞，致肺循环压力升高所致的压力性肺水肿。此类患者的共同特点为有明确的病史，肺水肿的症状、体征及 X 线征象出现较快，治疗后消失也快。低氧血症一般不重，通过吸氧易于纠正。

3. 急性肺栓塞　各种原因导致的急性肺栓塞，患者突然起病，表现为剧烈胸痛、呼吸急促、呼吸困难、烦躁不安、咯血、发绀和休克等症状。动脉血氧分压和二氧化碳分压同时下降，与 ARDS 颇为相似。但急性肺栓塞多有长期卧床、深静脉血栓形成、手术、肿瘤或羊水栓塞等病史，查体可发现气急、心动过速、肺部湿啰音、胸膜摩擦音或胸腔积液、肺动脉第二音亢进伴分裂、右心衰竭和肢体肿胀、疼痛、皮肤色素沉着、深静脉血栓体征。X 线胸片检查可见典型的三角形或圆形阴影，还可见肺动脉段突出。典型的心电图可见 I 导联 S 波加深、III 导联 Q 波变深和 T 波倒置（即 s I QT III 改变）、肺性 P 波、电轴右偏、不完全或完全性右束支传导阻滞。D - 二聚体（＋）。选择性肺动脉造影和胸片结合放射性核素扫描可确诊本病。

4. 特发性肺间质纤维化　此病病因不明，临床表现为刺激性干咳、进行性呼吸困难、发绀和持续性低氧血症，逐渐出现呼吸功能衰竭，可与 ARDS 相混淆。但本病起病隐袭，多属慢性经过，少数呈亚急性；肺部听诊可闻及高调的、爆裂性湿性啰音，声音似乎非常表浅，如同在耳边发生一样，具有特征性；血气分析呈 I 型呼吸衰竭（动脉血氧分压降低，二氧化碳分压降低或不变）；X 线胸片可见网状结节影，有时呈蜂窝样改变；免疫学检查示 IgG 和 IgM 常有异常；病理上以广泛间质性肺炎和肺间质纤维化为特点；肺功能检查可见限制性通气功能障碍和弥散功能降低。

5. 慢性阻塞性肺疾病并发呼吸衰竭　此类患者既往有慢性胸、肺疾患病史，常于感染后发病；临床表现为发热、咳嗽、气促、呼吸困难和发绀；血气分析示动脉血氧分压降低，多合并有二氧化碳分压升高。而 ARDS 患者既往心肺功能正常，血气分析早期以动脉低氧血症为主，二氧化碳分压正常或降低；常规氧疗不能改善低氧血症。可见，根据病史、体征、X 线胸片、肺功能和血气分析等检查不难与 ARDS 鉴别。

（马珍荣）

第五节　治疗

ARDS 是 MODS 的一个重要组成部分，对 ARDS 的治疗是防治 MODS 的一部分。其原因为纠正缺氧，提高全身氧输送，维持组织灌注，防止组织进一步损伤，同时尽可能避免医源性并发症，主要包括液体负荷过高、氧中毒、容积伤和院内感染。在治疗上可分为病因治疗和支持治疗。调控机体炎症反应和以纠正病理生理改变为基础的肺保护性通气策略始终是 ARDS 主要的研究方向。目前对于 ARDS 肺毛细血管通透性增加、肺泡上皮受损以及失衡的炎症反应而言，缺乏特异且有效的治疗手段。主要限于器官功能支持及全身支持治疗，呼吸支持治疗为缓解肺损伤的发展创造时间、为促进肺组织恢复和减轻炎症反应提供可能，肺保护性通气是近十多年来 ARDS 机械通气策略的重大突破，但大量阴性结果的 RCT 使得肺保护性机械通气策略面临前所未有的争议和挑战。

一、病因治疗

病因治疗仍是治疗、控制 ARDS 的关键。

1. 控制致病因素　原发病是影响 ARDS 预后和转归的关键，及时去除或控制致病因素是 ARDS 治疗最关键的环节。主要包括充分引流感染灶、有效的清创和使用合理的抗生素。当然，腹腔、肺部感染的迁延，急性胰腺炎的发展等都使病因治疗相当困难。

2. 调控机体炎症反应　ARDS 作为机体过度炎症反应的后果，SIRS 是其根本原因，调控炎症反应不但是 ARDS 病因治疗的重要手段，而且也可能是控制 ARDS、降低病死率的关键。近年来，国内外学者对 SIRS 的调控治疗进行了大量研究：①糖皮质激素：糖皮质激素是 ARDS 治疗中最富有争议的药物。前瞻性、多中心、安慰剂对照试验显示，ARDS 早期应用大剂量激素，不能降低病死率，同时可能增加感染的发生率。1998 年 Meduri 进行的临床研究显示，糖皮质激素可明显改善 ARDS 肺损伤，降低住院病死率，但该研究样本量较小，需进一步扩大样本量，进行多中心的对照研究。近几年有研究显示 ARDS 晚期应用糖皮质激素有助于阻止肺纤维化的进展，可改善患者生存率。但应用的同时必须监测患者病情，防止并发或加重感染；其作用也有待于进一步大规模临床、前瞻、对照研究进行验证。②环氧化酶抑制剂及前列腺素 E_1：布洛芬、吲哚美辛等环氧化酶抑制剂对炎症反应有强烈抑制作用，可改善 ARDS 炎症反应，降低体温和心率。前列腺素 E_1 具有扩张血管、抑制血小板聚集和调节炎症反应、降低肺动脉和体循环压力、提高心排血量、氧合指数和组织供氧量的作用。但有关前列腺素 E_1 对 ARDS 的治疗作用尚不肯定，需进一步研究明确其作用。③酮康唑：酮康唑是强烈的血栓素合成酶抑制剂，对白三烯的合成也有抑制作用。初步的临床研究显示，对于全身性感染等 ARDS 高危患者，酮康唑治疗组 ARDS 患病率明显降低；而对于 ARDS 患者，酮康唑能明显降低病死率。④己酮可可碱：己酮可可碱是一种磷酸二酯酶抑制剂。在全身性感染和 ARDS 的动物实验研究中，己酮可可碱能明显抑制白细胞趋化和激活，对肿瘤坏死因子等炎症性细胞因子的表达具有明显抑制效应。但己酮可可碱对 ARDS 的临床疗效尚不肯定，需进一步临床研究证实。⑤内毒素及细胞因子单抗：内毒素单克隆抗体、细菌通透性增高蛋白可阻断内毒素对炎性细胞的激活，而 TNF、IL－1 和 IL－8 等细胞因子单克隆抗体或受体拮抗剂（IL－1Ra）可直接中和炎症介质，在动物实验中均能防止肺损伤发生，降低动物病死率，结果令人鼓舞。但针对细胞因子等炎症介质的免疫治疗措施在感染及 ARDS 患者的临床试验均未观察到肯定疗效。

二、呼吸支持治疗

纠正低氧血症是 ARDS 治疗的首要任务，早期有力的呼吸支持是 ARDS 治疗的主要手段，其根本目的是保证全身氧输送，改善组织细胞缺氧。氧疗是最基本的纠正 ARDS 低氧血症、提高全身氧输送的支持治疗措施。

临床上有多种氧疗装置可供选择和应用，在选择氧疗装置时需考虑到患者低氧血症的严重程度，装置给氧浓度的精确性，患者的舒适度及对氧疗的依从性等。Beers 将氧疗装置依据流速的高低分为两大类（表6-4）：低流速系统和高流速系统。低流速系统给氧的流速较低，一般 <6L/min，患者每次吸入的为氧疗装置送出氧与室内空气混合的气体，因此吸入的氧浓度是可变化的，它取决于氧气流速、患者呼吸的频率和潮气量。高流速系统则以高流速给氧，通常超过患者每分通气量的 4 倍，患者的呼吸方式对吸入氧浓度没有影响。

表6-4　低流速系统和高流速氧疗系统氧流速与吸入氧浓度关系

氧疗系统	氧疗装置	氧流速（L/min）	吸入氧浓度（%）
低流速氧疗系统	鼻导管或鼻塞	1	25
		2	29
		3	33
		4	37
		5	41
		6	45
	简单面罩	0.5~4	24~40
		5~6	40
		6~7	50
		7~8	60
	附贮袋面罩	6	60
		7	70
		8	80
		9	90
		10	>99
	非重复呼吸面罩	4~10	60~100
高流速氧疗系统	Venturi 面罩	3（80）*	24
		6（68）	28
		9（50）	40
		12（50）	0.40
		15（41）	0.50

注：*：括号内数值表示进入面罩的空气流量。

当常规氧疗不能纠正低氧血症和缓解呼吸窘迫时，应早期积极进行气管插管实施机械通气，使患者不致死于早期严重的低氧血症，为治疗赢得时间。近年来，呼吸支持治疗取得长足的进步，并系统地提出机械通气治疗的新策略，主要包括以下内容。

1. 小潮气量　避免高潮气量、限制气道平台压。

小潮气量通气是 ARDS 病理生理改变的要求和结果："小肺"或"婴儿肺"是 ARDS 的特征，ARDS 参与通气的肺容积显著减少，大量研究显示，常规或大潮气量通气易导致肺泡过度膨胀和气道平台压力过高，激活炎症细胞，促进炎症介质释放增加，引起或加重肺泡上皮细胞和肺泡毛细血管内皮细胞损伤，产生肺间质或肺泡水肿，导致呼吸机相关肺损伤以及肺外器官如肠道、肾脏损伤，诱发多器官功能障碍综合征。因此，ARDS 患者应避免高潮气量和高气道平台压，应尽早采用小潮气量（6ml/kg 理想体重，参见表 6 - 5 公式计算理想体重）通气，并使吸气末气道平台压力不超过 30cmH$_2$O。

目前 5 个多中心、随机、对照试验比较了常规潮气量与小潮气量通气对 ARDS 病死率的影响（表 6 - 5）。其中 3 项研究显示患者病死率均无显著改变。Amato 和 NIH ARDSNet 的研究则表明，与常规潮气量通气组比较，小潮气量通气组 ARDS 患者病死率显著降低。进一步对比分析各项研究显示，阴性结果的研究中常规潮气量组和小潮气量组的潮气量差别较小，可能是导致阴性结果的主要原因之一。可见，ARDS 患者应采用小潮气量通气。

潮气量个体化的选择和实施：ARDS 患者由于病因、病变类型和病变累及范围不同，塌陷肺泡区域大小、分布不同，导致肺的不均一性，患者正常通气肺泡的数量和容积存在显著差异。尽管 ARDSNet 的研究发现 6ml/kg 的小潮气量可以降低 ARDS 患者的病死率，但随后的研究和临床工作中均发现不是所有 ARDS 患者都适合 6ml/kg 的潮气量，如何实现潮气量的个体化选择呢？

表 6 - 5　MH ARDSNet 机械通气模式和参数设置方法

NIH ARDSNet 机械通气模式和参数设置方法
通气模式——容量辅助/控制通气
潮气量 6mL/kg（理想体重＊）
保持气道平台压 <30cmH$_2$O
潮气量 6mL/kg 时气道平台压 >30cmH$_2$O，减少潮气量至 4ml/kg（理想体重）
动脉血氧饱和度或经皮血氧饱和度 88%～95% 之间
不同 FiO$_2$ 对应的预期 PEEP 水平

FiO$_2$	0.3	0.4	0.4	0.5	0.5	0.6	0.7	0.7	0.7	0.8	0.9	0.9	0.9	1.0
PEEP	5	5	8	8	10	10	10	12	14	14	14	16	18	20～24

注：＊：理想体重的计算公式
男性 = 50 + 2.3 [身高（英尺）- 60] 或 50 + 0.91 [身高（cm）- 152.4]
女性 = 45.5 + 2.3 [身高（英尺）- 60] 或 45.5 + 0.91 [身高（cm）- 152.4]。

结合平台压设置潮气量较合理：ARDS 机械通气期间肺泡内压过高是产生呼吸机相关肺损伤的重要原因之一，气道平台压能够客观反映肺泡内压。Amato 对上述 5 项多中心、随机、对照研究进行综合分析，结果显示 4 项研究（NIH ARD - SNet 研究除外）中小潮气量通气组气道平台压力低于 30cmH$_2$O，而常规潮气量通气组高于 30cmH$_2$O。然而进一步研究发现随着平台压的降低（> 33cmH$_2$O、27 ～ 33cmH$_2$O、23 ～ 27cmH$_2$O、< 23cmH$_2$O 四组），患者的病死率显著下降，即使平台压已经小于 30cmH$_2$O，仍需考虑是否可进一步降低潮气量，降低平台压，改善患者预后。对于应用 6ml/kg 潮气量，平台压仍在 28 ～ 30cmH$_2$O 以上的患者，提示肺顺应性差，病情较重，需要逐步降低潮气量，降低平台压。Terragni 等的研究中以控制气道平台压在 25 ～ 28cmH$_2$O 为目标，减小潮气量至 4ml/kg，减轻肺的炎症反应，减轻肺损伤。因此，结合患者的平台压设置潮气量较合理，限制平台压在 28cmH$_2$O 以下，甚至更低。提示 ARDS 机械通气时应限制气道平台压力，以防止肺泡内压过高，这可能比限制潮气量更为重要。

肺顺应性指导潮气量的设定：顺应性差的患者给予较小的潮气量，控制其平台压，减轻肺损伤。Deans 对 ARDSNet 的研究分析发现，对于基础肺顺应性下降不明显、顺应性较好的患者，若仍给予 6ml/kg 潮气量，病死率是增加的；而肺顺应性差的患者给予 6ml/kg 潮气量预后会改善。Brander 等研究发现：肺顺应性越好，患者所需潮气量越大；肺顺应性越差，所需潮气量越小。但由于患者胸腔肺容积和胸壁顺应性的差异，潮气量与顺应性之间暂无明确的换算关系，限制了临床的实施。

根据肺组织应力和应变选择潮气量更为科学：目前认为引起 VILI 的始动因素是肺组织整体和局部异常的应力和应变（stress/strain）。ARDS 患者可以根据不同的 FRC 设置潮气量，以控制应力和应变在安全范围内（目前认为应力上限为 27cmH$_2$O、应变上限为 2cmH$_2$O）。即低 FRC 患者需要小潮气，而相对较高的 FRC 患者则可能应给予较大潮气量。可见，依据肺组织应力和应变有助于潮气量的个体化设置。与平台压相比，肺组织应力更为直接地反映了肺组织力学改变。由于去除了胸壁顺应性的影响，肺组织应力直接反映了克服肺组织弹性阻力所需要的压力。与平台压相比，依据肺组织应力和应变设置潮气量的方法更为合理。目前 FRC 和跨肺压的床旁监测已成为可能，依据肺组织应力和应变设定潮气量为临床医生提供新的途径。

ARDS 患者机械通气时应采用小潮气量（6ml/kg 以下）通气，同时限制气道平台压力不超过 30cmH$_2$O，以避免呼吸机相关肺损伤和肺外器官损伤，防止多器官功能障碍综合征，最终能够降低 ARDS 病死率。

高碳酸血症不再是限制小潮气量实施的主要原因：高碳酸血症是小潮气量通气最常见的并发症。虽然有研究发现 ARDS 患者可以耐受一定程度的 PaCO$_2$ 升高，但急性二氧化碳升高导致包括脑及外周血管扩张、心率加快、血压升高和心排血量增加等一系列病理生理学改变。颅内压增高是应用允许性高碳酸血症的禁忌证，而某些代谢性酸中毒的患者合并允许性高碳酸血症时，严重的酸血症可能抑制心肌收缩力，降低心脏和血管对儿茶酚胺等药物的反应性。PaCO$_2$ 升高至 80mmHg 以上时，需考虑增加呼吸频率（40 次/分），补充碳酸氢钠（最高剂量 20mEq/h）等方法处理，若 PaCO$_2$ 仍高时可用体外膜肺清除 CO$_2$，随着科学技术和医疗水平的提高，体外膜肺清除 CO$_2$ 逐渐成为小潮气量通气顺利实施的有力保障。

2. 积极、充分肺复张　ARDS 广泛肺泡塌陷和肺水肿不但导致顽固的低氧血症，而且导致可复张肺泡反复吸气复张与呼气塌陷产生剪切力，导致呼吸机相关肺损伤。大量临床和实验研究均表明，适当水平呼气末正压（PEEP）防止呼气末肺泡塌陷，改善通气/血流比值失调和低氧血症。另一方面消除肺泡反复开放与塌陷产生的剪切力损伤。另外还可减少肺泡毛细血管内液体渗出，减轻肺水肿。因此，ARDS 患者应在充分肺复张的前提下，采用适当水平的 PEEP 进行机械通气。

充分肺复张是应用 PEEP 防止肺泡再次塌陷的前提。PEEP 维持塌陷肺泡复张的功能依赖于吸气期肺泡的充张程度，吸气期肺泡充张越充分，PEEP 维持塌陷肺泡复张的程度越高。

（1）肺复张手法（recruitment maneuver，RM）：是在可接受的气道峰值压范围内，间歇性给予较高的复张压，以期促使塌陷的肺泡复张进而改善氧合。目前常用的 RM 方式主要包括控制性肺膨胀（sustained inflation，SI）、PEEP 递增法（incre – mental PEEP，IP）及压力控制法（PCV 法）（图 6 – 2）。

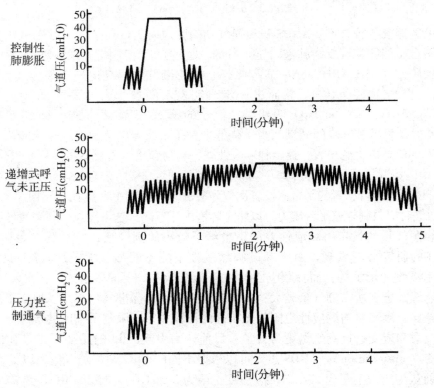

图 6 – 2　肺复张手法实施过程压力 – 时间波型

控制性肺膨胀：控制性肺膨胀的实施　在机械通气时采用持续气道正压的方式，一般设置正压水平 $30 \sim 45cmH_2O$，持续 $30 \sim 40$　，然后调整到常规通气模式。

PEEP 递增法：PEEP 递增法的实施是将呼吸机调整到压力模式，首先设定气道压上限，一般为 $35 \sim 40cmH_2O$，然后将 PEEP 每 30s 递增 $5cmH_2O$，气道高压也随之上升 $5cmH_2O$，为保证气道压不大于 $35cmH_2O$，高压上升到 $35cmH_2O$ 时，可每 30s 递增 PEEP $5cmH_2O$，直至 PEEP 为 $35cmH_2O$，维持 30s。随后每 30s 递减 PEEP 和气道高压各 $5cmH_2O$，直到实施肺复张前水平。

压力控制法：压力控制法的实施是将呼吸机调整到压力模式，同时提高气道高压和 PEEP 水平，一般高压 $40 \sim 45cmH_2O$，PEEP $15 \sim 20cmH_2O$，维持 $1 \sim 2min$，然后调整到常规通气模式。

临床上肺复张手法的实施应考虑到患者的耐受性，可予以充分的镇静以保证 RM 的顺利实施。由于 ARDS 患者存在程度不等的肺不张，因此，打开塌陷肺泡所需的跨肺压也不同。实施 RM 时临床医师需结合患者具体情况选择合适的肺复张压力。

（2）肺复张效果的评价：如何评价肺泡复张效果，目前还无统一认识。CT 是测定肺复张容积的金标准，但无法在床边实时开展。目前临床上常用肺复张后氧合指数 $\geqslant 400mmHg$ 或反复肺复张后氧合指数变化 $<5\%$，来判断是否达到完全复张。也可用 $PaO_2 + PaCO_2 \geqslant 400mmHg$（吸入氧浓度 100%）评价肺复张的效果，Borges 等通过观察复张后氧合和胸部 CT 的关系，发现 $PaO_2 + PaCO_2 \geqslant 400mmHg$（吸入氧浓度 100%）时，CT 显示只有 5% 的肺泡塌陷，而且 $PaO_2 + PaCO_2 \geqslant 400mmHg$ 对塌陷肺泡的预测 ROC 曲线下面积 0.943，说明 $PaO_2 + PaCO_2 \geqslant 400mmHg$ 是维持肺开放可靠指标。此外，电阻抗法评价肺开放效果尚处于实验阶段。目前临床上还可根据 P - V 曲线和呼吸力学的变化判断肺复张效果。

（3）肺复张的影响因素：肺复张对 ARDS 预后影响的不确定性可能与多种因素有关，以下因素影响患者对肺复张的反应性：导致 ARDS 的病因、肺损伤的严重程度、患者的病程、实施肺复张的压力、时间和频率、不同的肺复张方法、患者的体位、肺的可复张性等。

3. 最佳 PEEP 的滴定　ARDS 最佳 PEEP 的水平目前存在争议。尽管如此，Barbas 等通过荟萃分析比较了不同 PEEP 对 ARDS 患者生存率的影响，结果表明 PEEP $>12cmH_2O$ 尤其是高于 $16cmH_2O$ 明显改善患者生存率。通过胸部 CT 观察 PEEP 肺泡复张效应的研究也显示，PEEP 水平为肺静态压力 - 容积曲线低位转折点对应的压力（Pflex） $+2cmH_2O$ 通气条件下仍有大量肺泡塌陷。2003 年由 Slutsky 等进行的一项临床研究显示，NIH ARDSNet 研究中小潮气量通气组呼吸频率较快，导致呼气不完全，产生一定水平的内源性 PEEP (5.8 ± 3.0) cmH_2O，使得总 PEEP 水平升高，可达 (16.3 ± 2.9) cmH_2O，而常规潮气量组呼吸频率较慢，内源性 PEEP 仅 (1.4 ± 1.0) cmH_2O，总 PEEP 为 (11.7 ± 0.9) cmH_2O，显著低于小潮气量通气组，故小潮气量通气组患者病死率的降低可能部分源于高水平 PEEP 的维持塌陷肺泡复张效应。提示，ARDS 需要设置较高水平 PEEP 防止呼气末肺泡塌陷。

ARDS 患者 PEEP 的设置方法目前缺乏大规模、前瞻、随机、对照研究，无统一标准，实验和临床研究的设置方法各不相同。目前主要有以下几种方法：①上述 NIH ARDSNet 关于小潮气量的对比研究中，依赖氧合障碍的严重程度以及维持足够氧合所需的吸入氧浓度（FiO_2）来设置 PEEP，从表 6 - 5 中可见，该方法以维持一定动脉血氧饱和度为目标，所需 FiO_2 越高，设置的 PEEP 水平也越高。故 PEEP 的设置基于患者氧合障碍的严重程度，但 PEEP 维持肺泡复张的效应如何不明确。②一些专家认为依据床边测定的肺顺应性来滴定 PEEP 水平，即设置为获得最大顺应性所需的 PEEP 水平，但最大顺应性并不代表最佳的肺泡复张。③以 Pflex 作为设置 PEEP 的依据（Pflex $+2cmH_2O$），该方法综合考虑 PEEP 对动脉氧合和心排出量的影响，但 Pflex 对应的压力仅代表塌陷肺泡开始复张，随着气道压力的升高，塌陷肺泡的复张仍在继续，故 Pflex $+2cmH_2O$ 也不能反映充分的肺泡复张。

上述方法各有利弊，近来有学者提出新的 PEEP 设置方法。①Lahhaman 和 Amato 等学者提出肺泡充分复张后依据 PEEP 变化引起的动脉血氧分压变化来选择 PEEP。即 PEEP 递增法复张塌陷肺泡后逐步降低 PEEP，当动脉氧分压较前一次 PEEP 对应的值降低 5% 以上时提示肺泡重新塌陷，则动脉氧分压显著降低前的 PEEP 为最佳 PEEP。②Slutsky 和 Ranieri 等提出通过测定恒定流速、容量控制通气条件下气道压力，时间曲线吸气支的应激指数（stress index）来确定 ARDS 患者的 PEEP 水平，应激指数位于

0.9～1.1 之间时，提示塌陷肺泡充分复张，该指数对应的 PEEP 为最佳 PEEP。可见，上述两种方法从维持塌陷肺泡复张的角度设置 PEEP，更加符合 ARDS 的病理生理改变，可能成为设置 PEEP 的主要方法，但其临床实用和可靠性需要循证医学的证据加以证实。③2010 年 Zhao 等在床边利用 EIT，通过观察塌陷和复张肺组织容积分布的变化及肺组织均一性的改变来滴定最佳 PEEP，EIT 法来滴定 PEEP 不再局限于既往单纯呼吸力学和氧合的变化，而是着眼于使用合适 PEEP 后，ARDS 肺病理生理、组织形态学的改善，并且 EIT 可以在床旁即时反映整体及局部肺的容积变化，从而直观、快速反映肺复张和 PEEP 的效果、指导肺开放策略的实施，具有一定的优势和临床应用前景。④2010 年 Sinderby 等利用单次潮气量和膈肌电活动电位（Edi）比值来滴定最佳 PEEP，为 PEEP 选择提供全新的视角和理念。

4. 调整吸呼比　吸呼比影响肺内气体分布和通气/血流比值。对于 ARDS 患者，采用反比通气，有助于传导气道与肺泡之间气体的均匀分布；延长气体交换时间；升高平均肺泡压力，改善通气/血流比值，纠正低氧血症；降低气道峰值压力，减少气压伤的可能性；形成内源性 PEEP（PEEPi），有助于时间常数长的肺泡保持复张状态，改善通气/血流比值。当然，通过延长吸气时间而产生的 PEEPi 与外源性 PEEP 不同，PEEPi 有助于稳定时间常数长的肺泡，而外源性 PEEP 主要使时间常数短的肺泡趋于稳定；辅助通气时，患者触发吸气需额外做功克服 PEEPi，增加呼吸负荷；PEEPi 难以监测和调节，且 ARDS 肺单位以时间常数短的肺泡为主，因此，临床多采用外源性 PEEP 治疗 ARDS。

5. 保留自主呼吸　采用保留部分自主呼吸的通气模式是 ARDS 呼吸支持的趋势。部分通气支持模式可部分减少对机械通气的依赖，降低气道峰值压，减少对静脉回流和肺循环的影响，从而可能通过提高心排出量而增加全身氧输送；有助于使塌陷肺泡复张，而改善通气/血流比值；可减少镇静剂和肌松剂的使用，保留患者主动运动能力和呼吸道清洁排痰能力，减少对血流动力学和胃肠运动的干扰，同时，有助于早期发现合并症。当然，部分通气支持尚存在一些问题，例如自主呼吸引起胸腔内压降低，可能使肺泡的跨肺压增大，有可能增加气压伤的危险性，需进一步研究观察。

压力预设通气为减速气流，吸气早期的气流高，有助于塌陷肺泡复张，也有助于低顺应性肺泡的充气膨胀，改善肺内气体分布和通气/血流比值；吸气期气道压力恒定，使肺泡内压不会超过预设压力水平，可防止跨肺压过高，同时气道压力恒定，防止气道峰值压力过高，均可降低气压伤发生的可能性；气道平均压力较恒流高，有利于肺泡复张，改善氧合；减速气流与生理条件下的气流类似，患者易耐受，减少人机对抗。由此可见，ARDS 患者采用减速气流的通气模式更为有益。常用的支持自主呼吸的压力预设通气主要包括压力支持通气（PSV）、容量支持通气（VSV）、气道压力释放通气（APRV）及双相气道压力正压通气（BIPAP）等。

双相气道正压通气（BIPAP）是一种定时改变 CPAP 水平的通气模式，可支持患者的自主呼吸。高水平 CPAP 促使肺泡扩张，CPAP 的压力梯度、肺顺应性、气道阻力及转换频率决定肺泡通气量。在无自主呼吸情况下，BIPAP 实际上就是压力控制通气，但有自主呼吸时，自主呼吸可在高、低两个水平 CPAP 上进行。目前认为 BIPAP 是实施低潮气量通气的最佳模式之一。容量支持通气（VSV）是 PSV 的改进模式，通过自动调节 PSV 支持水平，使潮气量保持恒定，具有较好的应用前景。另外，成比例通气（PAV）是一种新型的通气模式，吸气期呼吸机提供与患者吸气气道压力成比例的辅助压力，而不控制患者的呼吸方式。该通气模式需要患者具有正常的呼吸中枢驱动。采用 PAV 时，患者较舒适，可减少人机对抗和对镇静剂的需求量；同时利于恢复和提高患者的呼吸控制能力，适应自身通气的需求。可见，PAV 是根据患者自主呼吸设计的通气模式，更接近于生理需求，或许是治疗 ARDS 的更有前途的通气模式。

6. 俯卧位通气　ARDS 病变分布不均一，重力依赖区更易发生肺泡塌陷和不张，相应地塌陷肺泡的复张较为困难。俯卧位通气降低胸膜腔压力梯度，减少心脏的压迫效应，促进重力依赖区肺泡复张，有利于通气/血流失调和氧合的改善，同时还有助于肺内分泌物的引流，利于肺部感染的控制。俯卧位通气是 ARDS 肺保护性通气策略的必要补充。既往研究显示即使已经采用小潮气量肺保护性通气和积极肺复张，仍有 10%～16% 的重症 ARDS 患者死于严重低氧血症。可见严重、顽固性低氧血症仍是十分棘手的临床难题。俯卧位时通过体位改变改善肺组织压力梯度，改变重力依赖区和非重力依赖区的分布，明显减少背侧肺泡的过度膨胀和肺泡反复塌陷－复张，减小肺组织应力、改善肺均一性，改善氧合，并且减少肺复张时的压力和 PEEP 水平，避免或减轻呼吸机相关肺损伤。另外，俯卧位后体位的改变有利于气道分泌物的引流。因此，俯卧位不仅有利于氧合改善，减轻肺损伤，还有助于气道分泌物的引流，有利于肺部炎症的控制。早期的研究发现俯卧位通气虽然能够改善 ARDS 患者氧合，对病死率影响不大。新近的 meta 分析发现对于严重 ARDS 患者（氧合指数低于 100mmHg）俯卧位通气不仅可以改善氧合，还可以明显改善患者预后。

俯卧位的持续时间及病情严重程度影响俯卧位的效果。俯卧位的持续时间长短与患者病情的严重程度及导致 ARDS 原因有关，肺损伤越严重，需要俯卧位时间越长，有研究发现对于重症 ARDS 患者，俯卧位的时间甚至需要长达 20 小时／天；另外，肺内原因的 ARDS 对俯卧位反应慢，需要时间长，肺外原因的 ARDS 患者俯卧位后氧合改善较快，需时间相对较短。一般建议看到氧合不再升高时应该停止俯卧位通气。

俯卧位通气可通过翻身床来实施，实施过程中避免压迫气管插管，注意各导管的位置和连接是否牢靠。没有翻身床的情况下，需在额部、双肩、下腹部和膝部垫入软垫。防止压迫性损伤和胸廓扩张受限。

俯卧位通气伴随危及生命的潜在并发症，包括气管内插管及中心静脉导管的意外脱落。但予以恰当的预防，这些并发症是可以避免的。对于合并有休克、室性或室上性心律失常等的血流动力学不稳定患者，存在颜面部创伤或未处理的不稳定性骨折的患者，为俯卧位通气的禁忌证。

7. 45°半卧位　机械通气患者平卧位易于发生院内获得性肺炎。研究表明，由于气管内插管或气管切开导致声门的关闭功能丧失，机械通气患者胃肠内容物易于反流误吸进入下呼吸道，是发生院内获得性肺炎的主要原因。前瞻性、随机、对照试验观察了机械通气患者仰卧位和半卧位院内获得性肺炎的发生率，结果显示平卧位和半卧位（头部抬高 45°以上）可疑院内获得性肺炎的发生率分别为 34% 和 8%（$P = 0.003$），经微生物培养确诊后发生率分别为 23% 和 5%（$P = 0.018$）。可见，半卧位显著降低机械通气患者院内获得性肺炎的发生。进一步相关分析显示，仰卧位和肠内营养是机械通气患者发生院内获得性肺炎的独立危险因素，哥拉斯格评分低于 9 分则是附加因素，进行肠内营养的患者发生院内感染肺炎的概率最高。因此，机械通气患者尤其对于进行肠内营养或（和）昏迷患者，除颈部术后、进行操作、发作性低血压等情况下保持平卧位外，其余时间均应持续处于半卧位，以减少院内获得性肺炎的发生。

8. 每日唤醒、进行自主呼吸测试　机械通气一方面纠正低氧血症，改善肺泡通气，促进肺泡复张，降低患者呼吸做功；另一方面可产生呼吸机相关肺炎、呼吸机相关肺损伤、呼吸机依赖等并发症。因此，机械通气期间应客观评估患者病情，相应做出合理的临床决策，每日唤醒、适时进行 SBT，尽早脱机拔管，尽可能缩短机械通气时间。

自主呼吸测试（SBT）的目的是评估患者是否可终止机械通气。因此，当患者满足以下条件时，应进行 SBT，以尽早脱机拔管。需要满足的条件包括：①清醒。②血流动力学稳定（未使用升压药）。③无新的潜在严重病变。④需要低的通气条件及 PEEP。⑤面罩或鼻导管吸氧可达到所需的 FiO_2。如果 SBT 成功，则考虑拔管。SBT 可采用 5cmH$_2$O 持续气道压通气或 T 管进行（图 6-3）。

最近前瞻、随机、多中心、对照研究表明，对达到上述条件的机械通气患者每日进行 SBT，可缩短机械通气时间，提高脱机拔管成功率。SBT 方式包括 T 管、5cmH$_2$O 持续气道正压通气（CPAP）或低水平（依据气管插管的内径采用 5～10mmHg）的压力支持通气。另外，有研究对比了 SBT 持续 30min 与 120min 对患者的影响，结果显示两种 SBT 时间对患者成功脱机拔管和再插管率均无显著差异，而 SBT 持续 30min 组 ICU 停留时间和总住院时间均显著缩短（表 6-6）。故 SBT 推荐持续 30min。需要指出的是该方法也适用于 ALI/ARDS 以外的机械通气患者。

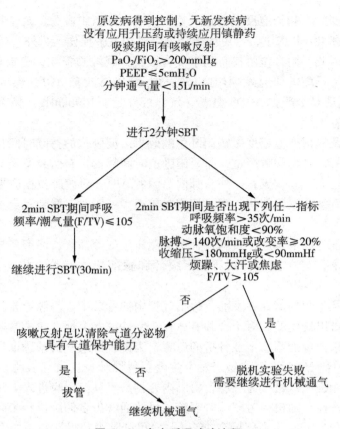

原发病得到控制，无新发疾病
没有应用升压药或持续应用镇静药
吸痰期间有咳嗽反射
$PaO_2/FiO_2 > 200mmHg$
$PEEP \leqslant 5cmH_2O$
分钟通气量 $< 15L/min$

↓

进行2分钟SBT

2min SBT期间呼吸
频率/潮气量(F/TV) $\leqslant 105$

继续进行SBT(30min)

2min SBT期间是否出现下列任一指标
呼吸频率 > 35次/min
动脉氧饱和度 $< 90\%$
脉搏 > 140次/min或改变率 $\geqslant 20\%$
收缩压 $> 180mmHg$ 或 $< 90mmHf$
烦躁、大汗或焦虑
F/TV > 105

否

是

咳嗽反射足以清除气道分泌物
具有气道保护能力

是

否

脱机实验失败
需要继续进行机械通气

拔管

继续机械通气

图6-3　自主呼吸试验流程

表6-6　SBT持续时间（30分钟和120分钟）对患者的影响

	SBT 时间（分钟）		P
	30	120	
患者数（例）	270	256	
脱机拔管率（%）	87.8	84.4	0.32
SBT 失败率（%）	12.2	15.6	0.32
48 小时无再插管率（%）	13.5	13.4	0.91
ICU 病死率（%）	13	9	0.18
住院病死率（%）	19	18	0.96
ICU 停留时间（天）	10	12	0.005
总住院时间（天）	22	27	0.02

9. 一氧化氮吸入　近年来一氧化氮在 ARDS 中的作用受到重视。其生理学效应主要表现为以下几方面：①调节肺内免疫和炎症反应：主要通过杀灭细菌、真菌及寄生虫等病原体而增强非特异性免疫功能，同时可抑制中性粒细胞的趋化、黏附、聚集和释放活性物质，减少炎性细胞释放 TNF-α、IL-1、IL-6、IL-8 等炎症性细胞因子，减轻肺内炎症反应。②减轻肺水肿：吸入一氧化氮可选择性扩张肺血管、降低肺动脉压力，减轻肺水肿。③减少肺内分流：一氧化氮吸入后进入通气较好的肺泡，促进肺泡周围毛细血管的扩张，促进血液由通气不良的肺泡向通气较好的肺泡转移，从而改善通气/血流失调，降低肺内分流，改善气体交换，改善氧合。可见，吸入一氧化氮不仅对症纠正低氧，而且还具有病因治疗作用。吸入的一氧化氮很快与血红蛋白结合而失活，可避免扩张体循环血管，对动脉血压和心排出量无不良影响。一般认为，吸入低于 20ppm 的一氧化氮就能明显改善气体交换，而对平均动脉压及心排出量无明显影响。由于一氧化氮吸入改善顽固性低氧血症，能够降低呼吸机条件和吸入氧浓度，对需高

通气条件和高吸入氧浓度的重度 ARDS 患者，可能减少医源性肺损伤，并赢得宝贵的治疗时间。

10. 补充外源性肺泡表面活性物质　肺泡表面活性物质有助于降低肺泡表面张力，防止肺泡萎陷和肺容积减少，维持正常气体交换和肺顺应性，阻止肺组织间隙的液体向肺泡内转移。ARDS 时，肺泡 II 型上皮细胞损伤，表面活性物质合成减少；肺组织各种非表面活性蛋白如免疫球蛋白、血清蛋白、纤维蛋白、脂肪酸、溶血卵磷脂以及 C - 反应蛋白等浓度大大增加，竞争表面活性物质在气液界面的作用，稀释表面活性物质的浓度，并且抑制磷脂和表面活性物质合成和分泌；导致肺泡表面活性物质明显减少和功能异常。补充外源性肺泡表面活性物质在动物试验和小儿患者取得了良好效果，能够降低肺泡表面张力，防止和改善肺泡塌陷，改善通气/血流比例失调、降低气道压力以及防止肺部感染。另外，有研究认为外源性补充肺泡表面活性物质还具有抑制微生物生长和免疫调节的作用。

目前关于表面活性物质对成人 ARDS 治疗的时机、使用方法、剂型（人工合成或来源于动物）、使用剂量、是否需要重复使用以及应用所采取的机械通气模式和参数设置等均需进行进一步的研究和探讨。

11. 液体通气　液体通气，特别是部分液体通气明显改善 ARDS 低氧血症和肺功能，可能成为 ARDS 保护性通气策略的必要补充。目前液体通气多以 Perflubron（有人译为潘氟隆，PFC）为氧气和二氧化碳的载体。其有效性机制包括以下几方面：①促进肺下垂部位和背部肺泡复张；PFC 的比重较高，进入肺内位于下垂部位或背部，使该区域肺内压升高，有效对抗由重力引起的附加静水压，促进肺泡复张。可见，PFC 的作用类似于 PEEP 的作用，但可避免 PEEP 引起的非下垂区域肺泡过度膨胀引起的气压伤以及心排出量下降的不良反应。②改善肺组织病变：PFC 可减轻血浆向肺泡内渗出，促进肺泡复张；PFC 比重较大，作为灌洗液将肺泡内渗出物及炎症介质稀释清除。③类表面活性物质效应：PFC 的表面张力低，进入肺泡可作为表面活性物质的有效补充。促进肺泡复张，改善通气/血流失调，纠正低氧血症。

尽管液体通气用于动物 ARDS 模型的研究已经取得相当成功的经验，但用于人类的研究尚处于初级阶段。由于液体通气的作用机制是针对 ARDS 的病理生理过程，故成为 ARDS 治疗的新途径。但液体通气需较强镇静甚至肌松抑制自主呼吸，循环易发生波动；PFC 的高放射密度，可能影响观察肺部病理改变；PFC 剂量和效果维持时间的进一步探讨均是应用液体通气需关注的方面。

12. 体外膜肺氧合　部分重症 ARDS 患者即使已经采用最优化的机械通气策略，仍然难以改善氧合，继而出现严重低氧血症和继发性器官功能障碍。体外膜肺氧合（extracorporealmembrane oxygenation，ECMO）是通过体外氧合器长时间体外心肺支持，也就是通过体外循环代替或部分代替心肺功能的支持治疗手段。重症低氧血症患者通过 ECMO 保证氧合和二氧化碳清除，同时积极治疗原发病，是重症 ARDS 患者的救援措施，可有效纠正患者气体交换障碍，改善低氧血症。2009 年 CESAR 和澳大利亚、新西兰用 ECMO 治疗重症甲型（H_1N_1）流感并发 ARDS 患者的多中心研究显示，若病因可逆的严重 ARDS 患者，通过 ECMO 保证氧合和二氧化碳清除，同时采用较低机械通气条件，等待肺损伤的修复，能明显降低患者病死率。由此可见，对充分肺复张、俯卧位通气、高频震荡通气和 NO 吸入等措施仍然无效的 ARDS，ECMO 可能是不错的选择。

13. 神经电活动辅助通气　神经电活动辅助通气（neurally adjusted ventilatory assist，NAVA）是一种新型的机械通气模式。NAVA 通过监测膈肌电活动信号（electrical activity of diaphragm，EAdi），感知患者的实际通气需要，并提供相应的通气支持。越来越多的研究显示 NAVA 在肺保护方面有下列突出优势：①改善人机同步性，NAVA 利用 EAdi 信号触发呼吸机通气，不受内源性 PEEP 和通气支持水平的影响，与自身呼吸形式相匹配。②降低呼吸肌肉负荷。由于 NAVA 能保持良好的人机同步性，并且滴定合适的 NAVA 水平，从而提供最佳的压力支持，使得患者呼吸肌肉负荷显著降低。③有利于个体化潮气量选择，避免肺泡过度膨胀。NAVA 采用 EAdi 信号触发呼吸机送气和吸/呼气切换，通过患者自身呼吸回路反馈机制调节 EAdi 强度，从而实现真正意义的个体化潮气量选择。④增加潮气量和呼吸频率变异度，促进塌陷肺泡复张。动物实验证实潮气量的变异度增加能够促进塌陷肺泡复张，改善呼吸系统顺应性，同时降低气道峰压，减少肺内分流及无效腔样通气，改善肺部气体分布不均一性。研究表明

NAVA 潮气量大小的变异度是传统通气模式的两倍，更加接近生理变异状态。⑤有利于指导 PEEP 选择。由于 ARDS 大量肺泡塌陷和肺泡水肿，激活迷走神经反射，使膈肌在呼气末不能完全松弛，以维持呼气末肺容积，防止肺泡塌陷，这种膈肌呼气相的电紧张活动称为 TonicEAdi。若 PEEP 选择合适，即在呼气末维持最佳肺容积、防止肺泡塌陷，Tonic EAdi 也应降至最低。在 ALI 动物实验中发现当 Tonic EAdi 降至最低的 PEEP 水平即为 EAdi 导向的最佳 PEEP，还需进一步临床研究证实 Tonic EAdi 选择 PEEP 的可行性和价值。

14. 变异性通气　变异性通气（variable mechanical venti – lation）呼吸频率和潮气量按照一定的变异性（随机变异或生理变异）进行变化的机械通气模式。这种通气模式不是简单通气参数的变化，而是符合一定规律的通气参数的变异，可能更符合患者生理需要。临床及动物研究均发现变异性通气能改善 ARDS 氧合和肺顺应性，促进肺泡复张，减轻肺损伤。Suki 等研究发现，变异性通气可以促进重力依赖区塌陷肺泡的复张，增加相应区域血流分布，有肺保护作用。可能的原因为：变异性通气过程中产生与患者需要相匹配的不同的气道压力和吸气时间，从而使得不同时间常数的肺泡达到最大限度的复张和稳定。Gama 等在动物实验中发现 PSV – 变异性通气可以明显改善 ALI 动物氧合。变异性通气的肺保护作用还需要进一步研究。

15. ARDS 机械通气策略的具体实施步骤　机械通气是 ARDS 重要的治疗手段，经过大量的临床研究和具体实践，小潮气量肺保护性通气、肺开放策略和针对重症 ARDS 的救援措施均逐步应用于临床。面对重症 ARDS，尤其是严重、顽固性低氧血症的患者，临床医生对于机械通气治疗措施的选择和实施需要有正确的判断和清晰的思路。有学者根据文献及实践经验初步拟订 ARDS 机械通气治疗流程图（图 6－4），以使 ARDS 机械通气治疗更加规范、有序，为临床医生提供清晰的治疗临床思路。

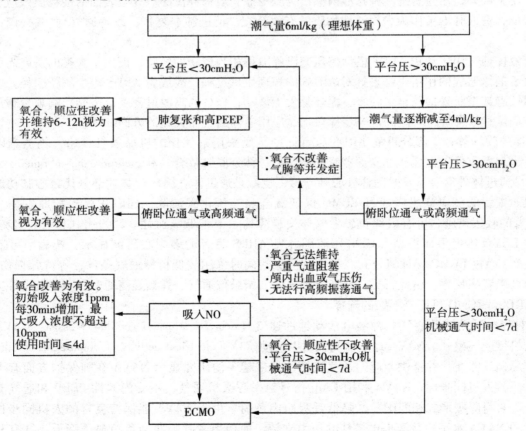

图 6－4　ARDS 患者在脱机过程中自主呼吸试验（SBT）的实施程序

三、药物治疗

1. 糖皮质激素　全身和局部炎症反应是 ARDS 发生和发展的重要机制，调控炎症反应是 ARDS 的根本治疗措施。利用糖皮质激素的抗炎作用预防和治疗 ARDS 一直存在争议。大剂量糖皮质激素不能起到预防 ARDS 发生和发展的作用，反而增加感染等并发症已普遍被临床医生接受。小剂量糖皮质激素治疗 ARDS 的起始时间、剂量、疗程与适用人群也一直备受关注。近期 meta 分析显示，应用小剂量糖皮质激素治疗早期 ARDS 患者可改善 ARDS 患者氧合，缩短机械通气时间并降低患者的病死率，提示对于重症 ARDS 患者早期应用小剂量糖皮质激素可能是有利的，但其有益作用仍需要大规模的随机对照研究进一步证实。特别值得注意的是，近期研究显示对继发于流行性感冒的重症 ARDS 患者，早期应用糖皮质激素可能是有害的。

持续的过度炎症反应和肺纤维化是导致 ARDS 晚期病情恶化和治疗困难的重要原因，有学者提出可应用糖皮质激素防治晚期 ARDS 患者肺纤维化。但 ARDSNet 研究显示，ARDS 发病大于 14d 的患者应用小剂量糖皮质激素后病死率显著增加，提示晚期 ARDS 患者也不宜常规应用糖皮质激素治疗。因此，对于早期重症 ARDS 患者，可根据患者个体情况权衡利弊决定小剂量糖皮质激素的应用，而晚期 ARDS 患者不宜应用糖皮质激素治疗。

2. 鱼油　鱼油富含 $\omega-3$ 脂肪酸，是有效的免疫调理营养素，通过多种机制对 ARDS 患者发挥免疫调节作用。Mate 分析证实，应用鱼油可以显著改善氧合和肺顺应性，缩短机械通气时间及 ICU 住院时间并降低 ARDS 患者的病死率。尽管应用鱼油治疗 ARDS 取得了较大进展，但其给药途径、时机及剂量等问题仍值得关注。肠内给予 $\omega-3$ 脂肪酸虽然能增加肠道黏膜血供，保护肠黏膜屏障功能，但吸收差，尤其是鱼油在脂质代谢过程中会大量丢失。肠外给药避开了脂质代谢的影响，目前常用于重症患者的治疗，但仍有并发感染、胆汁淤积及肝功能损伤的风险。研究显示，鱼油剂量大于 $0.05g/(kg \cdot d)$ 时可改善危重症患者生存率并缩短住院时间。目前认为 $0.2g/(kg \cdot d)$ 的鱼油可改善危重患者的预后，但该剂量是否适用于 ARDS 患者仍需大规模临床研究验证。

3. 一氧化氮　NO 吸入可选择性扩张肺血管，吸入 NO 后分布于肺内通气良好的区域，可扩张该区域的肺血管，降低肺动脉压，减少肺内分流，改善通气血流比例失调。临床研究及 mate 分析均显示，一氧化氮吸入治疗的 24h 内可明显改善 ARDS 患者氧合，但并不能降低 ARDS 患者的病死率。因此，吸入 NO 不作为 ARDS 的常规治疗手段。仅在一般治疗无效的严重低氧血症时考虑应用。

4. 神经肌肉阻滞剂　多数 ICU 机械通气患者包括 ARDS 患者使用小潮气量通气和允许性高碳酸血症通气策略在恰当的镇痛、镇静下能够耐受机械通气。然而，有些重症 ARDS 患者即使在深度镇静时仍然存在明显的人机不同步，特别是在应用反比通气、俯卧位通气等非常规机械通气模式时。2002 年美国危重病医学会（SCCM）神经肌肉阻滞剂使用指南指出：ICU 中只有在其他治疗（如镇静、镇痛）均无效后才考虑使用神经肌肉阻滞剂。《新英格兰杂志》发表的多中心、随机、对照研究显示，严重 ARDS 机械通气患者与对照组相比，早期 ARDS 患者短期（48 小时）应用顺式阿曲库铵可明显提高人机同步性，降低呼吸肌氧耗，减少呼吸机相关肺损伤，改善氧合并降低 ARDS 患者病死率，但并不增加肌肉无力的发生。同时发现，对于氧合指数低于 120mmHg 的重症 ARDS 患者病死率的改善更为明显。虽然该研究结果不能推论到其他种类神经肌肉阻滞剂的应用，但仍提示对于镇静、镇痛治疗无效的部分重症早期 ARDS 患者短期应用神经肌肉阻滞剂可能有益。值得注意的是，神经肌肉阻滞剂的种类及疗程均可影响用药后肌肉无力的发生。同时，在使用神经肌肉阻滞剂前，应充分镇静以使患者达到无意识状态。

5. 其他药物治疗　ARDS 患者存在肺泡表面活性物质减少或功能丧失，易引起肺泡塌陷。因此，补充肺泡表面活性物质可能成为 ARDS 的治疗手段。但研究显示，补充表面活性物质并缩短机械通气时间也不降低病死率，而且目前药物来源、用药剂量、具体给药时间、给药间隔等诸多问题仍有待解决，因此，目前表面活性物质还不能作为 ARDS 的常规治疗手段。

鉴于炎症反应在 ARDS 发病过程中的重要作用，细胞因子拮抗剂可能成为 ARDS 治疗的药物之一。但由于炎症反应的复杂性，目前仍无有利临床证据证实任何细胞因子的拮抗剂对于 ARDS 治疗的有效性，因此，细胞因子的拮抗剂不能用于 ARDS 常规治疗。

此外，虽然部分临床或动物实验发现重组人活化蛋白 C、前列腺素 E_1、抗氧化剂等环氧化酶抑制剂可能对于 ARDS 患者具有有益作用，但目前上述药物均不能用于 ARDS 的常规治疗。

四、液体管理

液体管理是 ARDS 治疗的重要环节。ARDS 的肺水肿主要与肺泡毛细血管通透性增加导致血管内液体漏出有关，其次毛细血管静水压升高可加重肺水肿的形成。故对 ARDS 应严格限制液体输入。通过限制输液和利尿而保持较低肺动脉嵌压的 ARDS 患者，有较好的肺功能和转归。而且，早期限制输液和利尿并不增加肾衰竭和休克的危险性。因此，在维持足够心排出量的前提下，通过利尿和适当限制输液量，保持较低前负荷，使肺动脉嵌顿压不超过 12mmHg 是必要的。

1. 保证器官灌注，限制性液体管理　高通透性肺水肿是 ARDS 的病理生理特征，肺水肿程度与 ARDS 预后呈正相关。研究显示，创伤导致的 ARDS 患者，液体正平衡时患者病死率明显增加。积极的液体管理改善 ARDS 患者肺水肿具有重要的临床意义。研究表明应用利尿剂减轻肺水肿可改善氧合、减轻肺损伤，缩短 ICU 住院时间。但减轻肺水肿的同时可能会导致有效循环血量下降，器官灌注不足。因此 ARDS 患者的液体管理必须考虑二者的平衡。在维持循环稳定，保证器官灌注的前提下，限制性液体管理是积极有利的。

2. 增加胶体渗透压　ARDS 患者采用晶体液还是胶体液进行液体复苏一直存在争论。值得注意的是胶体渗透压是决定毛细血管渗出和肺水肿严重程度的重要因素。研究证实，低蛋白血症可导致 ARDS 病情恶化，机械通气时间延长，病死率增加。尽管清蛋白联合呋塞米治疗未能明显降低低蛋白血症（总蛋白<50~60g/L）ARDS 患者病死率，但与单纯应用呋塞米相比氧合明显改善、休克时间缩短。因此，对低蛋白血症的 ARDS 患者，有必要输入白蛋白或人工胶体液，有助于提高胶体渗透压，实现液体负平衡，减少肺水生成，甚至改善预后。

3. 改善肺毛细血管通透性　肺泡上皮细胞和毛细血管内皮细胞受损，导致通透性增加是 ARDS 主要的病理改变，因此改善肺毛细血管通透性是减轻 ARDS 肺水肿的关键。但临床上可行的方法不多，近年来有研究发现，ARDS 患者 β 受体阻滞剂雾化吸入 7d 后血管外肺水明显低于对照组、气道平台压降低，提示 β 受体阻滞剂有改善肺毛细血管通透性的作用。

五、营养和代谢支持

早期营养支持值得重视。危重患者应尽早开始营养代谢支持，根据患者的肠道功能情况，决定营养途径。肠道功能障碍的患者，采用肠外营养，应包括糖、脂肪、氨基酸、微量元素和维生素等营养要素，根据全身情况决定糖脂热量比和热氮比。总热量不应超过患者的基本需要，一般为 104~126kJ/（kg·d）。如总热量过高，可能导致肝功能不全、容量负荷过高和高血糖等并发症。肠道功能正常或部分恢复的患者，尽早开始肠内营养，有助于恢复肠道功能和保持肠黏膜屏障，防止毒素及细菌移位引起 ARDS 恶化。

六、间充质干细胞可能成为 ARDS 治疗的未来

促进损伤肺毛细血管内皮细胞和肺泡上皮细胞的有效修复可能是 LI/ARDS 治疗的关键和希望。随着干细胞工程学的发展，间充质干细胞（MSC）作为一种理想的组织修复来源，且具有低免疫原性、免疫调节及抗炎作用，在 ALI/ARDS 治疗中受到越来越多关注。MSC 具有减轻肺损伤、抗纤维化和抑制炎症反应的作用。研究发现给予外源性的 MSC 后，能明显减轻肺的炎症反应和纤维化，减少细胞外基质成分层粘连蛋白和透明质烷的分泌。另外，MSC 可增加肺泡液体清除能力，有助于维持肺泡血管屏障的完整性。MSC 还可作为基因治疗的细胞载体，使基因在肺组织高选择性和持久表达，并针对损伤局部提供治疗蛋白。

（郭长城）

参考文献

［1］陈荣昌．呼吸与危重症医学［M］．北京：人民卫生出版社，2017.

［2］李为民，刘伦旭．呼吸系统疾病基础与临床［M］．北京：人民卫生出版社，2017.

［3］曹彬，范红．社区获得性肺炎［M］．北京：人民卫生出版社，2017.

［4］陈亚红，杨汀．慢性阻塞性肺疾病［M］．北京：人民卫生出版社，2017.

［5］赵建平．呼吸疾病诊疗指南［M］．北京：科学出版社，2016.

［6］李万成，姜轶．微创呼吸病学［M］．成都：四川科学技术出版社，2016.

［7］胡成平，罗百灵．呼吸科临床心得［M］．北京：科学出版社，2016.

［8］韩颖萍，李俊，刘勤社．实用呼吸病临床手册［M］．北京：中国中医药出版社，2016.

［9］杨岚，沈华浩．呼吸系统疾病［M］．北京：人民卫生出版社，2015.

［10］吴丛山，李勋光，顾锋，等．呼吸系统疾病的检验诊断与临床［M］．上海：上海交通大学出版社，2016.

［11］王辰．呼吸与危重症医学［M］．北京：人民卫生出版社，2015.

［12］胡建林，杨和平．呼吸疾病鉴别诊断与治疗学［M］．北京：人民军医出版社，2015.

［13］林典义．呼吸内科疾病诊疗新进展［M］．西安：西安交通大学出版社，2015.

［14］白春学，蔡柏蔷，宋元林．现代呼吸病学［M］．上海：复旦大学出版社，2014.

［15］朱惠莉，任涛，贝政平．呼吸系统疾病诊疗标准［M］．上海：上海科学普及出版社，2014.

［16］李云霞，王静．呼吸系统疾病［M］．北京：人民卫生出版社，2014.

［17］曾勉．呼吸治疗及临床应用［M］．北京：科学出版社，2014.

［18］罗彬，吴海峰，唐全．呼吸系统疾病诊疗技术［M］．北京：科学出版社，2014.

［19］梁群．呼吸重症疾病的诊断与治疗［M］．北京：人民卫生出版社，2014.

［20］刘又宁．呼吸内科学高级教程［M］．北京：人民卫生出版社，2014.